癌症患者吃什么

——十大癌症营养处方

主　　编　李松钦
副 主 编　杨郁芬　吴思谕　张维浚
编写人员　安心肿瘤营养营养师团队
杨郁芬　吴思谕　张维浚
何佳蓉　范书庭　夏子雯
欧子瑄　李锦秋　罗于姗
许纯嘉　李昆霙　张伟胤
主　　审　亚太肿瘤暨慢性病营养学会编辑部

上海交通大学出版社
SHANGHAI JIAO TONG UNIVERSITY PRESS

内容简介

本书主要针对中国十大癌症的各种不良反应和引发的营养不良问题，以海外（如美国等）三甲医院的临床营养师对院内患者做的定制化精准营养处方，帮助患者度过困难的治疗期，以提升患者的存活率、降低复发率和改善生活质量。

本书适合各类癌症患者及患者家属阅读，也可供临床营养师指导患者饮食时参考。

图书在版编目（CIP）数据

癌症患者吃什么：十大癌症营养处方 / 李松钦主编.
—上海：上海交通大学出版社，2017
ISBN 978-7-313-17835-0

Ⅰ.①癌… Ⅱ.①李… Ⅲ.①癌—食物疗法 Ⅳ.
①R247.1

中国版本图书馆CIP数据核字（2017）第176942号

癌症患者吃什么——十大癌症营养处方

主　　编：李松钦
出版发行：上海交通大学出版社　　地　　址：上海市番禺路951号
邮政编码：200030　　电　　话：021-64071208
出 版 人：谈　毅
印　　制：上海锦佳印刷有限公司　　经　　销：全国新华书店
开　　本：787 mm × 1092 mm　1/16　　印　　张：15
字　　数：282千字
版　　次：2017年12月第1版　　印　　次：2017年12月第1次印刷
书　　号：ISBN 978-7-313-17835-0/R
定　　价：88.00元

序 一

2016年4月的一个早上，我的学生李松钦到我办公室来，虽然有一阵子不见了，但还是一样熟悉。

一阵寒暄之后，他提起想要编写一本关于癌症营养支持的书，最大的原因是目前市面上没有这样的一本书，而越来越多的癌症患者在面对营养问题时，往往求助无门，因此癌症患者只能自己摸索，不幸的是，往往事倍功半，最后引发因营养不良而产生诸多不良反应，因而让癌症患者付出治疗中断、存活率降低和复发率提高的惨痛代价。

药物和营养到底有什么不一样？大部分非医学专业的民众是搞不清楚的，医学专家有一个很传神的比喻，就是老鼠把家里的墙打了个洞，药物是用来把老鼠杀掉，而洞则需要用营养才能补起来。老鼠是癌细胞，家是身体，洞穴是细胞组织，癌细胞会释放崩解肌肉组织的酶，如果没有足够的热量和正确的营养成分比例，那么细胞将处于饥饿状态，最终会引发癌症恶病质而造成提早死亡；另一方面，营养成分不足会造成无法修复受损的肌肉组织，也会让癌症治疗的效果大打折扣，甚至不能继续治疗，这些都会严重影响癌症患者的存活率。

笔者从事营养教学与研究将近50年，深知营养对健康的影响，健康的人对营养的感受不深，最有感觉的可能只是肥胖问题，慢性病患者的感觉可能深刻一点，因为它会影响血糖和血压，由于严重不良反应不会马上显现，因此积极度也不足。反观癌症患者就非常有感觉了，除了马上感受到体重掉得厉害，生化指标如白蛋白也跟着往下掉，整个人都觉得没精神、没体力，再加上因治疗引发的各种不舒服（如头颈癌容易引发口腔溃疡），疼痛等，会让患者和家属忧心忡忡。这时候精准营养对患者的帮助就会立马显现，这也是我在台湾培育不少优秀临床营养师的初衷，希望通过他们，既协助医生，也帮助患者，让治疗更有效，康复时间更短，整体医疗费用更低，而生活品质却能大幅提升。

因此，我希望通过这一本深入浅出的癌症营养支持的书，传递正确的癌症营养知识，为患者和家属解决对食物的疑惑，也希望本书通过案例分享，能为更多的患者解决切身之痛。如此，则是民众之福。

謝明哲

中国台北医学大学名誉教授

亚太肿瘤暨慢性病营养学会理事长

序 二

2017年10月，安心肿瘤营养创办人李松钦先生给我发来短信，说他目前正在撰写了一本关于肿瘤患者如何通过饮食来改善营养不良的著作，希望我能为这本书作序。看完这本书稿，我既高兴，又深感钦佩。高兴的是因为这本图文并茂的肿瘤营养书籍能解我燃眉之急：一方面，许多肿瘤患者经过手术、放（化）疗、靶向药物等治疗后，虽然疾病得到了控制，但由于普遍缺乏对营养相关知识的了解，多数不知道该如何进行适当的饮食；另一方面，如今网络信息泛滥，患者很容易被引导进入营养误区，导致饮食摄入不足或不均衡，从而日渐消瘦，出现营养不良，甚至发展成恶液质（表现为“枯瘦嶙峋”），最终导致疾病的进展以及丧失抗肿瘤的机会。作为临床医生，我对此感到十分惋惜，但又苦于不能提供更好的帮助。这本书稿的出版，恰逢其时！同为临床医生，我知道在目前肿瘤高发及医疗资源紧张的情况下，肿瘤医生几乎全部时间都扑在临床上，而李松钦教授能在百忙之中收集整理其多年的临床病例并通过这种方式来帮助肿瘤患者解决切身之痛，设身处地的为肿瘤患者着想，让我由衷地钦佩。

《汉书》云：“王者以民人为天，而民人以食为天。”自古以来，饮食是人得以生活的最基本需求。远古三皇五帝时代，神农说：饥为食，患为药，药食同源。5 000多年前Ayurvedic说：When diet is wrong medicine is of no use, When diet is right medicine is of no need. 膳食均衡，医生归田；营养不好，仙丹无效！临床任何营养治疗手段的首要目的都是帮助患者科学合理进食，只有在患者限于疾病治疗及相关症状无法进食时，才会考虑通过其他途径给予营养补充。

即使在繁荣昌盛的现在，营养不良依然是人类最重要的死亡因素。由于肿瘤疾病本身的影响，加上抗肿瘤治疗的干扰，肿瘤患者更容易发生营养不良！而营养不良的发生又会加重患者疾病的进展，限制临床用药，这样恶性循环的进行，使患者失去生存的机会。因此，肿瘤营养支持迫在眉睫。日常饮食作为肿瘤患者最基本、最必需的营养支持方式，与肿瘤患者生活质量和临床结局息息相关。该书从专业的肿瘤营养角度全面综合分析，通过浅显易懂的图文介绍并结合相关生动的案例，为患者诠释了正确的饮食观，纠正了患者对营养认识的误区，帮助患者解决营养不良问题，是一本对患者、患者家属及临床医护人员均实用的指导书。

最后，我希望，也相信，患者通过对此书的翻阅，能更好地进行管理营养，在抗肿瘤的漫长道路上能拥有更美好的生活。

浙江省肿瘤医院　主任医师

序　三

肿瘤是一种与代谢及生活方式相关性疾病，研究发现，1/3的肿瘤与日常饮食及营养有关，消化道肿瘤与饮食的关系更加密切。通过合理营养、调整饮食习惯可以预防30%～40%的肿瘤。

实际生活中，许多肿瘤患者和家属因为受一些错误观念的影响，陷入了各种饮食（营养）误区，营养成分摄取不足、质量不高、比例失衡等一系列问题随之出现。资料显示，高达50%的肿瘤患者初次诊断时即存在营养不良。中国抗癌协会肿瘤营养与支持治疗专业委员会对30 000余例患者的调查发现：我国住院恶性肿瘤患者中度至重度营养不良的发生率高达57%。营养不良导致肿瘤患者临床预后不良，医疗费用增加，生活质量降低，甚至影响到了生存时间。营养不良的肿瘤患者生存期短，不能耐受放疗、化疗及手术，治疗的并发症或不良反应更多，对治疗反应也不敏感！因此，肿瘤患者更加需要营养支持！营养支持应成为独立于手术治疗、化学治疗、放射治疗、生物治疗、姑息治疗等手段以外的一项专门治疗手段，应成为肿瘤多学科综合治疗的核心部分和肿瘤患者最基本、最必需的治疗措施！

因此，当“安心肿瘤营养”的李松钦博士邀请我为本书写序时，我欣然同意，因为本书不但指出肿瘤的十大饮食误区并给予临床上的正确解答，同时本书也将中国的十大癌症，依照不同癌症，深入浅出地给予介绍。最重要的是告诉读者，在面对肿瘤产生和治疗期间的各种不良反应，如何正确地营养介入，降低或缓解各种不适症状，进而提升治疗效果，达到“活得更好、活得更久并且活得更有尊严”。

作为一个肿瘤临床医师，我很乐见有这样一本好书，希望通过本书，树立正确的营养理念，推广正确的营养知识，从而协助正在和肿瘤战斗的患者们。

中华医学会肠外肠内营养学分会　主任委员

2017年11月20日星期一

于北京

前　言

就是那一次的会面，让我重新回到疾病营养领域。

2015年初春，我探视正在癌症治疗中的大嫂，意外发现大嫂人瘦了一圈，精神也不好，因为我和她的主治医师很熟，她的治疗状况应该是不错的，但却出现眼前的状况。基于自己的营养专业，我直接问她："是否改吃素了？"她也惊讶地回复我"你怎么知道？"我立即明白，她和大多数患者一样，对于营养问题有着重大误区并且深受困扰。

于是，我拜访了仍在癌症医疗营养领域的朋友，深入了解了癌症患者目前的营养支持问题，结果发现和10年前差不多，注册营养师资格考试依然付之阙如，民众对于营养支持和营养治疗认识不清，甚至把营养支持和保健品画上等号；另一方面，患者深深为营养问题所困扰，造成癌症患者的营养不良率高达75%，远高于全球平均的50%，而这么高的营养不良率当然也成为内地癌症患者高病死率（2015年内地癌症病死率是66%，美国是31%）常被忽略的重要原因。

营养不良一旦发生，会产生至少两个严重后果：① 治疗无法继续，因为患者承受不住高强度的治疗，一旦治疗中断，癌细胞就有机会扩散至其他地方（如大肠癌容易转移到肝，造成肝癌），造成多重癌症；② 引发癌症恶病质（cachexia），这是造成患者死亡的重要原因。因此，营养不良一旦发生，患者的存活率就会下降，复发率就会上升。

那么最迫切需要解决的营养问题是什么？我们的研究发现：① 什么能吃？吃多少？什么不能吃？为什么？有什么替代品？② 营养不良发生时，医生要患者赶快把营养调整上来，问题是，医生并没有告诉他们如何调整，因此患者无所适从，无法具体改善。

以往出版的书籍，都是谈论如何借由营养（简单地说就是如何吃？）降低癌症的发生率，但是却没有一本图文并茂、深入浅出的书是专门谈论得了癌症后，如何通过营养支持避免或改善营养不良的情况发生。有鉴于此，我立志要撰著一本专门讨论癌症患者如何运用营养支持解决营养不良问题的书籍。

本书主要是谈论中国十大癌症患者的营养解决方案，在每一篇癌症营养解决方案中，除了叙述癌症的发生原因、治疗方法、可能的不良反应等医学相关信息外，最主要还是从营养治疗的角度切入，告诉患者当发生这些不良反应（如肺癌引发患者容易喘）时如何通过营养解决问题；在每一篇的最后，也会有一个临床上常见的案例，详细叙述营养师如何为患者解决问题。同时，也为患者“扫盲”，把一些常见误区（如癌症患者可以改吃素吗？）给予正确的答案，帮助患者解决疑惑。

本书能够如期出版，首先要感谢10位在临床上表现卓越的资深营养师，他们是：张维浚（肺癌篇），李锦秋（乳腺癌篇），夏子雯（肝癌篇），何佳蓉（胃癌篇），欧子瑄（大肠癌篇），罗于姗（头颈部位癌症篇），张伟胤（胰腺癌篇），范书庭（食管癌篇），李昆霙（甲状腺癌篇），许纯嘉（子宫颈癌篇），没有他们的努力，本书无法付梓。还要感谢亚太肿瘤暨慢性病营养学会理事长谢明哲教授的支持，因为有学会编辑部的教授、肿瘤医生和资深临床营养师的把关审核，本书才在学术及临床基础上有了坚实的后盾。最后要感谢我的3位同仁（杨郁芬，吴思谕，张维浚），他们承受着莫大的压力，夜以继日，最终不辱使命，如期完成编写任务。

中国台北医学大学　保健营养学研究所博士
亚太肿瘤暨慢性病营养学会副理事长

目 录

第五章 大肠癌与营养治疗 / 101

第六章 乳腺癌与营养治疗 / 126

第十章 胰腺癌与营养治疗 / 200

导 读

一、癌症简介

● 什么是肿瘤？什么是癌症？

“肿瘤”为一群生长不受控制的细胞，可以依照其特性、是否具有侵袭性、生长速度、细胞形态、是否会转移等，分为“良性肿瘤”及“恶性肿瘤”。而恶性肿瘤就是我们所谓的“癌症”，不正常的细胞不断增生，最后占据了正常细胞的生存空间，也可能侵犯到邻近部位，甚至转移到其他器官。并非所有癌症都会有肿瘤产生，例如，血癌则不会形成肿瘤。有些癌细胞会经由血液或淋巴扩散到其他器官，并且继续增生，侵袭其他器官。

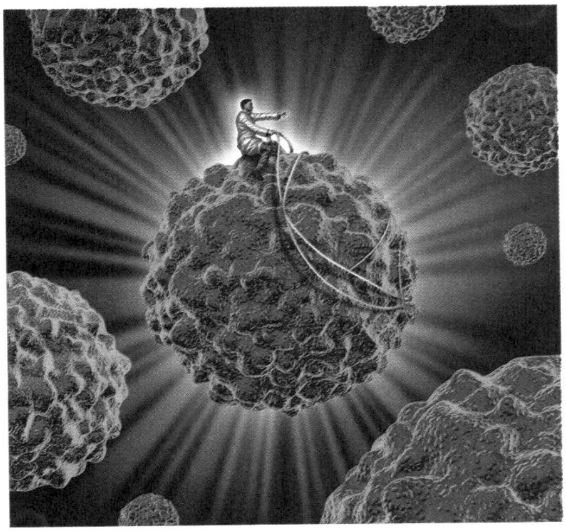

图0-1 癌细胞

● 癌症发生的原因

癌症是相当复杂的疾病，确切造成癌症的原因还需要科学家们深入去研究。目前研究显示某些因素会增加癌症的风险，其中有一些因素是无法改变的，如种族、基因、年龄老化、家族史；有些因素是可以设法改变的，如环境污染、不良的生活习惯、不正常的饮食形态、疾病感染等。

● 癌症的高危人群

（1）遗传：家族成员中有癌症患者。

（2）年龄：癌症发病率随年龄增长而显著升高。

（3）环境因素：经常接触高污染源者（有机溶剂、辐射、重金属或其他工业废料如戴奥辛等）、空气污染等。

（4）不健康的饮食：蔬果摄取不足，常吃腌渍、烟熏、碳烤类食物。

（5）不良的生活习惯：喜食槟榔、抽烟、嗜酒，缺乏身体活动的静态生活形态。

（6）体重：过度摄取热量会导致肥胖，增加罹患癌症的危险。

（7）其他：压力、过度日晒、某些感染（如肝炎、人类乳突病毒……）。

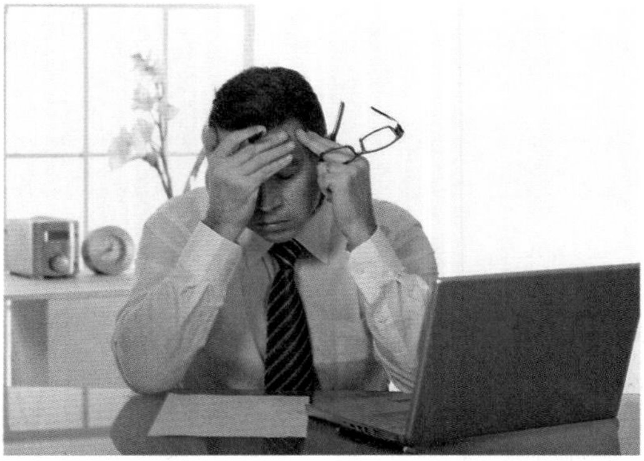

图0-2　身体出现征兆

- 身体出现哪些征兆时要提高警觉？

（1）不明原因的体重减轻。

（2）不明原因的发热。

（3）全身倦怠且在休息后并未改善。

（4）身体特定部位疼痛。

（5）皮肤出现变化，如出现异常斑点或颜色改变。

（6）伤口、溃疡久不愈合。

（7）排便或排尿习惯改变，腹泻和便秘长期交替。

（8）组织器官不明原因肿胀、增厚或有硬块。

（9）不正常的出血或分泌物。

（10）吞咽困难或肠胃道消化不良。

（11）长久的咳嗽或声音沙哑。

以上是常见的一些征兆，但并不是所有癌症都会出现上述情形，也不是出现以上征兆就一定是癌症。建议大家若身体出现异常或不舒服时，特别是已经持续一段时间，应该找医生进行检查，探讨可能的问题与原因。

- 癌症诊断

若出现上述征兆而医师怀疑可能患有癌症，必须做进一步确认，或是更深入判定癌症的类别、严重程度等，医师可能会做下列检查：

（1）血液、尿液及体液检查：如一些肿瘤标记，但这个数值并不适合单独用来诊断癌症。

（2）影像学检查：如超声波、X线检查、计算机断层摄影（CT）、核磁共振成像（MRI）、正电子发射计算机断层显像（PET）等高科技影像检查，运用不同原理和特征找出体内不正常的地方，帮助医生推断病灶的位置及严重程度。这几项检查方式各有优缺点，适用的癌症种类也有些差异。

（3）病理检查：通过手术或是用组织抽吸针取样等方式进行切片检查，再由病理科检验和判读，了解肿瘤的特性。

凭借上述检查方式，让医疗团队了解肿瘤的种类、分化程度、恶性程度、大小、侵犯的范围、是否有淋巴转移或远处器官的转移，再依据这些资料规划后续的治疗方式。

● 癌症分期

癌症分期是用来描述癌症的大小、生长情形和范围。癌症分期的重要性在于让治疗团队了解和判断患者需要什么样的治疗，也方便医学界在交换治疗信息时有一个共通的语言。例如，如癌症只是在一个位置，尚未扩散出去，也许只需要手术针对局部进行治疗即可。若是已经扩散，也许就必须结合其他全身性的治疗。癌症分期的表示法有两种：

（1）TNM分期系统（Tumor-Node-Metastasis）：

T是指肿瘤的大小（分为T0～T4）

N指淋巴腺转移（分为N0～N3）

M指远处转移（分为M0～M1）。

（2）分阶段系统（Number staging systems）：大多数类型的癌症有4个阶段。

第1期：肿瘤局限一处，没有扩散。

第2期：肿瘤没有波及其他器官或组织，但比第1期的大。有时第2期也代表已扩散到邻近的淋巴结。

第3期：肿瘤已波及附近器官或组织且扩散到邻近淋巴结。

第4期：肿瘤已扩散到远处的部位。

● 癌症治疗方式

最常见的治疗方式为手术、化学治疗与放射治疗，其他还有局部放射频烧灼术、免疫疗法、靶向治疗、激素治疗、干细胞移植等，以下简单介绍几种方式：

（1）手术（surgery）：外科医生将肿瘤从生长处或周边部位中取出。依照其大小、侵犯程度及相邻的器官来决定是否可全部切除，或是只能将部分切除减少肿瘤的大小。

（2）化学治疗（chemotherapy）：利用药物通过静脉注射或口服药物的方式进入身体，将癌细胞杀死或减缓其生长速度，为一种全身性的治疗。

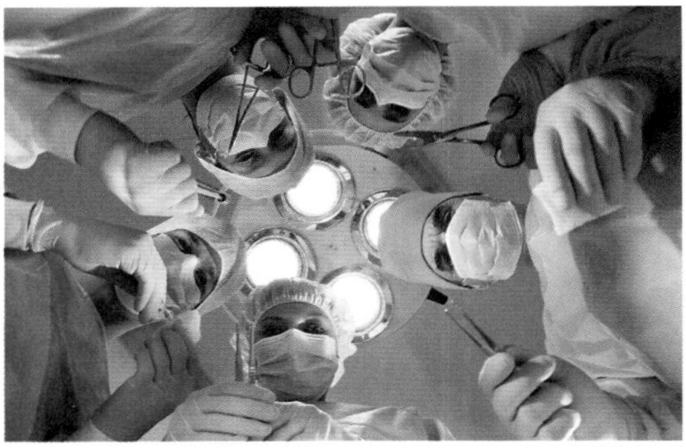

图0-3　手术治疗

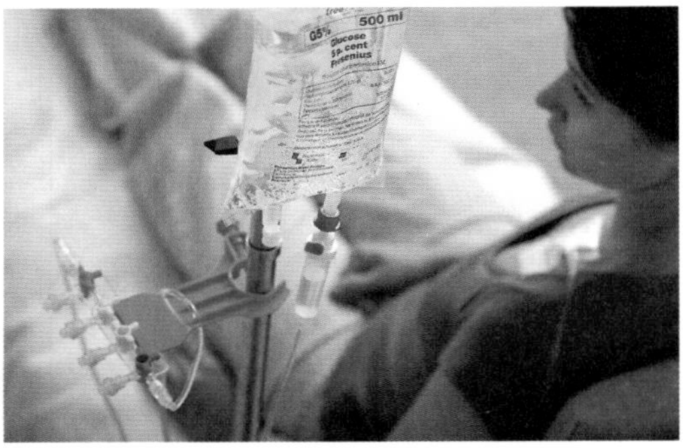

图0-4　化学治疗

（3）放射治疗（radiation therapy）：是局部治疗的一种，主要原理是利用高热量的放射线伤害细胞，造成细胞内部功能异常而诱发死亡，阻止癌细胞的成长及增殖。

（4）免疫治疗（immunotherapy）：凭借提升患者体内免疫细胞的功能来对抗癌症的一种方法。

（5）靶向治疗（targeted therapy）：顾名思义就是专一作用在肿瘤生长相关的“靶向”（可以是一种酶或蛋白质）来抑制肿瘤。相较于化学治疗，对于正常细胞的伤害较小。

（6）激素治疗（hormone therapy）：针对一些与激素相关的癌症（如乳腺癌和前列腺癌），借由调控体内激素的制造，来抑制癌细胞生长。

（7）干细胞移植（stem cell transplant）：患者于移植前必须先接受高剂量的化学治疗或加上全身放射治疗，以减少患者身上癌细胞的数目或压抑其免疫系统以利输入的干细胞植入，重建患者的造血系统及免疫系统。

随着医疗的进步治疗方式越来越多种，医师会考量患者的疾病严重程度、年龄、营养状态、并发症等各种因素，帮患者制订适合的个体化治疗方式，也许是单一一种，也有可能是联合其他几种方式来治疗。患者及家属应该要与医师讨论，了解疾病状况、治疗选择、可能的不良反应有哪些，相信专业、及早治疗才不会延误病情。

● 治疗常见不良反应

每个患者接受癌症治疗后所产生的不良反应因人而异，也因治疗方式的不同而会产生不同的不良反应。

（1）手术患者：主要视切除部位而定，若是肠胃道的切除，通常会造成一些营养成分的吸收不良。

（2）放射治疗患者：也是依照射部位、剂量的不同，会有一些特定部位的不良反应产生。

（3）化疗患者：主要是依照使用药物种类、剂量和使用时间等因素，影响不良反应的种类及严重程度。

常见的不良反应包括：食欲缺乏、恶心、呕吐、口腔黏膜溃疡、咀嚼功能异常和吞咽困难、食管炎、疲惫无力、掉发、腹泻、便秘、水肿、嗅觉或味觉改变、口干、周边神经病变导致手脚末梢麻木疼痛、骨髓抑制（红细胞、白细胞、血小板计数低下）等。建议治疗前，患者或家属先了解可能产生哪些不良反应，一旦不良反应出现尽快告知医疗团队协助处理。后续章节会针对不同癌症及相关不良反应、营养处置方式有更仔细、深入的探讨。

二、营养与癌症

- 营养与癌症

营养，就是人体从外界摄取适当的食物，以继续其生命现象（包括身体细胞的活动、组织的建造和修补以及调节生理功能等）。那营养对于癌症患者来说有什么重要意义呢？美国癌症协会（American Cancer Society）指出癌症患者在治疗期间维持良好的营养状态有下列好处：

（1）心情愉快。

（2）保持体力和精力。

（3）维持体重及体内储存的营养。

（4）比较能忍受治疗引起的不良反应。

（5）降低感染的风险。

（6）加快复原速度。

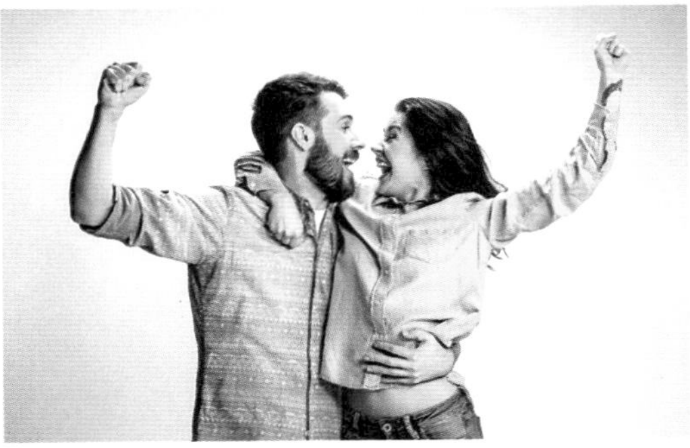

图0-5 良好的营养状态

由此可知，“营养”在癌症治疗中是非常重要的！但是在整个治疗期间有太多因素会影响患者的营养状态，包含疾病本身的进展、肿瘤造成患者的生理代谢异常、癌症治疗引发的不良反应影响患者进食等，甚至导致体重流失、营养不良。

- 癌症与营养不良

营养不良主要是因为摄取的蛋白质、热量低于生理需求，造成身体的脂肪与肌肉组织耗损。可凭借实验室生化检验测值、体格检查（身高、体重、体重减轻百分比）、其他理学检查，如整体外观（羸瘦或水肿、皮下脂肪及肌肉消瘦）、虚弱无力和伤口愈合不良等主观和客观的状况来得知。

有研究指出，八成左右的患者在被诊断出癌症之前就有体重下降的情形，而在治疗期间有40%～80%的癌症患者会出现体重减轻的现象，尤其是头颈部癌症及消化道癌

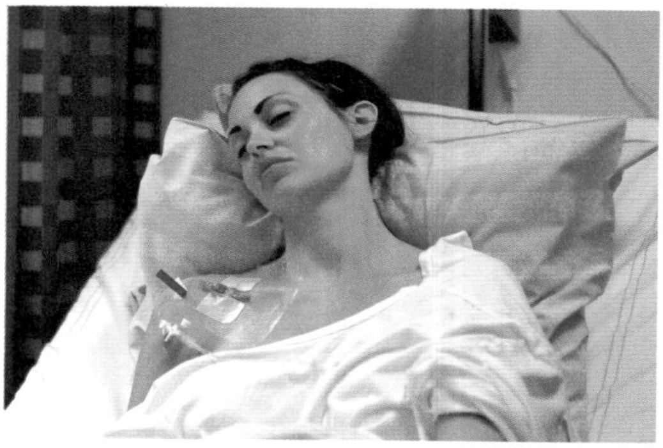

图0-6　营养不良患者

症的患者更为严重。1980年，Dewys等人指出营养不良在癌症患者的发生率相当高，他们在研究中发现依照肿瘤位置和期别不同，患者的体重下降及营养不良的发生频率为31%～87%，其中最常发生的是呼吸道、消化道癌症或晚期的癌症患者。

营养不良除了会造成患者体重下降、伤口愈合变差、电解质与体液不平衡、免疫功能降低外，还会降低患者对癌症治疗的反应及耐受度，增加治疗的毒性，增加住院天数及花费，降低生活品质以及增加致病率和病死率等。美国《营养》(*Nutrition*)期刊指出20%～40%的癌症患者最终是死于营养不良，而非癌症本身。

● 如何避免癌症造成的营养不良？

通过营养治疗能够帮助癌症患者获得足够的营养，以维持体重和体能，维持身体组织的健康以及对抗感染。而谁可以执行营养治疗呢？唯一符合资格的医务人员就是“临床营养师”。在饮食上有任何问题，临床营养师是患者最好的信息来源，由临床营养师评估患者的需求，提供个体化的营养支持方案，通过改变饮食、教育和各种营养补充的方式(如肠内营养及静脉营养)，让患者在治疗期间能获得足够的营养以避免营养不良的发生。

● 临床营养师

什么是营养师呢？管理食堂的人就是营养师吗？还是会煮菜做饭的就是营养师呢？

在美国、英国、日本以及中国台湾地区，营养师的制度已经发展得相当完善了，要成为一位营养师都必须接受营养专业课程，包括基本的《营养学》《人体生理代谢》《疾病疗养》《膳食管理》等，其中还必须进入合格的机构实习和训练，取得学位后参加政府或具有公信力的机构所举办的资格认证考试，合格后才能获得“营养师”的证书，成为真正的“营养师”(dietitian)。在医院、诊所、营养品或保健食品公司、社区、学校、饭店或团体膳食供应场所都可以看到营养师的身

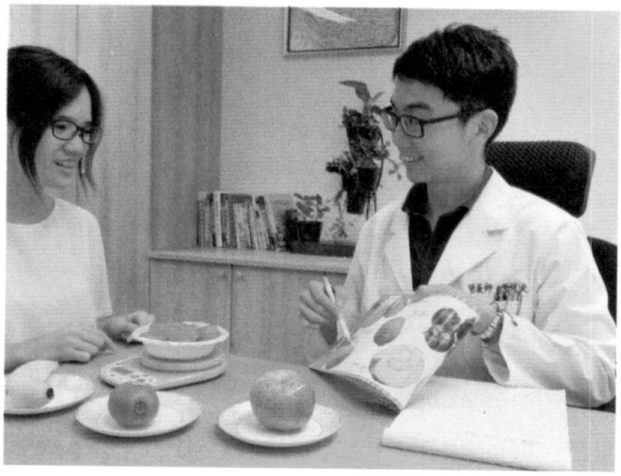

图0-7　营养师

影。而其中必须在“医院”执业，经过一系列的临床训练后，才能成为所谓的“临床营养师”。在中国台湾地区，营养师是医务人员，在医院里也是重要的医疗团队成员之一，主要是在医生诊疗疾病的过程中，提供营养专业资讯，评估患者的营养需求，监测患者的营养状态，帮助患者顺利接受并完成治疗。

● 临床营养师如何帮助癌症患者

在医院里，营养师很重要的一项工作就是进行营养咨询，这里以癌症营养咨询为例，为大家介绍营养咨询的内容与流程。

（1）营养评估（10～15 min）：营养师必须了解患者的饮食史（饮食内容与习惯），患者可以提供自己的饮食记录让营养师进行饮食评估；其次，依照患者的身高、体重、年龄、性别、疾病严重程度、活动情形等评估患者的营养需求。在此段时间了解患者是否有因癌症引起的不良反应影响进食（如：口腔溃疡、吞咽困难、恶心呕吐、腹泻、味觉改变等）；又或是患者是否有使用营养补充品，是否存在营养观念上的误区或听信偏方等情形。

（2）营养诊断：依据患者的临床数值进行判断，包括体重是否有过轻、体重变化是否有引起营养不良的风险；通过血样的生化检验数值（如：肝肾功能、白细胞、白蛋白、血红蛋白等）了解患者的身体概况。诊断患者整体营养摄取是否足够，是不是有热量不足或蛋白质摄取不足，或是其他营养成分的缺乏。此外，还包括患者及家属对于营养的观念是否正确、身体活动情形以及是否有适当的环境与支持系统，让患者能够获得足够的营养。最后，依据上述内容，开出营养处方与饮食计划。

（3）营养指导（10～15 min）：解决癌症患者所面临的饮食困难。如口腔溃疡无法进食，营养师会指导患者调整食材和制备食材的方式，让患者的问题获得改善。订定饮食计划，指导患者如何执行营养师设计的营养处方，如一天吃多少餐，每餐食物搭配、是否要额外使用营养补充品等。

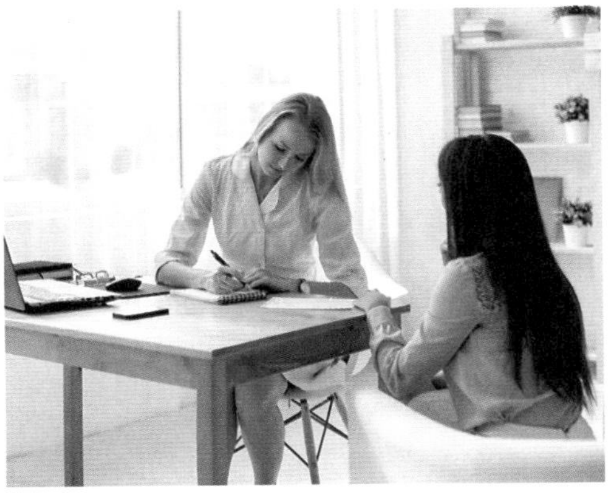

图0-8 营养咨询

一次完整的营养咨询需要20～30 min，必须注意的是：营养与药物不同，要提升营养状况是需要一段时间的。为了达到最好的效果，接受咨询后，建议“定期”与营养师联系，以便于营养师追踪患者饮食情形，并评估是否需调整饮食计划。营养师通过咨询作为癌友们坚强的后盾，协助监测营养状态，让患者更有体力配合医师完成治疗、恢复健康。而在疗程结束后，需要再找营养师调整饮食内容，因为“癌症治疗期间”与“完成治疗后”的营养需求是不一样的，必须调整回健康饮食状态，以减少癌症复发的概率。

- 临床营养师对癌症患者的好处

2016年，一篇文献回顾、收集了1994—2014年共13篇探讨营养指导对癌症患者的影响，结果显示营养咨询能够提升或维持体重、增加热量及蛋白质摄取，可改善营养状态、降低放射治疗毒性、改善生活质量及提升存活率。

欧洲静脉暨肠道营养医学会（ESPEN）于2016年发表针对癌症治疗的指导同样也提出营养治疗有助于提升或维持患者的体重、增加热量及蛋白质摄取、降低放射治疗毒性以及改善生活品质等。

2013年，美国营养学会（Academy of Nutrition and Dietetics）在循证分析库（Evidence Analysis Library）对癌症患者的《指南》中也提出：建议将有存在营养不良风险的癌症患者，或是要进行化学治疗、放射治疗的患者转诊给临床营养师，让营养师为患者进行营养咨询，提供医学营养治疗，主要包含营养评估、营养诊断、营养介入、营养监测与评质。医学营养治疗能够降低营养不良的风险、维持营养良好状态及生活品质，进而改善住院或门诊治疗的癌症患者的预后。

资料来源

英国饮食协会（The British Dietetic Association）
日本营养士会（The Japan Dietetic Association）
美国营养与饮食协会（Academy of Nutrition and Dietetics）
美国癌症协会（American Cancer Society）
美国国家癌症研究所（National Cancer Institute）
Arends J, Bachmann P, Baracos V, et al. ESPEN guidelines on nutrition in cancer patients Clin Nutr. 2017 Feb; 36(1): 11-48. doi: 10.1016/j.clnu.2016.07.015. Epub 2016. Aug 6.
Lee J L, Leong L P, Lim S L. Nutrition intervention approaches to reduce malnutrition in oncology patients: a systematic review. Support Care Cancer. 2016 Jan; 24(1): 469-480.

三、常见癌症饮食误区

许多患者在罹癌和抗癌期间，会接触到各种关于癌症饮食的限制或说法，以下为我们整理出的常见癌症饮食误区，具体应用可让专业营养师为您解答。

Q1 得了癌症要少吃一点来饿死癌细胞?

A: 千万不要这么做！！！还有另一种说法是不能吃得太营养，怕营养会让肿瘤长得更快，所以就开始不吃或少吃食物，想要把癌细胞饿死。其实就算是已经饿到营养不良的状况，肿瘤还是会持续生长的，如此反而影响人体正常的细胞！至于为什么癌症患者会营养不良呢？原因包含肿瘤本身就会产生发炎的前驱物质，降低食欲，影响营养物质的代谢与吸收，以及提高身体的代谢率；又或是肿瘤生长的位置影响进食的情况（例如，肿瘤位置在口腔、食管则会影响咀嚼、吞咽等）。此外，患者在接受治疗时，对抗癌细胞、修复受伤组织也是会消耗大量的热量及蛋白质的！

营养不好对患者的影响是多方面的，包含体力不佳、免疫力降低、容易感染、伤口愈合不佳、增加手术的并发症、对治疗的耐受度不佳，严重的话可能还会造成治疗中断。因此建议患者要摄取足够的热量及蛋白质，追踪体重的变化，让体重维持在合理的范围。另外，由于癌症治疗期间可能会引发各种不良反应。如：食欲缺乏、恶心、呕吐、腹胀、腹泻等症状影响进食，如果出现这些问题应尽快与医师或营养师联系，讨论解决的方式。不要等到营养不良，体重掉了十多公斤，营养状况非常差时，才采取补救措施，那会是更困难的工程喔。应该在“治疗开始之前”就建立好正确的营养观念，不要听信偏方，要接受并执行临床营养师制订的专属营养处方，从一开始就维持适当的体重和良好的营养状态，来配合医生完成后续的治疗！

Q2 乳腺癌患者不能吃豆腐、喝豆浆等黄豆类食品?

A: 这是许多患妇科癌症的病友担心的地方，主要是因为黄豆中含有的大豆异黄酮，也就是植物性雌激素。其实，在2009年《美国医学会期刊》(*JAMA*)上有一篇研究就明确表明黄豆类食品对乳腺癌患者是安全的。此外，大豆异黄酮也是天然的抗氧化物，能够预防癌症，而豆腐或豆浆等黄豆类食品本身也是优质蛋白质来源，正是癌症患者所需要的营养

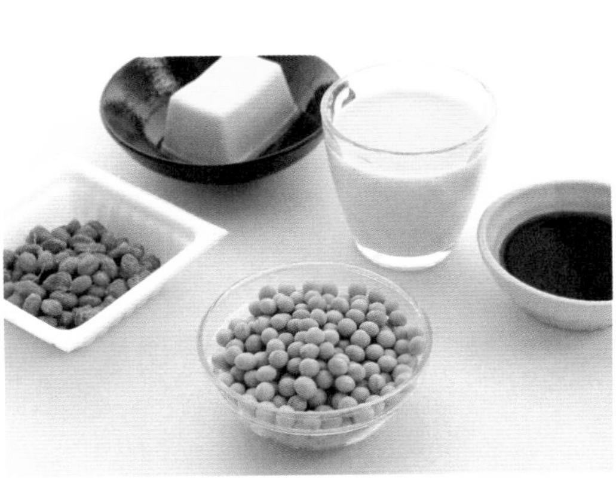

图0-9 黄豆类食品

成分之一，所以还是建议患者们能够“适量”摄取这类天然食物。但是，对于萃取的大豆异黄酮保健食品，则不建议食用。

那要摄取多少是比较适当的呢？每天可以摄取1～3份的黄豆及其制品。但若是将其萃取做成的保健食品，目前则不建议病友补充，因为这部分还需要更多研究来探讨及谨慎评估喔！1份的黄豆及其制品是多少呢？以下列出几个比较常见的种类：

表0-1 常见豆制品分量

种类名称	一份重量	种类名称	一份重量
黄豆或黑豆	20 g	中华豆腐	140 g
毛　豆	50 g	传统豆腐	80 g
豆腐皮(湿)	30 g	黄豆粉	20 g
干　丝	35 g	素肉松	20 g
豆　干	35～40 g	豆　浆	260 ml

黄豆类食物中除了含有大豆异黄酮外，还有很多其他的营养成分，如蛋白质、大豆卵磷脂和膳食纤维等。此外，黄豆类食物富含蛋白质，本身又没有胆固醇，因此建议在饮食上，可以用黄豆类食物取代部分肉类(上述的1份黄豆类=1份肉类或鱼类)，不过要记得不要选择过度加工或经过油炸处理的黄豆类制品较为健康唷！

Q3 让癌症患者喝鸡汤或鸡精，就可以得到足够的营养？

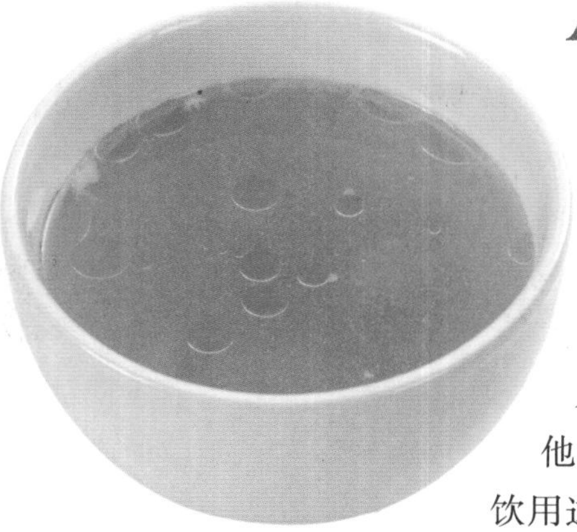

图0-10 鸡汤

A：其实，不只是鸡汤或鸡精，还有牛肉汤和鱼汤等也有类似的问题，这些汤品所含有的只是少量的氨基酸和脂肪，热量同样也是不足的(大家有兴趣可以去看看市售产品的营养标识，一瓶鸡精的蛋白质还不到一个鸡蛋的含量)，而这些对于癌症患者来说是非常不够的喔！此外，汤汤水水的食物通常容易让人有饱足感，很多癌症患者喝下一整碗的汤，其他东西也就吃不下了。所以，建议癌症患者们在饮用这些汤品时，先把实体的肉或鱼吃掉，如果胃口还不错的话再喝汤。千万不可以只用鸡汤或牛肉汤等取代正餐唷！

那么一个鸡蛋所含的蛋白质量大约是等于多少的肉呢？先将您的中间3根手指并起来，这种大小的鱼或肉（约35 g）所含的蛋白质就跟1个鸡蛋差不多了。至于每个患者要摄取多少蛋白质才是足够的，就因人而异啰。

Q4 癌症患者要改吃生机饮食才能够抗癌？

A：生机饮食提倡要吃大量的蔬菜、水果、全谷类和豆类等，并且要减少过多的烹调，尽量生吃才能得到最多的营养。这种饮食模式对癌症患者来说，会有几个问题：

（1）癌症患者在治疗期间容易有白细胞低下、抵抗力变弱的情况，此时不适合吃任何未煮熟的食物。例如，生菜、“精力汤”、生鱼片、半熟蛋等，因为这些都会增加感染的风险！甚至连饮用水都要煮沸，水果要选择可削皮食用的种类，或是选用经过消毒杀菌的铝箔包装饮品（牛奶或果汁）。

（2）有些生机饮食会提倡要少吃动物性食品（肉、奶、蛋类），以蔬果、杂粮等食物为主，如此一来，蛋白质及热量摄取不足，癌症患者就会出现营养缺乏甚至营养不良的情形。

（3）并不是人人都适合生机饮食，如容易胀气，或是肠胃道手术的患者并不适合摄取过量的膳食纤维。若同时患有糖尿病、肾脏病等慢性疾病的患者，没有与临床营养师讨论，就自行开始执行生机饮食的内容，会造成营养成分摄取不均衡，反而增加身体的负担！而婴幼儿、青少年以及孕妇等人群，因为会影响正常的生长与发育，也不适合唷！

Q5 得了癌症就不能吃肉，要改吃素，病才能好？

A：这个误区应该要分成两个部分，首先对于癌症患者来说，均衡摄取六大类食物来获得足够的营养是非常重要的，六大类食物分别为全谷根茎类、豆鱼肉蛋类、乳品类、油脂与坚果种子类、蔬菜类及水果类，每一类的食物都含有不同的营养成分，都是构成人体、维持身体正常运转不可或缺的！绝对不可以听信谣言就不吃肉喔！

那是否要改吃素呢？不建议原本没有吃素习惯的癌症患者在治疗期间特别改成吃

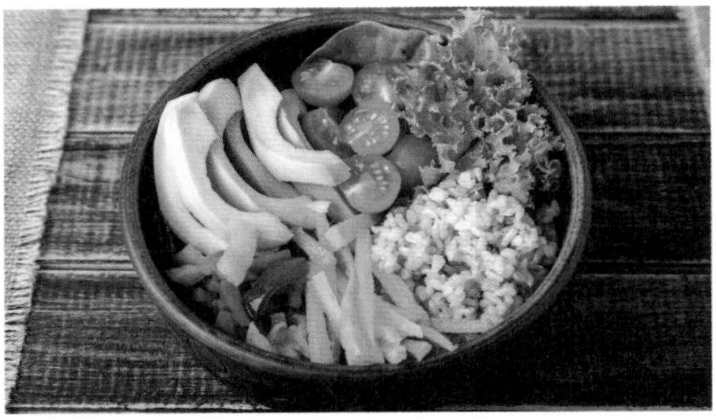
图0-11　素食

素！其实素食并非不好，但是因为许多人对于素食的观念不正确，以为吃素就是只吃蔬菜水果和主食，其他种类都不吃。如此一来，食物摄取不均衡，热量及营养成分缺乏，反而会造成营养不良。

但如果因为如宗教、家庭、心理等因素还是想要吃素的话，有以下几点建议请务必注意，才能避免营养不良的发生喔！

（1）选择“蛋奶素”，良好的蛋白质来源包括黄豆及其制品、奶类、蛋类或均衡营养品，提供身体足够的蛋白质，作为身体组织修补、细胞制造等，提升营养状态。

（2）选用未经精加工的全谷根茎类与黄豆及其制品搭配使用，两者一起食用能够有互补作用，提高蛋白质的利用率。

（3）依照不同烹调方式选择适合的植物油，也可使用适量的坚果种子类增加食物香气及热量。

（4）选择天然新鲜食材，避免过度加工食品（如油炸豆皮、素肉片、素鱼排等）。

（5）多样化选择蔬菜，应包含深色蔬菜、菇类、藻类等。

Q6　癌症患者要买保健品来补充营养?

A：“保健食品”是指声称具有保健功能或者以补充维生素、矿物质等营养物质为目的的食品。能够调节人体功能，不以治疗疾病为目的，含有特定功能成分，适宜于特定人群食用，有规定食用量。保健食品的标签、说明书主要内容不得涉及疾病预防、治疗功能，并声明“本品不能代替药物”。

癌症患者是否有需要补充这些东西呢?美国癌症协会给患者的建议简单来说是这样的：在维生素与矿物质的部分，若是能够摄取均衡且足够的饮食，从天然食物中就能获得。但癌症患者可能会因为食欲缺乏、进食量减少或是有呕吐、腹泻等情形，造成摄取不足或是增加流失，甚至出现缺乏的症状时，才建议额外补充，但须注意补

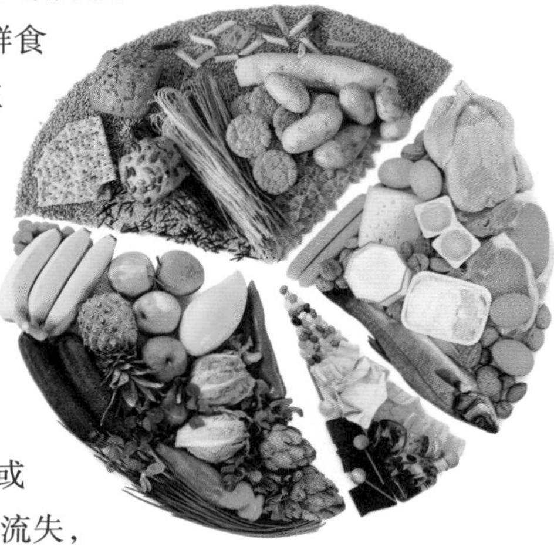
图0-12　天然食物

充的剂量。而抗氧化剂（如锌、硒等）及植物生化素（简称植化素，如：胡萝卜素、番茄红素、白藜芦醇等）则建议由天然食物中获取。

总之，癌症患者应以天然食物为主，与临床营养师咨询、讨论饮食摄取的质与量是否达到需求，或有进食上的问题该如何调整等。而这些各式各样的保健食品，通常不建议在治疗期间使用，因为担心其成分与功效会影响治疗的效果，或是与药物产生相互作用，在使用前务必告知医师，与医师讨论是否可以补充及使用的时机。若医师表示能够补充，再与临床营养师讨论使用的方式与剂量。另外，虽然保健食品都宣称有各种疗效，但很多都尚未有很明确的研究证据体现在癌症患者身上！

提醒大家，千万不要本末倒置，一定要以食物为优先，不可以只吃这些保健食品来补充营养！把胃口和肚子的空间优先留给美味的天然食物吧！

Q7 癌症患者不能吃“发物”？

A：“发物”，通常是指会引起过敏、气喘、皮肤起疹子、身体发热的食物，如某些海鲜、菇类、鸭、鹅、芒果和笋子等。

那癌症患者到底能不能吃呢？答案是要看患者的状况而定，如果患者本身就对这些食物过敏，就应该要避免！但没有这样的问题，只要是选择新鲜的食材，注意食物的保存清洁和制备的卫生安全，是可以食用的！有些患者或家属非常担心“发物”的话，也不用勉强，可以用“同类食材替换”的方式，获得相应的营养成分。

就刚刚提到的食物来说，该如何替换呢：如不敢吃海鲜、鸭肉或鹅肉，可以改选猪、牛、羊、鸡或是黄豆类食物和蛋等食材来补充蛋白质！不敢吃菇类和竹笋，可选择叶菜、瓜类、海藻类等蔬菜类食物，也同样能获得膳食纤维和维生素、矿物质。如果吃芒果会过敏，就建议选择其他的水果如苹果、橘子、木瓜等来取代！

总而言之，就营养学的观点，除了本身对这些食物过敏的癌症患者要注意以外，其他人是可以安心食用这类食物的。但还是因担心而不想吃的话，可以用同类其他食物来取代的方式，以摄取足够的营养。

Q8 癌症病友要多喝蔬果汁或“精力汤”？

A：若癌症患者没有咀嚼、吞咽功能不良或是口腔疼痛等问题，建议还是直接食用，不需要特别搅打，避免因为加工过程造成营养成分的流失。

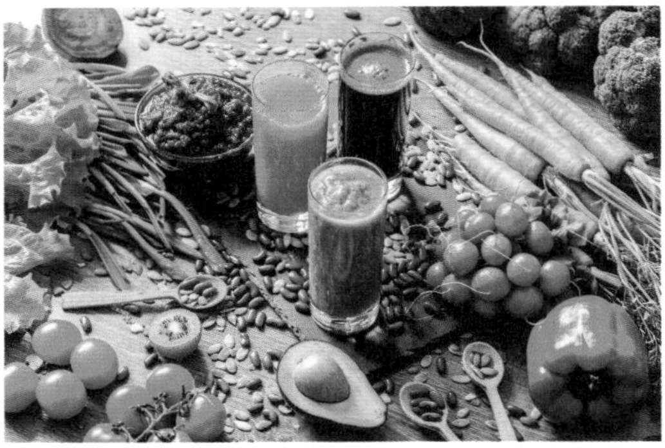

图0-13 “精力汤”与蔬果汁

由于蔬果汁或“精力汤”的材料大多是使用蔬菜和水果来搅打，虽然打出来有一大杯，但其所含的热量及蛋白质是不够的。因此，在制备蔬果汁和“精力汤”的时候，除了原有的蔬菜和水果外，可以加入一些坚果、芝麻和全谷杂粮等，既可以增添香气，又能补充热量，或是搭配奶类、高蛋白粉、黄豆粉等来补充蛋白质。另外，一定要注意食物和器具的卫生清洁，尤其是在患者白细胞计数低下时，建议食材都要汆烫、煮熟，避免感染的问题发生。

并不是每个人都适合喝“精力汤”或蔬果汁喔！如糖尿病、肾脏功能不佳、血钾过高和需要限制水分的患者。或是癌症患者有食欲缺乏、容易饱胀等问题，也应该避免喝太多的汤汤水水，而应优先摄取高热量、高蛋白等营养密度高的食物。

现在信息发达，网络上可以搜寻到各式各样的“精力汤”食谱，建议癌症患者在使用前先与临床营养师讨论，让营养师依据您的进食状况和血生化检测测值来判断是否适合饮用、指导该如何调整食谱、选择搭配的食材和用量建议，从而避免喝下一大杯却没有补充到需要的营养，甚至造成身体的负担！

Q9 癌症患者的饮食只能用烫的不能用油烹调，而且味道要清淡才行？

A： 很多人生病之后就开始调整饮食，认为调整成无油无味的清淡饮食才健康。但是，并不是所有生病的人都适合这样的饮食！对癌症患者来说，除了一些接受胃肠道手术的患者（如切除胃部、肠道重建等）或是有急性症状（如：严重呕吐、腹泻等），在过渡期必须有一些饮食上的限制和调整，其他时期是没有太多饮食上的禁忌的！针对这个误区，营养师有以下两点看法：

（1）癌症患者的营养需求比一般人来得高，而营养就是来自六大类食物。其中一类就是“油脂与坚果种子类”，包含烹调用油如：芥花油、橄榄油、花生油、苦茶油以及核桃、杏仁、芝麻、花生等，这类食物是人体相当重要的热量来源之一，如果都不使用的话，会大大减少能获取的热量以及降低食物的美味程度。因此，适度的使用油脂来烹调食物是必需的，建议避免油炸的方式，但是可以用一些植物油来拌炒喔！

（2）癌症治疗期间所面临的不良反应如：食欲缺乏、味觉和嗅觉改变、口腔溃疡，等等，这些问题都会增加患者获得足够营养的难度。此时，若又将食物烹调得非常清淡，淡而无味对一般人来说都相当难以下咽了，癌症患者当然更是没有胃口！因此，只要避免太过刺激，还是可以适量使用一些调味料，或是选择具有特殊风味的天然食材，如葱、姜、蒜、九层塔、洋葱、柠檬、苹果、菠萝、西红柿、坚果等，增添食物的香气，改善患者的食欲。癌症患者最重要的是“吃得下”，尤其是在食欲欠佳时，太多的饮食限制反而造成患者的营养摄取不够！但也不是随便乱吃喔，建议与临床营养师讨论饮食的内容和注意事项，才能帮助患者达到营养需求从而顺利完成治疗。

Q10 癌症患者不能吃酸性食物，要吃碱性食物才能调整体质、治愈癌症？

A：食物的酸碱性，与吃起来的口味无关，也与食物的好坏无关，只是根据其所含的矿物质来分类的一种方法。测量方法是将食物燃烧成灰后溶于水，再用pH试纸测试就可以知道酸碱性。但并不是食用酸碱性食物就会直接影响身体的酸碱性喔，人体是非常奥妙且复杂的！体内的酸碱度主要是仰赖血液、肺脏、肾脏来维持恒定，所以并不是简单说要靠吃某一性质的食物就能改变的。

对照癌症治疗期间的饮食原则：① 均衡饮食；② 高热量高蛋白。可以发现无论是哪一种酸碱性的食物，都是癌症患者所必须摄取的！其实，当食物吃进人体，开始一系列消化吸收的过程，进到胃里因“胃酸”变成酸性，进到肠里因“肠液”就变成碱性啦。所以，与其计较食物的酸碱性，不如探讨食物所含的热量、碳水化合物、蛋白质和脂肪，以及其他营养成分对于癌症患者有什么影响，饮食摄取是否有偏颇造成营养不良，这些才是最重要的喔。癌症患者一定要记得：维持适当的体重和良好的营养状态，配合医师的诊疗才是治愈癌症的不二法门！

现在资讯相当发达，癌症患者及家属在接收这些信息的同时，记得不要盲从，有任何问题，请询问相关专业人员。例如，治疗和药物问题须询问医师，中药使用请询问中医师，而饮食营养问题请询问临床营养师！

四、常见单位换算

营养师在与患者沟通时，常常需要讨论到食材的重量或容量，在此提供一些书中会提到的单位换算，让大家更能快速理解。

常见单位换算

重　　量		容　　量		长度/高度	
1两	=50 g（克）	1 L（升）	=1 000 ml（毫升）	1 m（米、公尺）	=100 cm（厘米、公分）
1斤	=500 g（克）				
1 kg（公斤）	=2斤				
常用测量工具					
1茶匙=5 g（克），1汤匙=15 g（克）					
1碗（直径为11.5 cm、深度5 cm左右），容量约300 ml；水果1碗为100～150 g（克）；蔬菜1碟为100 g。					

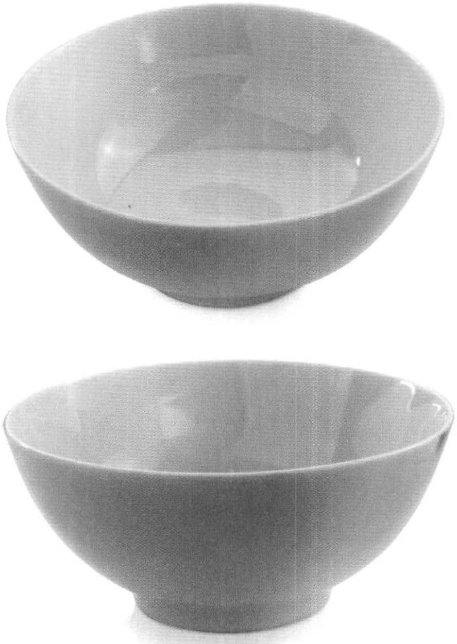

图0-14　碗

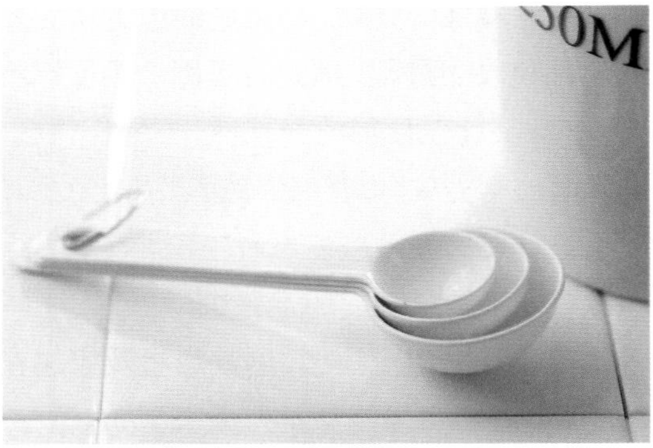

图0-15　量匙、汤匙与茶匙

第一章
肺癌与营养治疗

第一节　肺癌简介

一、肺癌的分类

1. 小细胞肺癌

大约15%的肺癌为小细胞肺癌，之所以被称为小细胞肺癌是因为此种癌细胞在显微镜下看起来较小。小细胞肺癌绝大多是由吸烟引起，也有极少案例从未有吸烟史；它通常生长与扩散速度很快，是存活率最差的肺癌。

2. 非小细胞肺癌

非小细胞肺癌是最常见的肺癌种类，大约占肺癌患者的85%，其中又可细分为3种：

（1）鳞状细胞癌：25%～30%的肺癌患者为鳞状细胞癌，这些癌细胞早期是由呼吸道中的鳞状细胞发展而成。此种癌症与吸烟的关系非常密切，常被发现在肺的中心部分，接近主要呼吸道。

（2）腺癌：约40%肺癌患者为腺癌。此种癌症主要发生在现行或过去的

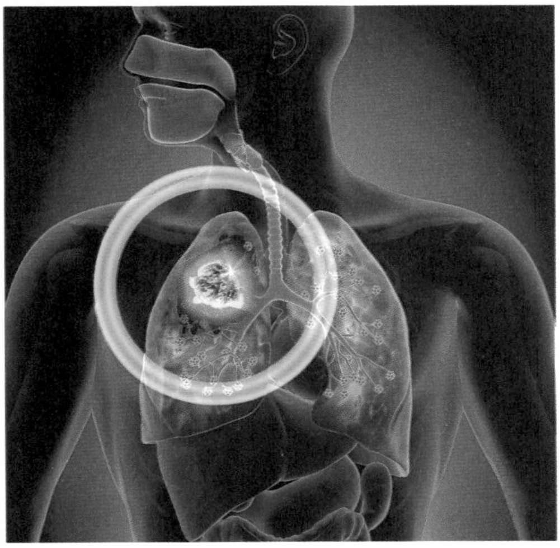

图1–1　肺癌

吸烟者，女性发生率高于男性。未吸烟者所罹患的肺癌绝大部分也为肺腺癌；另外，相较于其他种类的肺癌，此种肺癌的患者通常较年轻。肺腺癌通常生长速度较慢，被发现时肿瘤多半较小细胞肺癌或鳞状细胞癌小，但有些患者即使肿瘤不大，仍可能会出现远处转移。

（3）大细胞癌：此种癌症占肺癌的10%～15%，它可能发生在肺的任何部位，通常生长及扩散速度较快，导致治疗的难度增加。

二、肺癌的流行病学

世界卫生组织《2014年世界癌症报告》指出：2012年全球约有1 400万癌症新发病例和820万癌症死亡病例，其中肺癌全球约有182万新发病例和159万死亡病例，占病死率的第1位。在中国则有306万癌症新发病例与220万癌症死亡病例，其中肺癌新发病例约有65万，死亡病例则有约59万，也是排在中国癌症的第1位，足见肺癌的预防、治疗是刻不容缓的事情。

表1-1 2012年肺癌的发生与死亡病例

分　布	新发病例	死亡病例
全世界癌症	1 400万	820万
全世界—肺癌	182万	159万
中国—肺癌	65万	59万

三、肺癌的致病原因

虽然目前肺癌的确定病因尚未完全清楚，但从临床与各种研究方法可得知，肺癌的病因与下列因素有着密切的关联。

（1）吸烟。抽烟是造成小细胞肺癌和鳞状细胞癌的最主要病因，大部分小细胞肺癌和鳞状细胞癌的患者是由于吸烟或是暴露于二手烟所致。抽烟无疑是肺癌最强的风险因素，不过它也常与其他因素产生相互作用。

（2）外在环境因素。

放射性致癌物——氡、矿物致癌物——石棉、油烟、二手烟、某些化学物质或空气中漂浮的颗粒物（PM2.5）等，长期接触此类物质，都会增加罹患肺癌的风险。

（3）慢性肺部病变。

（4）家族史。本人曾有癌症史或是家族中曾经有人罹患癌症，得肺癌的概率也比较高。

四、肺癌的症状与警示

大部分的肺癌在初期没有任何症状，大多是在体检做胸部X线检查时发现，若是及早找医生检查出肺癌，早期治疗的效果较好。以下症状大多是因为肿瘤变大影响身体状况，也可能是肺癌之外的原因引起，但若有以下症状，建议还是尽早找医生进行诊断与治疗。

（1）不断地咳嗽，甚至越来越严重。

（2）咳嗽咳出血或是铁锈色的痰。

（3）在深呼吸、咳嗽或大笑时会感到胸痛。

（4）喉咙嘶哑。

（5）体重下降与食欲缺乏。

（6）呼吸急促。

（7）感觉疲累或虚弱。

（8）支气管炎或肺炎等感染症状持续不好或不断复发。

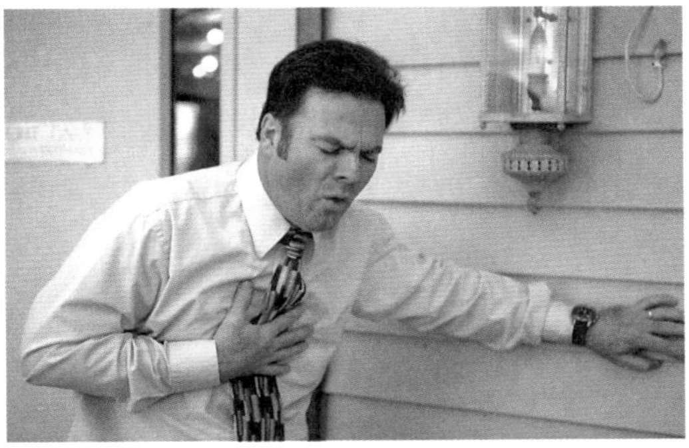

图1–2　肺癌的症状

（9）新发病例呼吸有喘鸣声。

（10）电解质不平衡（如血钠过低）。

（11）上腔静脉综合征：脸部、颈部及两侧上肢肿胀。

五、肺癌的预防

（1）远离香烟：无论是抽烟或是二手烟都要远离，这样可以大大减少罹患肺癌的机会，若您正在吸烟，越早戒烟就可以减少更多罹患肺癌的机会并增加您的寿命。

（2）避免暴露在致癌因素中：氡、石棉、油烟和空气污染等，减少暴露在这些因素的机会就能减少罹患肺癌的机会。

（3）健康的饮食：均衡摄取各类食物，并增加蔬菜与水果类摄取，能够增强身体的抗氧化能力，达到防癌的效果，不过这些蔬果防癌的正面效果还是无法抵销致癌物质的负面效果。因此，避免接触致癌物质还是很重要的。此外，蔬菜水果的防癌效果并没有办法被营养补充剂（如综合维生素）取代，均衡饮食才是最有效的。

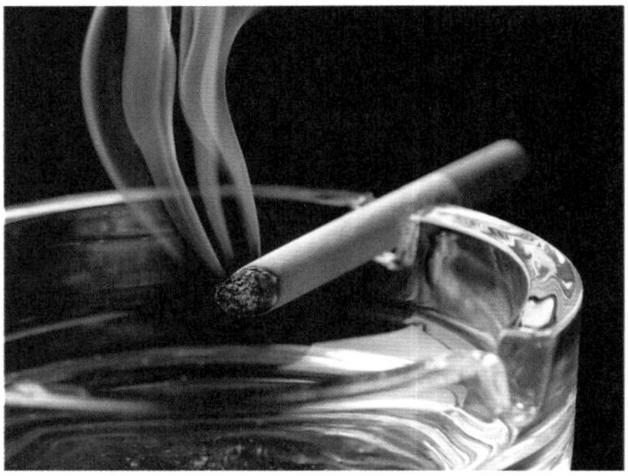

图1-3　吸烟

（4）美国疾病管制署建议：若“同时符合”以下情况者，每年应接受肺癌筛检：

① 重度烟瘾：重度烟瘾指的是30包/月以上，例：每天1包抽30年或每天2包抽15年或每天3包抽10年，以此类推。

② 现仍在吸烟或是过去15年内才戒烟。

③ 年龄介于55～80岁。

筛检方式则建议每年找医师执行低剂量断层扫描检查；而若戒烟超过15年以上或发生任何可能会影响寿命的健康问题则应停止继续筛检。

六、肺癌的分期

分　期	肿瘤大小	淋巴转移	远端转移
第1a期	直径小于3 cm	无	无
第1b期	直径3～5 cm	无	无
第2a期（符合任一项）	直径5～7 cm	无	无
	直径5 cm	同侧淋巴	无
第2b期（符合任一项）	直径5～7 cm	同侧淋巴	无
	直径大于7 cm	有或无	无
	任何大小肿瘤有侵犯至胸壁、横膈膜、纵隔胸膜、膈神经、心包膜		无
	肿瘤侵犯至主支气管，距离气管隆凸（气管分支）2 cm以内，但尚未侵犯至气管隆凸		无
	因肿瘤引起单侧肺塌陷或阻塞性肺炎		无
	在原发肿瘤的同一肺叶内有其他肿瘤		无
第3a期（符合任一项）	任何符合第2b期的条件，且有纵隔腔淋巴转移者		无
	肿瘤侵犯至纵隔腔、心脏、大血管、气管、食管、脊椎骨骨体、气管隆凸		无
	因肿瘤引起胸膜积水		无
	在原发肿瘤的同侧肺有其他肿瘤		无

（续表）

分 期	肿瘤大小	淋巴转移	远端转移
第3b期（符合任一项）	任何符合第3a期的条件，但有对侧淋巴转移或锁骨下上淋巴结转移者		无
	肿瘤侵犯至纵隔腔、心脏、大血管、气管、食管、脊椎骨骨体、气管隆凸、因肿瘤引起胸膜积水、因肿瘤压迫神经而发生声音沙哑或声带麻痹者、在原发肿瘤的同侧肺有其他肿瘤，且有纵隔腔淋巴转移		无
第4a期（符合任一项）	原发肿瘤的另一侧肺有其他肿瘤者		无
	有恶性胸膜积水或心包膜积水者		无
第4b期	任何肿瘤出现远处器官（如肝脏、骨骼、脑、肾上腺等）转移者		

七、肺癌的治疗方式与不良反应

肺癌的治疗方式，是要根据患者的临床分期和身体状况，家属、患者与医师充分沟通后所决定的最佳方案，故决定后应积极配合医师完成治疗，以下为肺癌常见的治疗方式。

1. 手术治疗

肺癌早期未发生转移前，大多可使用手术切除的方式，有时可能会合并化疗与放射治疗。

不良反应　手术常见不良反应为伤口疼痛、手术侧手臂不适及呼吸短促。通常需要休养几个月才能康复。

2. 化学治疗

化学治疗是使用药物杀死癌细胞或停止它们分裂，而达到停止癌细胞生长的作用，但同时也可能会影响到正常细胞。化学治疗药物口服或注射至体内，经由血液流动达到癌细胞所在之处。

不良反应　主要与化学治疗药物种类相关，常见的有恶心、呕吐、食欲缺乏、腹泻、便秘和白细胞计数过低等。

3. 放射治疗

放射治疗又称电疗，是指使用高热量X线或其他种类的放射线，杀死癌细胞或者减缓它生长速度。肺癌放射治疗大致可分为体外照射或是将放射物质注入体内的两种方式。

> 不良反应　肺癌放疗常见不良反应有食管炎、口腔溃疡、吞咽困难，或是肺部症状如咳嗽、呼吸急促、胸闷和肺纤维化等。

4. 靶向治疗

靶向治疗使用药物或其他物质，可以针对特定基因目标，可以阻断癌细胞生长或修复，通常不良反应的发生概率相较传统化疗低。不过，靶向治疗并不一定适合每一位患者，应与医师充分讨论，听取医师专业的建议。

> 不良反应　常见的有皮疹与腹泻，也可能有皮肤皲裂、脱屑和类似痤疮的皮疹。

第二节　肺癌的营养治疗

一、治疗前饮食原则

每位肺癌患者的营养需求量是不一样的，需要由临床营养师针对每个人的病情状况进行评估。国外研究发现肺癌患者在被诊断时，50%有营养不良的状况，建议由专业临床营养师进行营养评估与营养指导；而手术前／治疗前的饮食大原则就是均衡饮食，国外研究发现在治疗前给予营养充足的均衡饮食，使患者营养状况良好，可以增加身体对于化疗、放疗的耐受力，减少不良反应，更加能够帮助患者尽早完成治疗，而治疗完成后的恢复也较好。

何谓均衡饮食？

我们的食物大致上可以分为六大类，而每类食物所含有的营养成分不同，每天都要吃到六大类食物，而且每类食物都不要只吃固定一种，才能够充足摄取不同的营养成分，达到均衡饮食增进健康的目的。每人每日需要量因人而异，如需最合适的摄取方案，请咨询临床营养师。

1. 全谷根茎类

我们俗称的主食类，包含饭、面条、冬粉、玉米、红薯、土豆、莲子、莲藕、薏苡仁、燕麦、麦片、红豆、绿豆、玉米、怀山药、花豆、米苔目、馒头、面包、土司、苏打饼干、萝卜糕、小汤圆等。

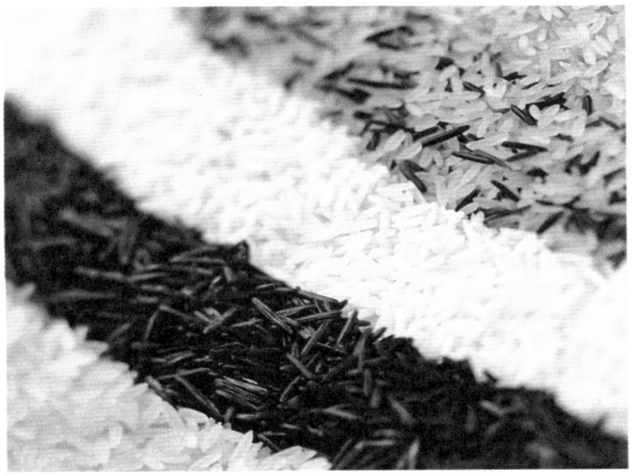

图1-4　全谷类主食

这一类食物主要含有碳水化合物、部分蛋白质、膳食纤维、B族维生素。全谷根茎类是我们身体与大脑主要的热量来源，对人体是很重要的。建议每天都要吃，若是选择选用杂粮饭来取代经精加工的白米饭，所含的营养成分会更丰富，油酥、油炸与加工、添加物过多的五谷杂粮则应减少食用。

2. 豆鱼肉蛋类

一般来说，这类食物都是餐桌上的主菜，包含鸡、猪、牛、羊、鱼、海鲜、蛋、黄豆及其制品，如豆腐、豆干、豆浆等。

主要的营养成分是蛋白质，是构成我们人体很重要的营养成分，也是肺癌患者很重要的食物，不过要提醒癌症患者，必须吃食物的实体才能真正补充营养，也就是说不能只靠喝鸡精或是鸡汤，而是要把鸡肉也吃进去，对身体才有实质的帮助。

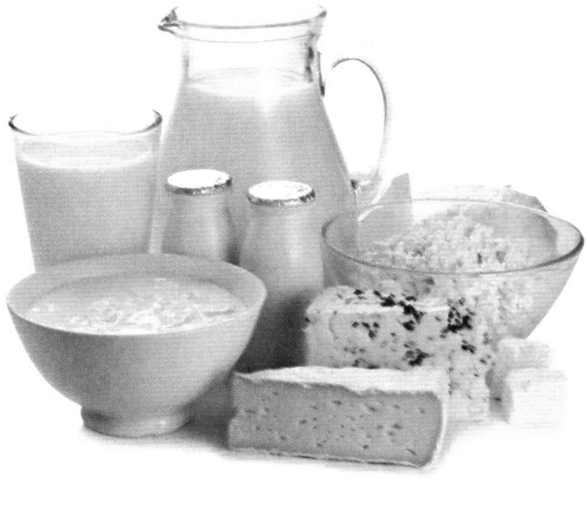

图1-5　乳品类

3. 乳品类

这类食物包含牛奶、酸奶、干酪、芝士等。

乳品类富含蛋白质与钙质，还有部分碳水化合物，也是癌症患者很好的营养补充食物。

4. 油脂与坚果种子类

这类食物包含大豆油、橄榄油、猪油、牛油、沙拉酱、瓜子、花生、开心果等，主要含有的营养成分就是油脂，也就是脂肪，它们是很高的热量来源，癌症患者可以适度补充这类食物，建议尽量选择植物油，从而增加热量摄取。

5. 蔬菜类

蔬菜类包含各式各样的叶菜类，还有各种瓜类（冬瓜、丝瓜等）、笋类、菇类、洋葱、茄子、萝卜、海带、紫菜等。

蔬菜类含有丰富的膳食纤维、维生素与矿物质，是维持正常身体代谢所必需的，还能帮助肠道顺畅，避免便秘；不过若是有因肺癌而发生食欲缺乏的现象时，可以考虑先暂时减少这类食物的摄取，因为这类食物所含热量较低又易产生饱足感，可将胃容量先留给热量密度较高的食物，避免热量摄取不足。

6. 水果类

常见的水果有橘子、番石榴（芭乐）、香蕉、草莓、木瓜和西瓜等。

水果含有碳水化合物，每种水果都可以适度摄取。但治疗期间有些患者可能抵抗力较差，建议削皮后再食用，并且注意处理时的清洁卫生。建议大家选择新鲜当季的水果，它们既便宜又好吃，所含的营养成分也比较多。

二、治疗中饮食原则与不良反应应对方法

肺癌在治疗期间会需要更多的营养，建议采取“高蛋白高热量饮食”，而高蛋白高热量饮食建议主要由前述六大类食物中的“全谷根茎类”“豆鱼肉蛋类”“乳品类”与“油脂类”组成，再搭配“蔬菜类”与“水果类”，不过每个人的比例不同，建议咨询临床营养师帮您调配。

在治疗期间，患者可能会碰到一些不良反应导致进食量下降，以下列出一些常见的不良反应与饮食对策以供参考。

1. 恶心呕吐

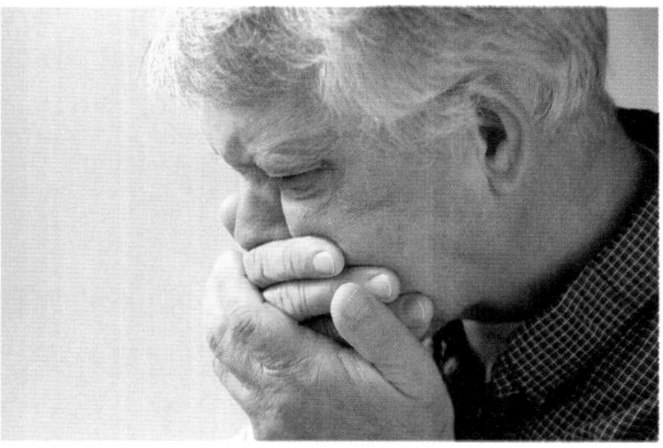

图1-6 恶心呕吐

（1） 询问医师协助开立止吐药物，配合治疗服药，待呕吐缓解后再由喝水开始尝试，耐受状况良好再进展至流质，而后进展至软质食物。

（2） 避免太油腻或太甜的食物。

（3） 食用温凉的食物，因热食较易引起恶心。

（4） 在舒适的环境用餐。

（5） 固体和液体食物分开时段吃。

（6）以正坐或半坐卧的姿势进食，吃饱不要太快躺下。

2. 腹泻

（1）避免进食油腻、刺激性及含粗纤维的食物（蔬菜：竹笋、芹菜、菜梗和老叶；水果：菠萝、芭乐、枣子等，以及全谷类与豆类）。

（2）适度摄取含水溶性纤维食物，如燕麦、苹果、香蕉、木耳等可缓解腹泻。

（3）可服用益生菌帮助肠道功能恢复。

（4）记得补充水分及电解质，电解质与水分不足可能造成身体代谢异常与体力虚弱。

（5）严重腹泻时可遵循以下步骤：

禁食：先禁食数小时让肠道休息，请医师处方开止泻药物，配合用药。

清流饮食：米汤（米油）、去渣果汁、运动饮料等。

低渣饮食：避免含粗纤维的食物、过硬、油炸、油煎的食物。

普通饮食：依据肠道耐受度，逐渐恢复一般均衡饮食。

3. 便秘

（1）摄取高膳食纤维的食物，包含蔬菜、水果、全谷类、干豆类与坚果类等。

（2）足量水分摄取。

（3）服用益生菌可帮助肠道功能正常。

（4）可适度服用具有轻泻作用的食物：如黑枣汁和梅子汁。

（5）请医师处方开软便药物，配合用药。

（6）多散步、多活动与按摩肚子可促进肠道蠕动，帮助排便。

（7）养成固定如厕的习惯，有便意就要去上厕所。

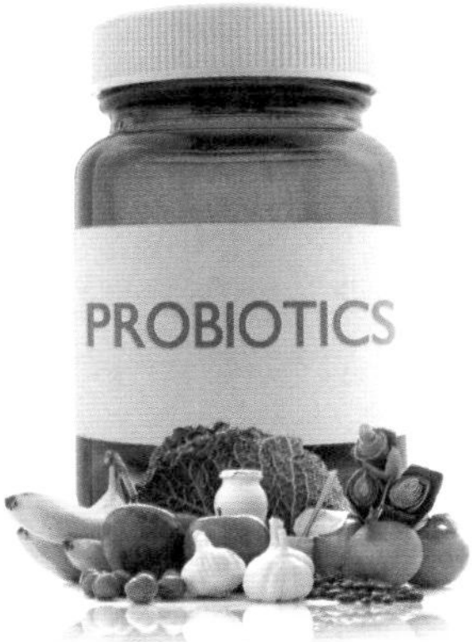

图1-7　膳食纤维与益生菌

4. 食欲缺乏

（1）少量多餐：增加餐次，一天3餐可增加至6～8餐。

（2）调整进食顺序：高营养浓度的食物先吃，先吃固体再吃液体。

（3）增加营养密度：浓汤、坚果粉、五谷粉可搭配使用。

（4）增加色香味：变化烹调方式、利用一些调味料来引起食欲。

（5）多活动：多散步可帮助消化与促进食欲。

5. 白细胞计数过低

（1）摄取足够热量，增加豆鱼肉蛋类食物摄取。建议蛋白质摄取量每千克体重需达1.5～2 g，以确保蛋白质足够，如60 kg体重的患者每天蛋白质摄取量为90～120 g。

（2）食物要煮熟再吃，并且要注意制备时的卫生。

（3）不要饮用生水。

（4）注意食物新鲜度，未吃完的食物应尽快冷藏，再食用时要加热完全再食用。

（5）水果建议选用外皮完整，清洗去皮后再食用。

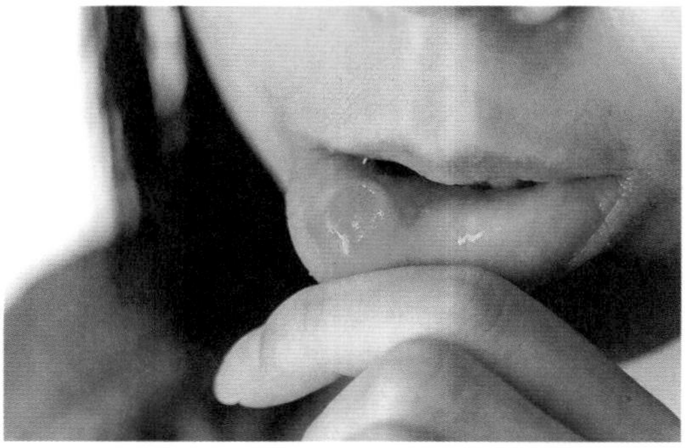

图1-8　口腔溃疡

6. 口腔溃疡

（1）选择较凉的食物可以减缓疼痛感。

（2）避免酸、辣、酒精或过于刺激性的食物。

（3）选择较软、细碎或流质的食物较好进食。

（4）使用吸管吸吮液体食物可以避开溃疡部位。

7. 吞咽困难

（1）调整食物质地，软质、流质、细碎或泥状的食物可以视每个人不同的情况做选择。

（2）利用增稠剂来增加黏稠度，如麦粉、生粉或市售食物增稠剂等。

（3）调整进食姿势，减少呛咳风险。

8. 白蛋白过低

白蛋白过低可能造成水肿、呼吸困难易喘、体力虚弱、增加手术风险与增加死亡风险等严重问题，要先判断造成白蛋白过低的原因，再由临床营养师设计适量热量与蛋白质饮食进行补充。

三、治疗结束后饮食原则

肺癌治疗结束后，就应回到均衡饮食并调整生活习惯，才能够有效避免复发。以下为美国癌症研究机构的建议。

建议1：维持理想体重，维持身体质量指数（BMI）在18.5～24 kg/m^2。

建议2：每天身体活动至少30 min。

建议3：避免含糖饮料。

建议4：多吃各种类蔬菜、水果、全谷类和荚豆类。

建议5：限量摄取红肉（每周不超过500 g），并避免摄取加工肉品。

建议6：避免饮酒，但若摄取酒精，每天限量男性2份、女性1份。（1份酒精：4.5%啤酒350 ml＝17%黄酒90 ml＝40%威士忌40 ml＝53%白酒30 ml）

建议7：限制过咸的食物，以及用盐（钠盐）加工腌制的食物。

建议8：不使用保健品来预防癌症。

四、实证——肺癌患者接受营养支持成效

2016年发表的一篇国外研究显示：

将58位没有营养不良的非小细胞肺癌患者分为两组，第1组31位患者在手术前给予免疫调节营养补充品（富含精氨酸、ω－3脂肪酸和核苷酸）10天，第2组27位患者对照组则是给予普通饮食10天，之后两组患者皆接受肺部肿瘤切除（胸廓切开术或内镜手术）。结果显示给予免疫营养补充品患者在手术后各项指标有显著的改善。

表1-2　术前接受营养支持患者与对照组术后各项指标对比

项　目	第1组（免疫营养品）	第2组（普通饮食）	免疫营养品差异
术后3日白蛋白	下降14.69%	下降25.71%	显著减缓白蛋白下降量
并发症总发生率	19.4%	44.4%	显著较少
延长气漏	13.0%	25.9%	
肺不张	3.2%	11.1%	
肺　炎	3.2%	3.7%	
心律不齐	0%	3.7%	

实验结果显示，给予免疫营养品的组别，在术后发生并发症的比例显著较低。

本篇结论：

本研究显示，即使是没有营养不良的肺癌患者，在接受手术后早期白蛋白也可能下降，术前给予营养支援可以显著减缓术后白蛋白下降。此外，营养支持也能减少肺癌术后并发症的发生，帮助患者提早出院。

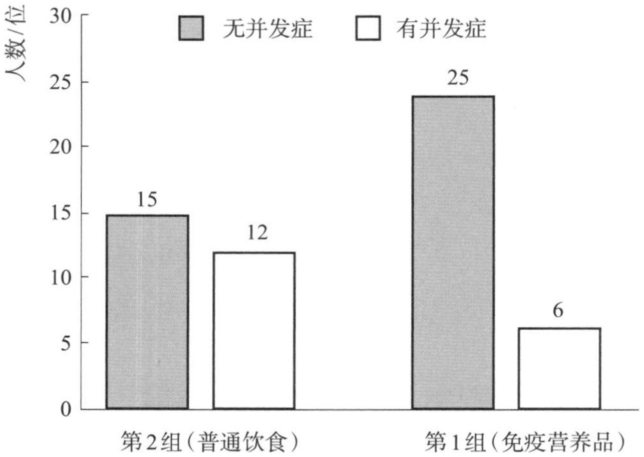

图1-9　接受营养支持的患者与对照组，术后并发症对比

资料来源

Seyda Ors Kaya, Tevfik Ilker Akcam, corresponding author Kenan Can Ceylan, Ozgur Samancilar, et al. Is preoperative protein-rich nutrition effective on postoperative outcome in non-small cell lung cancer surgery? A prospective randomized study. J Cardiothorac Surg, 2016 Jan 19; 11：14. doi：10.1186/s13019-016-0407-1.

【肺癌的营养治疗案例】

张先生，66岁，抽烟35年，1个月前发现鳞状细胞肺癌（非小细胞癌）第3期。

患者身高171 cm，体重一个月内由65 kg下降至59 kg，走路易喘，只能慢慢走，医师建议咨询临床营养师进行营养指导。

1. 目前治疗方案

患者已接受微创手术切除肺部肿瘤，并接受化学治疗2周以及放射治疗1周，2周后会再执行1个疗程化学治疗，放射治疗持续做。

2. 发生不良反应

患者容易喘、易疲劳、食欲缺乏、吞咽困难、口腔干燥。

3. 血液生化测值

患者血液生化测值如表1-3所示。

表1-3 患者血液生化测值

项目	结果	正常值	单位
ALB(白蛋白)	36(较低)	40.0～55.0	g/L
HGB(血红蛋白)	128	120～160	g/L
WBC(白细胞计数)	3.52(较低)	4.0～10.0	$\times 10^9$/L
Urea(尿素)	4.5	3.1～8.0	mmol/L
CRE(肌酐)	61	57.0～97.0	μmol/L
PHOS(磷)	1.02	0.85～1.51	mmol/L
K^+(钾)	3.1(较低)	3.5～5.3	mmol/L
ALT(丙氨酸氨基转移酶)	48	9.0～50.0	IU/L
AST(天冬氨酸氨基转移酶)	22	15.0～40.0	IU/L

4. 近日饮食状况

患者胃纳差,吃得较少。

早 餐

- 咸粥一大碗或汤面(加些青菜)
- 水煮鸡蛋一个或豆腐4格一块
- 青菜少许(约20 g)

午 餐

- 米饭一碗或白粥一大碗
- 炒鸡肉或猪肉各少许(约30 g)
- 青菜少许(约20 g)
- 萝卜排骨汤或鸡汤(只喝汤没吃料)

晚 餐

- 咸粥半碗或面条一碗
- 猪肉一些或豆腐4格一块
- 青菜少许(约20 g)
- 鲈鱼汤(只喝汤没吃鱼肉)

5. 进食量评估

项目	摄取量
碳水化合物	150～160 g/d
蛋白质	52～58 g/d
脂 肪	32～37 g/d
总热量	1 100～1 300 kcal*/d

* 1 kcal=4.2 kJ(后同)

6. 营养评估

（1）身体质量指数（BMI）：20 kg/m^2（正常）。

（2）理想体重：65.8 kg ± 6.6 kg。

（3）体重下降百分比：1个月下降6 kg（10%）（严重体重减轻）。

（4）评估总热量需求：1 900～2 100 kcal/d。

（5）评估蛋白质需求：90～102 g/d。

（6）营养相关问题：热量摄取不足、蛋白质摄取不足、白蛋白过低、白细胞计数过低、血钾过低、吞咽困难、口干、食欲缺乏。

（7）主观整体营养评估（SGA）：B（中度营养不良）。

（8）患者整体营养状况评估（PG-SGA）：18分（急需营养介入）。

国际通用癌症患者营养评估表PG-SGA计分建议与处理：
0～1分：目前不需介入，但在治疗过程中需定期评估
2～3分：针对胃肠症状或检验值给予饮食宣教
4～8分：需医师、营养师或护士介入来矫正疾病状况
≥9分：显示目前患者急需营养介入

7. 临床营养师指导

（1）癌症饮食原则指导（高热量、高蛋白均衡饮食）。

（2）热量与蛋白质摄取皆不足，导致白蛋白、白细胞计数与血钾过低，故指导增加热量与蛋白质的饮食以补足营养。

患者所需
总热量：1 900～2 100 kcal/d
蛋白质：90～102 g/d

目前摄取
总热量：1 100～1 300 kcal/d
蛋白质：52～58 g/d

（3）指导少量多餐：

营 养 问 题
因食欲缺乏导致正餐量不足

→

营 养 介 入
指导餐间适当给予营养食物补充每日由3餐增加至6餐

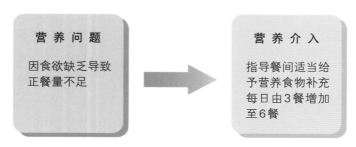

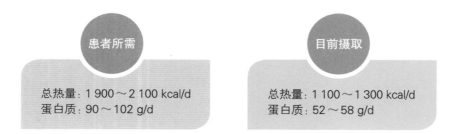

（4）增加热量方法指导：

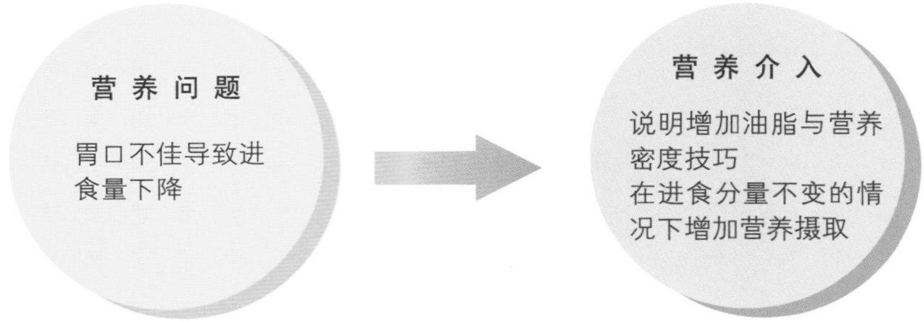

（5）吞咽困难、口干及白细胞计数过低饮食原则指导（详见前述：不良反应的饮食对策）。

（6）建议增加活动量，并指导个人制订每日活动计划：

建议每日三餐后慢走30 min，增加活动量可以促进消化与增进食欲，以达到帮助食欲恢复的功能。

（7）设计个体化癌症高蛋白高热量7日营养处方：

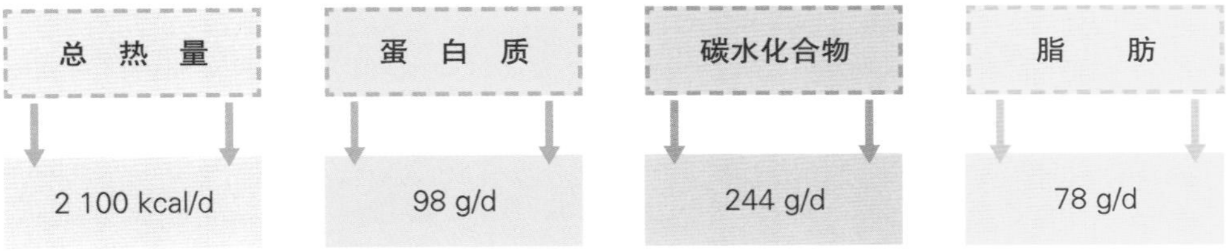

8. 7日个体化营养处方

图1-10为癌症患者术后常规的7日营养处方，表1-4为具体的营养成分比例及食材建议。

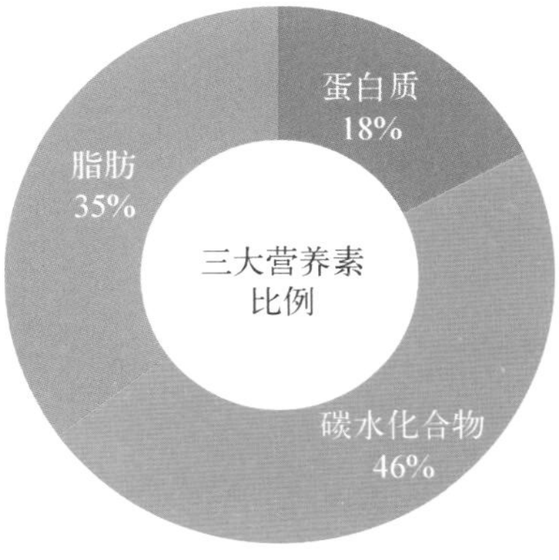

图1-10　7日个体化营养处方

表 1-4　术后患者每餐热量及三大营养成分比例

	早　餐	早　点	午　餐	午　点	晚　餐	晚　点
热量/kcal	520	180	620	60	545	120
蛋白质/%	17	18	19	0	17	27
碳水化合物/%	48	62	45	100	50	43
脂肪/%	35	20	36	0	33	30

7 日营养菜单如本书 P34、P35 所示。

9. 营养指导结果

3 周后再次找临床营养师进行营养指导追踪：目前体重为 61.5 kg（增加 1.5 kg），张先生表示上周接受第 2 次化学治疗后不良反应比第 1 次缓和许多，食欲改善，几乎可以将营养师设计的处方食材吃完，感觉体力增加，走路时气喘得到改善，目前每日固定散步 30 min，自觉心情愉悦，面对接下来的治疗更有信心。

（1）3 周后回医院抽血报告结果：

表 1-5　患者血液生化测值

项　　目	营养介入前	营养介入后	正常值	单　　位
ALB（白蛋白）	36（较低）	45	40.0～55.0	g/L
Hb（血红蛋白）	128	150	120～160	g/L
WBC（白细胞计数）	3.52（较低）	4.6	4.0～10.0	$\times 10^9$/L
Urea（尿素）	4.5	6	3.1～8.0	mmol/L
CRE（肌酐）	61	72	57.0～97.0	μmol/L
PHOS（磷）	1.02	1.22	0.85～1.51	mmol/L
K^+（钾）	3.2（较低）	4.5	3.5～5.3	mmol/L
ALT（丙氨酸氨基转移酶）	48	45	9.0～50.0	IU/L
AST（天冬氨酸氨基转移酶）	22	24	15.0～40.0	IU/L

（2）营养介入：

因张先生食欲与活动力状态改变，故进行再次营养需求评估，同时修正营养处方以符合目前的治疗方案与个人整体状况。

提醒：本篇文章营养治疗案例提及的内容(包含营养师评估、指导、菜单)并非适合所有癌症患者，请勿自行参照执行。因每位患者状况不同，建议咨询临床营养师为您制订专属营养处方。

【撰文营养师介绍】

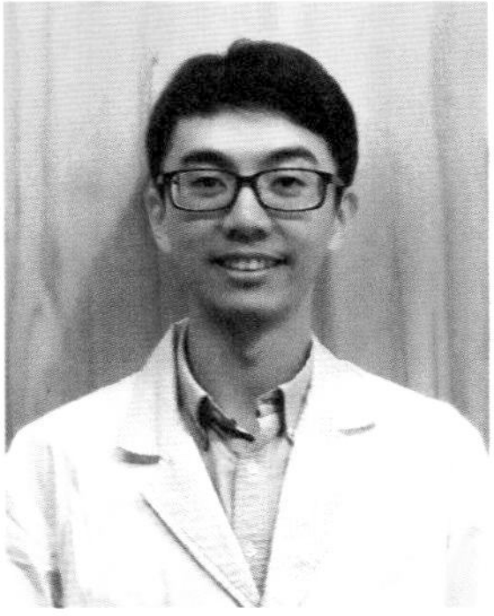

张维浚

经历：

中国台湾台北双和医院　临床营养师

学历：

中国台湾台北医学大学　保健营养学系

证照：

中国台湾注册营养师

中国台湾糖尿病宣教学会　糖尿病宣教师

中国台湾营养学会　肾脏专科营养师

中国台湾肥胖研究学会　体重管理营养师

	第 1 天			第 2 天			第 3 天			第 4 天		
		食材	分量		食材	分量		食材	分量		食材	分量
早餐	鸡蛋豆腐粥	鸡蛋 老豆腐 米 蔬菜 植物油	1个 160 g（4格） 200 g 50 g 5 g	鱼片汤面	鱼片 面条（干） 蔬菜 植物油	80 g 80 g 50 g 10 g	鸡蛋肉片汤面	鸡蛋 猪肉片 面条（熟） 蔬菜 植物油	1个 50 g 240 g 50 g 10 g	鲜蔬面	面条（熟） 百页豆腐 香菇 西兰花 黄花菜 麻油	240 g 75 g 酌量 酌量 酌量 5 g
早点	花生牛奶 水果	花生粉 低脂牛奶 苹果	15 g 240 ml 1个（120 g）	木瓜牛奶	低脂牛奶 木瓜	240 ml 120 g	酸奶 水果	酸奶 提子	200 g 12个（130 g）	芝麻 牛奶 水果	低脂牛奶 芝麻粉 哈密瓜	240 ml 10 g 1碗（225 g）
午餐	白米饭 西红柿炖牛腩 炒时蔬	米饭 牛腩 西红柿 季节青菜 植物油	200 g 100 g 50 g 50 g 10 g	鸡肉滑蛋河粉 炒时蔬	河粉 鸡蛋 鸡肉 绿豆芽 胡萝卜 油 当季青菜 植物油	160 g 1个（55 g） 50 g 酌量 酌量 10 g 50 g 5 g	大馄饨 炒时蔬	大馄饨（猪肉） 季节青菜 植物油	12个（420 g） 100 g 10 g	北菇鸡煲仔饭 炒时蔬	鸡腿肉 米 香菇 季节青菜 植物油	100 g 80 g 酌量 100 g 10 g
午点	水果	桔子	1个（190 g）	水果	猕猴桃	1.5个（125 g）	水果	香蕉	1根（95 g）	水果	菠萝	1碗（205 g）
晚餐	瓠瓜咸粥 酱牛肉 炒时蔬	饭 猪肉末 瓠瓜（菜葫芦） 油 牛肉 季节青菜 植物油	200 g 25 g 酌量 5 g 50 g 75 g 5 g	鸡蓉玉米粥 红烧鱼块 炒时蔬	米 玉米酱 鸡胸肉 香菇丁 鱼块 油 季节青菜 植物油	80 g 20 g 25 g 酌量 50 g 5 g 75 g 5 g	芋头排骨粥 炒时蔬	芋头 小排 米 油 季节青菜 植物油	50 g 70 g 60 g 5 g 100 g 5 g	鸡肉南瓜粥 香菇蒸肉 炒时蔬	南瓜 鸡腿肉 米 猪肉末 香菇 葱 当季青菜 植物油	50 g 35 g 70 g 35 g 酌量 酌量 75 g 10 g
晚点	牛奶	低脂牛奶	240 ml	酸奶	酸奶	200 g	牛奶	低脂牛奶	240 ml	酸奶	酸奶	200 g

第 5 天			第 6 天			第 7 天			
	食　材	分　量		食　材	分　量		食　材	分　量	
当归细面条 炒时蔬	细面条（干） 鸡胸肉 当归 枸杞 油 当季青菜 植物油	100 g 70 g 酌量 酌量 5 g 100 g 10 g	皮蛋瘦肉粥 炒时蔬	皮蛋 猪肉末 米 香油 当季青菜 植物油	1个（60 g） 35 g 80 g 5 g 100 g 5 g	枸杞百页粥 炒时蔬	米 百叶皮 肉松 枸杞 油 当季青菜 植物油	80 g 35 g 35 g 酌量 5 g 100 g 5 g	早餐
牛奶 水果	低脂牛奶 橘子	240 ml 1个（190 g）	酸奶 水果	酸奶 樱桃	200 g 10个（85 g）	核桃 牛奶 水果	低脂牛奶 核桃仁 猕猴桃	240 ml 2个（7 g） 1.5个（125 g）	早点
白米饭 葱爆猪肉 炒时蔬	米饭 猪肉 油 葱 当季青菜 植物油	200 g 100 g 10 g 酌量 100 g 5 g	干炒牛河粉 炒时蔬	牛肉片 河粉 油 绿豆芽 韭黄 洋葱 葱 当季青菜 植物油	100 g 160 g 10 g 酌量 酌量 酌量 酌量 75 g 5 g	猪肉水饺 炒时蔬	水饺 当季青菜 植物油	12个（150g） 100 g 10 g	午餐
水果	橙子	1个（170 g）	水果	梨	1碗（200 g）	水果	苹果	1个（120 g）	午点
猪肝粥 炒时蔬	米 猪肝 菠菜 当季青菜 植物油	80 g 100 g 酌量 75 g 10 g	鱼肉青菜粥 炒时蔬	米 猪肉末 鱼片 苋菜 当季青菜 植物油	80 g 35 g 35 g 酌量 75 g 10 g	蛤蜊丝瓜粥 炒时蔬	蛤蜊 丝瓜 米 油 当季青菜 植物油	120 g 50 g 80 g 5 g 50 g 5 g	晚餐
香草酸奶	酸奶	200 g	牛奶	低脂牛奶	240 ml	酸奶	酸奶	200 g	晚点

第二章
胃癌与营养治疗

第一节　胃癌简介

一、胃癌的分类

胃部的恶性肿瘤90%～95%为腺癌，其余是恶性淋巴瘤、类癌综合征和恶性胃肠基质瘤。

胃癌按照不同的分类方法有不同的类型。依腺癌位置分为以胃食管接合处与贲门的近端肿瘤及胃体部、胃底部及胃窦部的远处肿瘤。依组织学和侵犯深度分类：以世界卫生组织（world health organization；WHO）分类可分为5种形态，分别为管状腺癌、乳突状腺癌、黏液腺癌及分化差的指环细胞型与其他变异型；以Lauren分类法可分为有腺体分化之肠型和腺体分化不清楚且高度浸润的弥漫型。以发展阶段及侵犯程度分为早期胃癌（early gastric cancer, EGC）及进行性胃癌（advanced gastric cancer, AGC）。早期胃癌在亚洲具有较高发病率及较良好的预后，其定义为侵犯局限于胃黏膜层或黏膜下层，且并不考虑是否有淋巴结侵犯；而进行性胃癌则是已侵犯超越黏膜下层，甚至影响到胃外面的其他器官。

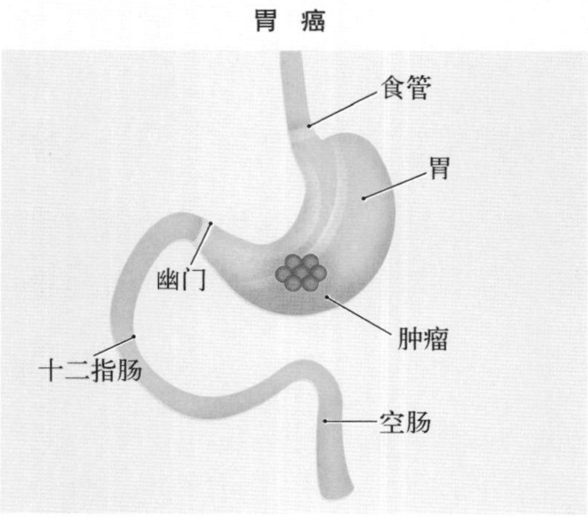

图2-1　胃癌

二、胃癌的流行病学

根据世界卫生组织公布2015年死于与癌症相关者约有880万例，相近于每6人死亡中就有1人是死于癌症，癌症成为全球第二大死亡原因。而在全球癌症死因中胃癌排行第4位，于2015年约有75.4万人死于胃癌。而中国于全球胃癌发生率中位于第5位，其发生率为22.7人/10万人，仅次于韩国、蒙古、日本及危地马拉。2016年发表于《临床医师癌症杂志》的一篇关于2015年中国癌症高发率的研究，研究指出2015年新诊断为癌症患者大约有429.2万例，相当于每天新诊断为癌症即有12 000例，而死于癌症约为281.4万例，相当于每天有超过7 500例患者病死于癌症。另外，此研究同时指出，中国胃癌的发病率位居所有癌症的第2位，仅次于肺癌。在不同性别的胃癌发生率男性高于女性。而中国胃癌的病死率于所有癌症中同样位居第2位（49.8万例死于胃癌），其中胃癌的发病率与病死率好发年龄在60～74岁。胃癌的预后与其发现的早晚及有无转移相关。根据美国癌症学会（American cancer society；ACS）指出第1期（Stage ⅠA-Stage ⅠB）胃癌5年存活率达57%～71%；第2期（Stage ⅡA-Stage ⅡB）则为33%～46%；第3期（Stage ⅢA-Stage ⅢC）已减少至9%～20%存活率；第4期（Stage Ⅳ）只剩4%，因此若能及早发现并及早治疗，以得到较佳的预后情形与生活品质。

资料来源

Cancer statistics in China, 2015 CA Cancer J Clin, 2016, 66：115－132.

三、胃癌的致病原因

胃癌为胃的黏膜上皮细胞无限增殖，其病因至今尚无法确定，一般认为和日常生活与饮食习惯、幽门螺杆菌感染等因素有关。下述为目前研究的可能提升胃癌罹患风险的致病原因。

（1）年龄与性别：胃癌最常见于50岁以上的人群，有研究指出可能与萎缩性胃炎在老年人中的发生率较高有关。男性患有胃癌的风险是女性的2倍。

（2）种族：胃癌在黑种人、西班牙裔和亚裔人群中比在白种人中更常见。

（3）地理区域：依据世界卫生组织统计高发生率地区为东北亚（依发病率排名分别为韩国、蒙古、日本及中国）、中南美洲及东欧国家。

（4）幽门螺杆菌感染：为引起胃部发炎和胃溃疡的革兰阴性菌，它已被世界卫生组织视为第一类胃癌致癌因子。若父母、兄弟姐妹或子女被诊断患有胃癌或幽门螺杆菌感染，则建议对幽门螺杆菌进行检查及治疗。

（5）家族疾病史及遗传史：双亲、子女或兄弟姊妹有胃癌疾病史相较一般人高出2～3倍的罹患风险。此外，有些遗传疾病，如遗传性弥漫型胃癌、遗传性非息肉症大肠直肠癌及家族腺瘤性息肉症也会增加罹患风险。

（6）饮食因素：有研究指出摄取高盐饮食会提升胃癌罹患风险，而这些高盐食物包含以干燥烟熏或腌渍等方式保存的食物。另外，许多研究也探讨摄取高硝酸盐食物对癌症发展之影响。肠道中的细菌及巨噬细胞会将硝酸盐还原成亚硝酸盐，进而与食物中的胺结合成亚硝酸胺类化合物进而形成强烈致癌物质。瑞典一篇关于高硝酸盐饮食的世代研究指出，摄取这类饮食会增加将近2倍的胃癌发生风险。此外，还有许多饮食因素皆是胃癌的危险因素，如常摄取油炸、烧烤及红肉类食物、高油饮食及黄曲霉素污染会增加胃癌发生。因此，建议多摄取新鲜蔬菜及水果以帮助降低罹患风险。

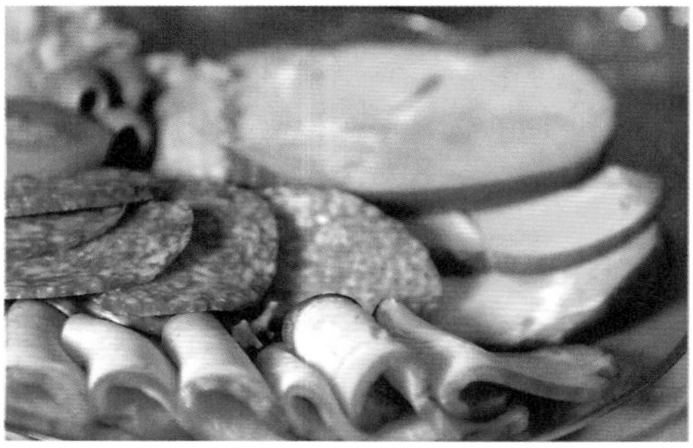

图2-2　烟熏和腌制食品

（7）曾经动过胃部手术的人：流行病学研究指出曾经接受胃部切除手术的人，较一般人患胃癌的比率高3～10倍。此种残余胃发生癌变的时间由前次手术算起在15～30年后。这或许是因为胃切除手术后，胃酸较低、血液循环较差，产生亚硝酸盐细菌增多所致。

（8）恶性贫血：恶性贫血是指因为胃无法生产内在因子，使得维生素B_{12}吸收发生问题进而导致的维生素B_{12}缺乏。这些人有1%～12%会发生胃癌，且胃癌患者中6%～12%同时具有恶性贫血。

（9）胃酸缺乏、慢性萎缩性胃炎及肠化生：萎缩性胃炎其胃酸分泌较低，胃黏膜也易形成肠上皮化生，罹患胃癌机会增加。年龄越大，慢性萎缩性胃炎与黏膜肠上皮化生的比例也越高。

（10）肥胖：研究指出身体质量指数（BMI）于轻度至中度肥胖者与增加胃贲门癌发生风险有关。另外根据美国国立卫生研究院美国退休人员协会（National Institutes of Health American Association of Retired Persons, NIH-AARP）及世代研究指出重度肥胖（BMI＞35）和腰围过大者会提增2～3倍胃贲门癌发生风险。这可能是与腹部脏器脂肪促进促发炎细胞激素及脂肪激素产生有关。

（11）烟草及酒精：许多流行病学研究已证实酒精摄取与胃癌发生相关，一篇系统性回顾研究结果指出抽烟男性会增加60%罹患胃癌风险，而女性则提高20%的风险。另外一篇统计分析研究指出抽烟者较未抽烟者高出1.5～2倍胃癌发生风险。

四、胃癌的症状与警示

胃癌临床表现症状是模糊且不具特异性，通常在早期是无症状或是无特异性症状（上腹部疼痛、胀气、食欲缺乏、解黑便等）。上腹部疼痛为胃癌最常见症状，其症状在早期为间歇性隐隐作痛，随病情进展逐渐加重且时间较久，疼痛虽能忍受，但不易消失或短时间消失后又出现。由于胃癌初期症状与胃炎、胃或十二指肠溃疡等疾病相似，这也是被延迟诊断或较差预后的主要原因。西方国家的相关研究指出，大约75%的胃癌患者在被诊断时已有扩散至淋巴结或转移他处的情形。随着癌组织的扩大和深入胃壁内层，患者开始有体重减轻、食欲缺乏、疲倦、吞咽困难，或持续性呕吐、腹水等症状。

对于进行性胃癌患者发生厌食恶病质综合征是很普遍的，其特征为食物摄取降低、低白蛋白血症、体重减轻、肌肉组织流失。胃癌患者因肿瘤构造因素导致上消化道阻塞，因此吞咽困难、早饱感及恶心呕吐等症状需特别留意，而对于胃癌患者来说，厌食恶病质综合征与缩短存活率有关。在癌症治疗阶段（化学治疗/放射治疗/外科手术）若出现恶心呕吐、早饱感或吞咽困难等症状时可能会加速癌症引起的营养不良发生。因此，在胃癌治疗阶段尽早发现与处理营养不良是改善患者愈后状况的关键。

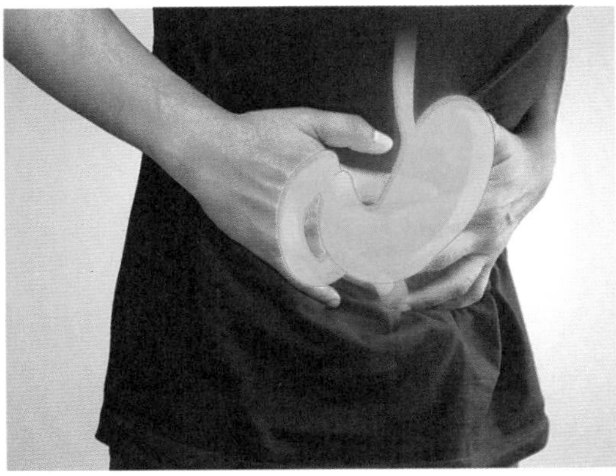

图2-3　胃癌常见症状：腹部不适

五、胃癌的预防

在知道上述的胃癌危险因素后，可借由以下方法来预防。

（1）减少摄取盐腌渍及熏烤食物。腌渍及熏烤食物中含亚硝酸盐及大量致癌物质，因此若减少摄取此类食物能避免致癌物质的摄入。

（2）多摄取新鲜蔬菜及水果。多吃富含维生素A、维生素B、维生素C、维生素E及矿物质硒（selenium）的食物可预防胃癌的发生。如：全谷类食物、柑橘类水果与坚果类等富含维生素维生素A、维生素B、维生素C、维生素E；另外，如三文鱼、金枪鱼及蛤蜊等海鲜因富含硒成分，也建议多摄取，以提升免疫能力。

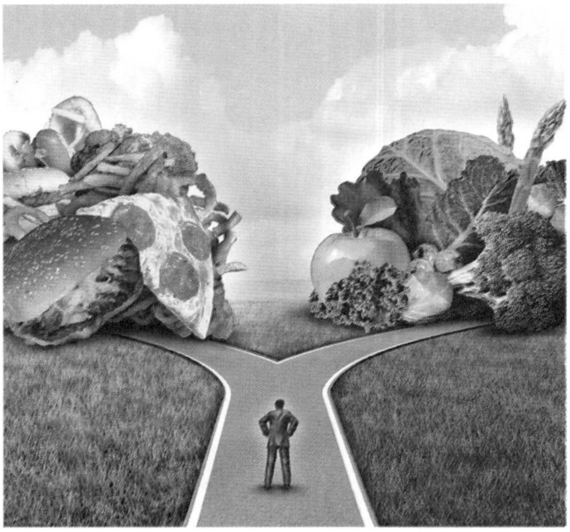

图2-4　改变饮食内容

（3）改变生活方式，不吸烟少饮酒。酒精会刺激胃黏膜导致黏膜组织受损，进而使致癌物质吸收增加。另外，美国研究指出抽烟会增加近端胃癌的罹患风险。

（4）适度运动及维持理想体重。

（5）早期消除幽门螺杆菌的感染。有些早期研究针对给予抗生素治疗幽门螺杆菌感染者，可降低与胃癌相关的早期癌变的数量，进而减少胃癌的发生。

（6）保护食用水的卫生，使用合格的自来水。

虽然避免危险因素可能降低得到胃癌的机会，但无法保证绝对不会罹患胃癌。在胃癌发病率仍颇高的地区，这是减少发病率的有效方法。此外，早期发现早期治疗也是成功治疗与降低病死率的不二法门。

六、胃癌的分期

依据美国联合委员会（AJCC）2010年的分期法，根据肿瘤侵犯深度（T）、淋巴结侵犯数目（N）与是否有远程转移（M）的情形来区分，临床病理分期可分为零期至第4期：

<table>
<tr><td>第0期</td><td colspan="2">肿瘤侵入至黏膜肌层或黏膜下层，但无淋巴结或远处器官转移。</td></tr>
<tr><td rowspan="3">第1期</td><td>IA期</td><td>肿瘤侵入至黏膜肌层或黏膜下层，但无淋巴结或远处器官转移</td></tr>
<tr><td rowspan="2">IB期（代表的可能性有两种）</td><td>（1）肿瘤已侵入至黏膜肌层或黏膜下层，且有1～2个淋巴结转移但无转移至远处器官</td></tr>
<tr><td>（2）肿瘤已侵入至固有肌肉层，但无淋巴结侵袭或转移至远处器官</td></tr>
</table>

（续表）

第2期	其代表的可能性有3种	（1）肿瘤侵入至黏膜肌层或黏膜下层，有3～6个淋巴结转移，但无转移至远处器官
		（2）肿瘤已侵入至固有肌肉层，有1～2个淋巴结转移，但无转移至远处器官
		（3）肿瘤已穿透浆膜下层但未侵入邻近器官也无淋巴结转移
第3期	ⅢA期（其代表的可能性有3种）	（1）肿瘤已侵入至固有肌肉层，有超过7个以上淋巴结转移，但无转移至远处器官
		（2）肿瘤穿透浆膜下层但未侵入邻近器官，有3～6个淋巴结转移，但无转移至远处器官
		（3）肿瘤穿透至浆膜层，并且有1～2个淋巴结转移，但未转移至远处器官
	ⅢB期（其代表的可能性有4种）	（1）肿瘤穿透浆膜下层，有超过7个以上淋巴结转移，但未转移至远处器官
		（2）肿瘤穿透至浆膜层，但未侵入邻近器官，有3～6个淋巴结转移，但无转移至远处器官
		（3）肿瘤穿透至其他邻近组织，并且有1～2个淋巴结转移，但未转移至远处器官
		（4）肿瘤穿透至其他邻近组织，无淋巴结及远处转移
	ⅢC期（其代表的可能性有3种）	（1）肿瘤穿透至浆膜层但未侵入邻近器官，有超过7个以上淋巴结转移，但未转移至远处器官
		（2）肿瘤穿透至其他邻近组织，并且超过7个以上淋巴结转移，但未转移至远处器官
		（3）肿瘤穿透至其他邻近组织，有3～6个淋巴结转移，但未转移至远处器官
第4期	肿瘤侵犯的范围从黏膜肌层或邻近器官都有可能，且有远处器官转移。	

七、胃癌的治疗方式与不良反应

胃癌的治疗主要包括外科手术、化学治疗和放射治疗。患者在接受治疗时可能是采用单一疗法或多种方法的混合疗法。然而不论是哪一期的癌症，都是以增进生活品质、延长生命、减少并发症为治疗时的原则。

1. 外科手术

胃切除的范围按肿瘤的位置而定，一般原则是位于胃远端则施行次全胃切除术（subtotal gastrectomy），近端则施行全胃切除术（total gastrectomy），再合并D_2淋巴腺廓清的手术。

■ 外科手术之常见不良反应	
（1）倾倒综合征（dumping syndrome）	当患者因手术切除后因食物快速进入肠道而造成许多的不适症状。其症状包括肠道过度蠕动、腹泻、腹痛，且在用餐后30～60 min内有呕吐现象。另外可能会出现虚弱、晕眩、盗汗、血压降低、心搏过速及心悸等。其中以全胃切除或胃切2/3以上最容易出现倾倒综合征。因此，胃癌患者在外科手术后凭借饮食治疗来避免这些状况的发生是很重要的
（2）餐后低血糖	主要是因为食物和液体太快进入消化道，使大量的碳水化合物在小肠内迅速被消化吸收，造成血糖呈现过度增高及促使胰岛素分泌过量，因而发生反应性低血糖的情形
（3）体重减轻	进行性胃癌阶段的患者在手术后因必需营养成分吸收不良导致严重体重减轻、营养不良及增加并发症发生风险
（4）贫血	胃切除手术的患者因铁、维生素B_{12}及叶酸缺乏造成半数以上患者有贫血情形。其造成贫血原因有许多，如术后食欲缺乏使得饮食中铁质摄取减少、手术吻合处血液流失、胃酸分泌减少与细菌过度滋长等因素使铁质缺乏情形加剧

2. 化学治疗

在胃癌手术后，约有半数的患者有可能会复发或转移至其他器官。现有的抗癌药物单一药剂对胃癌的有效率大约为20%，且多重药物组合之复方化疗效果更好，肿瘤反应率可达50%以上；对于复发或转移的胃癌患者之总体存活率中位存活期可延长10～12个月。因此，临床上有关胃癌的研究报告也颇多，包括手术前的化学治疗、手术后的辅助性治疗、转移或复发后的缓解性化学治疗。许多临床试验以胃癌手术切除后会给予辅助性化学治疗。在许多统合研究结果指出辅助性化学治疗可降低15%～20%的死亡风险。而近年兴起的先导性化学治疗对于接受手术切除的癌症患者有好处。在英国研究小组发表MAGIC（MAGIC trial）研究针对503位胃癌食管胃癌及远端食管癌在手术后给予先导性化学治疗显著改善术后5年存活率及整体存活率。

资料来源

Cunningham D, Allum W H, Stenning S P, et al. Perioperative chemotherapy versus surgery alone for resectable gastroesophageal cancer［J］. N Engl J Med, 2006 Jul 6, 355(1): 11-20.

3. 放射治疗

放射疗法是使用高能游离辐射线去杀死癌细胞。胃癌的放射治疗通常在手术后，利用辐射照射手术前肿瘤生长区域及附近淋巴区域，以杀死无法割除或是残留的癌细胞，以达到增加局部控制的目的。胃腺癌为对放射线呈中等敏感的恶性肿瘤，加上胃正常黏膜及邻近器官（脊椎、肾脏、小肠和肝脏）对放射线相对敏感，所以放射治疗并不作为单独的治疗法式。胃癌患者在手术后给予化放疗合并治疗可改善整体存活率。在intergroup trial 0116随机试验研究结果，603位胃癌或胃食管癌患者在手术切除后给予化放疗治疗，比单纯手术治疗有较长的存活时间。

资料来源

Macdonald J S, Smalley S R, Benedetti J, Chemoradiotherapy after surgery compared with surgery alone for adenocarcinoma of the stomach or gastroesophageal junction［J］. N Engl J Med, 2001 Sep 6, 345(10): 725－730.

4. 靶向治疗

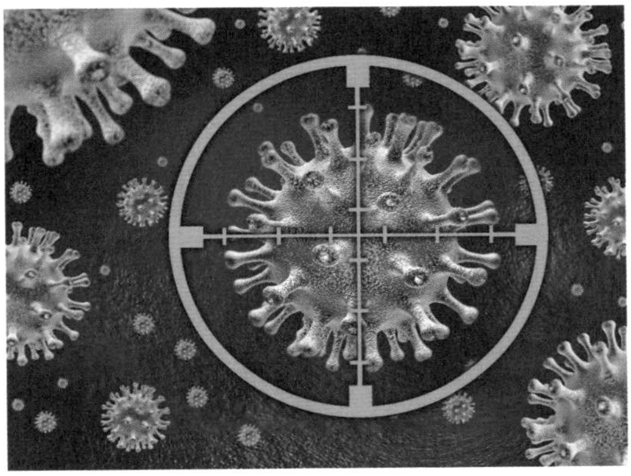

图2－5　靶向治疗

靶向治疗是指药物将癌症特异基因、蛋白质或组织作为靶向以阻断肿瘤细胞的生长与扩散，同时减低对健康细胞的损伤，以减少传统化疗药物欠缺特异性所产生的不良反应。目前，针对胃癌已知的靶向治疗为*HER2*－靶向治疗及抗血管新生治疗。但并非所有肿瘤细胞皆具有特异性的靶向目标，因此为了找到最有效的治疗，建议与您的医师讨论治疗方针并进行基因检测分析是否适用此疗法。

■ 化放疗与靶向治疗之常见不良反应	
（1）恶心呕吐	为化学治疗常见的急性不良反应，不良反应的强弱与药物剂量、疗程长短及患者的个别敏感性差异有关。化学药物及放射治疗会对上消化道及脑部直接刺激作用，造成恶心呕吐的感觉。此外，消化道肿瘤可能也会造成肠道阻塞，若阻塞在贲门部位可能阻碍食物摄取，并造成氢离子流失，导致各种程度的碱中毒及呕吐情形发生
（2）腹胀腹泻	腹胀及腹泻是化放疗后常见的问题，也是相当常见的一种胃肠道障碍现象
（3）食欲缺乏	药物致使肠胃不适及味觉改变等原因常常导致进食量减少，进而进展成恶病质阶段
（4）白细胞计数低下	癌症患者在接受化学或放射治疗时，常会出现骨髓造血功能被抑制的不良反应。而化疗后所引起的白细胞计数减少，并非立刻发生，而是在化疗后第7～10天才发生，患者白细胞计数约在化疗后第14天掉到最低值，随后便逐渐上升，再经5～7天即可回复正常值。曾接受多次化疗或同时接受化疗、放疗的患者，由于本身骨髓功能不良或恢复能力变慢，其白细胞计数低下危险期可提早发生并推迟结束，增加患者感染的概率，因此必须格外注意卫生及生活习惯

第二节　胃癌的营养治疗

以营养治疗作为目标以改善营养状态、代谢机转、提升生活品质及预后。在无论是否接受胃切手术的胃癌患者给予营养支援是很重要的。而营养支持以由口进食、肠内营养及静脉营养3种途径。由口进食包括一般天然食物及口服或口饮补充品。在施予胃切手术后的胃癌患者若由口进食，建议以少量多餐方式给予，并且限制单糖类摄取以避免倾倒综合征的发生。若由口进食时发生吞咽困难或阻塞而肠道功能完整则建议以肠内营养支援为主。而肠内营养常以经皮内镜胃造口术（percutaneous endoscopic gastrostomy）或经皮内镜空肠造口术（percutaneous endoscopic jejunostomy）等手术方式给予营养。而相较于经静脉给予营养，肠道给予营养是较为安全、便宜且更符合生理功能的。尽管静脉营养支持（中央静脉营养及周边静脉营养）相较于肠道营养有较高感染风险，但对于肠胃功能受损的患者，以静脉营养为营养支持的途径是必需的，因其途径可确保提供足够营养。

一、治疗前饮食原则

手术前营养状况良好的患者有较少的并发症发生。因此术前维持理想体重及摄取高热量高蛋白饮食与足够维生素C与维生素K，是为了促进肝糖储存及术后伤口愈合，维持正常水分补充及电解质平衡。

二、治疗中饮食原则与不良反应应对方法

1. 手术切除的营养支持

胃手术后将食物调整其质地以循序渐进方式进食。术后饮食第1步主要是试探肠胃道对食物的耐受度，选择如米汤或无渣蔬菜汁等清流质饮食以每次100 ml给予；接着第2步将清流质饮食换成半流质食物，如将肉、菜等固体食物绞碎并煮熟至半流体状，再用食物调理机或果汁机绞碎至流体状，同时提增每次喂食分量至150 ml；第3步采取低渣饮食，选择易消化且含少量膳食纤维食物，如不含油脂的碎肉、白粥或新鲜果汁等；第四步调整食物分量及浓稠度，将低渣食物调整为软质饮食，如碎肉粥、面条等，食物不需打碎；第五步开始增加每次喂食的分量，并且开始加入少量如嫩叶等低膳食纤维

蔬菜（苋菜、菠菜叶）及易消化的水果如木瓜、水蜜桃、香蕉等；第六步可给予如瘦肉蛋花粥、肉丝面、豆浆、面包及易消化水果等。建议每日以少量多餐方式分成6～7餐进食，可以避免进食量不足的现象，也同时逐渐适应残胃的消化功能，且应细嚼慢咽减轻胃的消化负担。以上步骤可依医师建议及个人日常生活习惯与饮食作息时间调整。

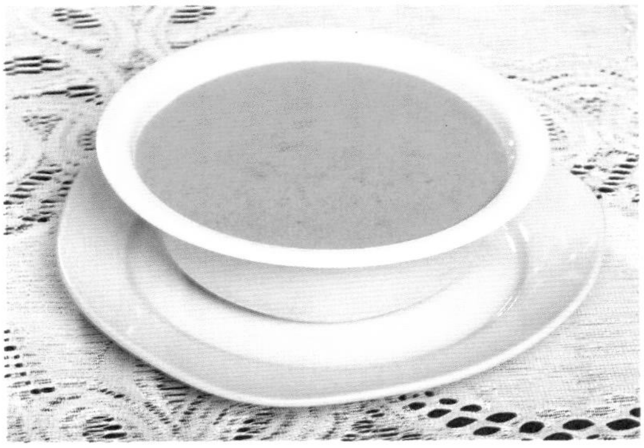

图2-6 流质食物

2. 治疗中饮食原则与常见不良反应及其对应方法

（1）倾倒综合征（或称倾食综合征）及餐后低血糖。胃切除后因食物快速进入肠道未经过胃正常混合及稀释而造成呕吐、盗汗、头晕或心悸等不适症状，称为倾倒综合征。可分为早期倾倒综合征（early dumping syndrome）及晚期倾倒综合征（late dumpling syndrome）。前者为发生在饭后30～60 min，常有腹泻、腹部绞痛等症状，而后者则发生在饭后1～3 h，其症状为因高胰岛素浓度导致的低血糖及心悸、冒冷汗、饥饿或焦虑情形。饮食以少量多餐且细嚼慢咽方式进食。复合性碳水化合物食物（如米食类、面包制品或蔬菜类等）应占总热量50%～60%。并且为了避免发生渗透性负荷，精制碳水化合物（果糖或蔗糖等）需低于总热量的15%以下。高生理价蛋白质富含伤口复原所需的必需氨基酸，其蛋白质摄取应占总热量的15%～20%。适度脂肪摄取（脂肪摄取占总热量的1/3），以提供足够热量及脂溶性营养成分吸收，若有脂肪吸收不良者建议可使用中链脂肪酸（medium-chain triglycerides; MCTs）。在维生素及矿物质方面，应足够补充铬、铁、钙及维生素B_2、维生素B_{12}、维生素D与叶酸。若发生食欲缺乏导致体重减轻时，液态营养补充品可作为餐间点心或饮料补充。水分或其他液状食品建议于正餐前后间隔30 min以上，以避免因水分摄取而增加倾倒综合征的不适症状。建议进食时采用半坐卧姿势进食，餐后最好能平躺20～30 min，以减缓胃排空速度。

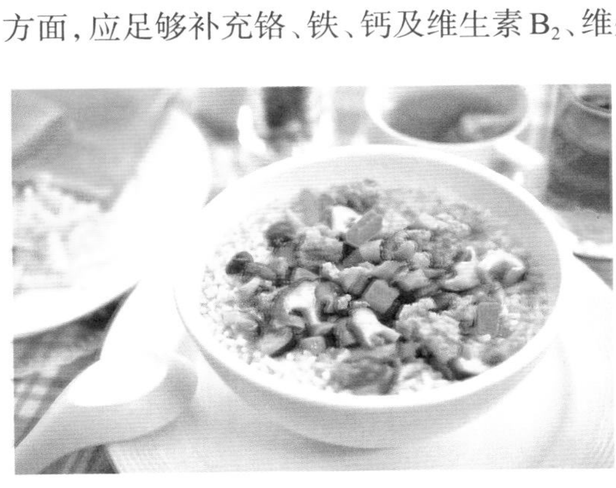

图2-7 复合性碳水化合物食物

（2）恶心呕吐。饮食处理原则以少量多餐方式进食，并建议避免摄取太油、太甜或气味重或味道浓腻的食物，如韭菜或炸物等。在起床前后及运动前吃较干的食物、避免同时摄取热冷的食物，可避免恶心呕吐感。选择酸味、咸味较强的食物可减轻症状，严重呕吐时，可经由医师处方服用止吐剂，以减缓恶心呕吐感。接受放射或化学治疗前2 h内应避免进食，以防止呕吐。如果严重呕吐现象持续48 h以上，则考虑暂时使用周边静脉营养支援。

（3）腹胀腹泻。饮食中应避免易产气、粗糙、多纤维的食物，如豆类、洋葱、韭菜、牛奶、碳酸饮料。另外，应避免刺激性的食品和饮料。食物温度不可太冷或太热。勿食口香糖，进食时勿讲话以免吸入过多的空气。

（4）食欲缺乏。少量多餐进食及适度运动有助于肠胃蠕动。另外在餐前可以用苏打水及开水漱口，并建议烹调时可多选用天然香料以提升食欲。若患者因口干或唾液分泌少而造成味觉异常或食欲减轻，建议可选择如烩面或烩饭等带黏稠的食品较容易入口。

（5）白细胞计数低下。癌症患者在接受化学治疗或放射治疗时因骨髓造血功能被抑制而造成白细胞计数降低、贫血或血小板计数下降等不良反应。而当人体内的白细胞计减少或功能不足时，即会导致抵抗力不足，而易招致感染。因此需格外注意卫生习惯。如在保存食物时，其热食应维持温度于60℃以上，并且建议避免食用未经煮熟的食物，如生鱼片或生菜沙拉等。此外，饮用水也需煮沸，避免饮用生水。另外，在食材处理方面，制备食材前后与用餐前须以肥皂清洗双手，使用砧板前后须清洗干净，解冻食物须在冰箱或微波炉中进行，并立即烹煮，避免在室温中放置过久。而摄取足够热量与蛋白质的均衡饮食，可快速提供热量并帮助修复受伤的正常细胞。

（6）贫血。建议以摄取高生理价蛋白质食物（肉类、海鲜、蛋类及黄豆类制品），并选择富含铁食物为主。另外餐后摄取富含维生素C的水果以协助铁质吸收。适量补充综合B族维生素以达每日所需B族维生素及叶酸摄取量。

三、治疗结束后饮食原则

1. 恢复期营养支持

胃癌患者在完成所有治疗后，其肠胃道消化道及吸收功能相对较差，料理的食物应尽量煮得较软烂，选择粗纤维的含量较少的食材。蔬菜建议可选择易切细碎的叶菜类或可炖软烂的瓜类等，而水果的部分可选择质地软且容易入口的木瓜等，皆是不错的选择。适量增加蛋白质及脂肪。但应避免油煎、油炸等烹调方式。此外，对于胃癌患者而言，叶酸、铁及钙是需注意补充的微量营养成分。胃切除患者中约有15%因长期脂肪或脂溶性维生素吸收不良、进食量少、钙摄取不足或吸收不良而发生代谢性骨病变，而其中全胃切除者骨质的流失又比部分胃切除者严重。因此胃癌术后患者饮食中可选择富含钙及维生素D的黄豆类制品、乳制品及鱼肝油、蛋黄、肝脏、添加维生素D或钙质的奶类、深绿色蔬菜。另外，需多吃富含铁质及叶酸的食物，必要时可补充综合性维生素，全胃切除患者需依医嘱定期注射维生素B_{12}。若出现体重过轻、营养不良状况时，在营养师的建议下，适时选用市售特医营养品以补充营养。

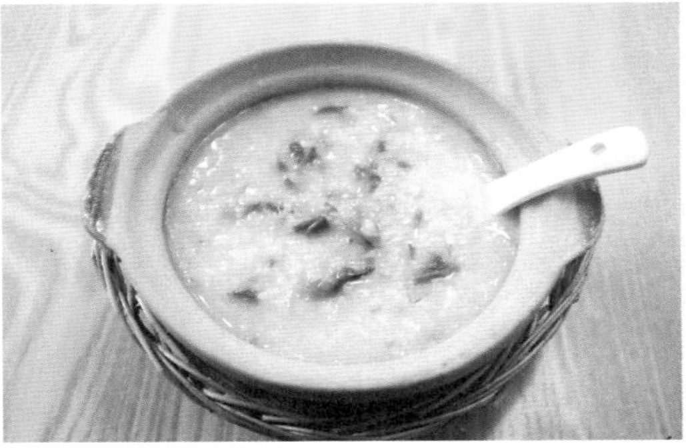

图2-8　质地软烂细碎的食物

2. 均衡饮食

预防癌症首要须先从饮食及生活习惯的改变开始。根据《美国癌症学会（American Cancer Society；ACS）指南》针对预防癌症的营养及活动量，建议应多以未经精制的全谷根茎类如燕麦或大麦等全谷物、富含麦麸之全麦面粉制品取代精制谷物，不但能够摄取足够B族维生素及膳食纤维，更能增加饱足感。此外，需限制精制碳水化合物摄取，避免糖果、糕饼、含糖早餐谷物或其他高糖食物摄取。美国癌症学会同时建议应限制培根、香肠或热狗等加工肉品类与红肉类食物摄取。建议可多选择鱼类、家禽类或豆类等高蛋白质类食物摄取。在烹调方面也建议以烘烤或水煮取代碳烤或油炸方式烹调。此外，每日应至少摄取2.5杯新鲜蔬菜及水果，相当于每日三碟蔬菜及两份水果的分量。

若在外用餐时，建议仔细阅读食品标示并选择标示低脂肪、零脂肪的食品，以及避免含糖饮品。这些大量添加的糖大多以高果糖玉米糖浆、浓缩果汁或蜂蜜等形式添加于其中，无形中所摄入的精制糖将不利于体重控制，并且增加慢性疾病与癌症的罹患风险。

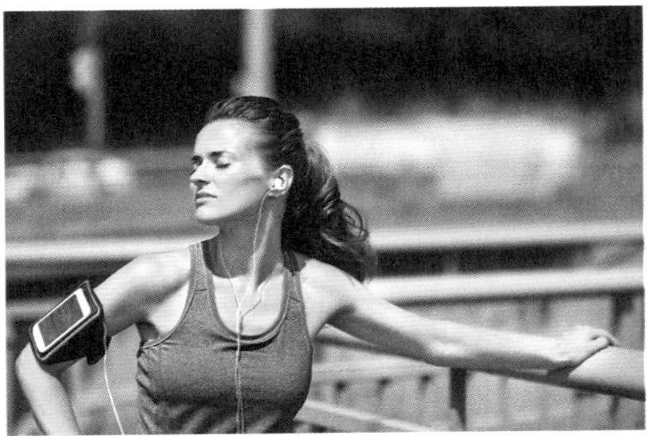

图2-9　规律的运动

目前已有许多研究指出因体重过重与肥胖而导致癌症相关的病死率约占14%～20%，显示体重的多寡与癌症罹患风险有关。因此维持健康体重也为预防癌症的其中一环。

规律的活动量及限制摄取高热量食物、饮品作为体重控制的关键策略。在活动频率及强度方面，美国癌症学会建议成人每周至少达150 min中等强度运动或75 min剧烈强度活动（依据WHO世界卫生组织定义：中等强度运动：需要中等程度的努力，并可明显加快心率。例如：快走、跳舞、园艺、家务、带宠物散步、与儿童积极参与游戏和体育运动和搬运中等重量的物品（小于20 kg）。剧烈程度活动：需要大量努力并造成呼吸急促和心率显著加快。例如：跑步、快速上坡行走、爬山、快速骑自行车、有氧运动、快速游泳、竞技体育运动［（足球、排球、篮球）和搬运沉重物品（大于20 kg）］。儿童及青少年则建议每天至少1 h中等至剧烈强度活动量，每周至少有3天达此强度运动，以减少如看电视或其他电子设备娱乐等静态活动。

资料来源

Kushi L H, Doyle C, McCullough M, et al. American Cancer Society 2010 Nutrition and Physical Activity Guidelines Advisory Committee. American Cancer Society Guidelines on nutrition and physical activity for cancer prevention：reducing the risk of cancer with healthy food choices and physical activity［J］. CA Cancer J Clin, 2012 Jan-Feb, 62(1)：30－67. doi：10.3322/caac.20140.

3. 生活习惯调整

在历经胃切除手术及其他治疗后，因少了储藏功能，人体的消化吸收功能会改变不少，如能够在饮食上加以调整配合，也同样能够吃出健康来。虽然手术后可能会因为切除部分或全部的胃在饮食习惯上需要做调整，少量多餐，每日进食5～6次，并且以八分饱为准，慢慢尝试调整至自己可以接受的食物及量，一样可以维持正常的体重。

四、实证——胃癌患者接受营养支持成效

许多研究已证实术前营养不良会增加感染率、降低伤口愈合、肺部并发症［如急性呼吸阻塞综合征］以及病死率，因此胃癌患者手术前就提升营养状态可改善手术后的预后情形。在一个随机对照试验针对106位给予胃切除手术的胃癌患者的研究结果指出手术前以肠道营养支持可改善术后营养状态缓和发炎反应及改善预后①。另外，在21篇RCTs研究中比较肠胃道手术期间给予免疫营养（Arginine, omega-3 Fatty Acids, Nucleotides）支持显著降低整体并发症及住院天数②。依据ESPEN准则、《德国S3指南》（*German S3 guideline*）及北美外科营养高峰会（North American Surgical Nutrition Summit）建议下消化道癌症在手术前5～7天及术后期间给予口服或肠道免疫营养。手术后的营

养支持主要能帮助伤口及体内进行合成反应。一篇针对435位胃癌术后营养的前瞻性研究结果指出，手术后发生严重营养不良提升，以高龄者手术前体重减轻及开放式手术为术后严重营养不良的危险因素[③]。另外根据一篇105位手术后的肠胃道癌症患者给予早期营养支持可降低手术创伤相关高代谢及维持肠道黏膜屏障之功能性及减少肠道感染改善预后[④]。对于营养不良的胃癌患者给予术后营养支持可减少因手术引起的并发症的发生率。在另一篇RCT中，468位中度或重度营养不良的胃癌患者于术前及术后各7天给予肠道或静脉营养。未给予营养支持的患者并发症发生率为33.5%，高出接受营养支持的患者将近1倍(18.3%)。而病死率的部分，未接受营养支持的患者病死率为6%，显著高于有接受营养支持的患者(2.1%)[⑤]。最值得注意的是显著降低如肺炎或伤口感染等败血并发症（14.9 *vs* 27.9%, *P*=0.011）。

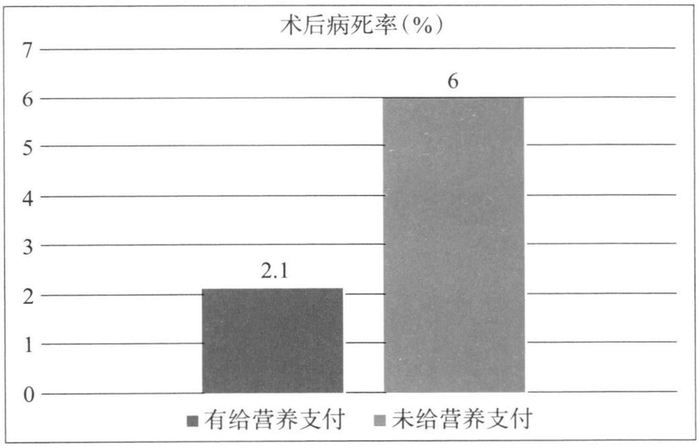

图2-10　实证—胃癌患者接受营养支持成效

资料来源

① Ding D, Feng Y, Song B, et al. Effects of preoperative and postoperative enteral nutrition on postoperative nutritional status and immune function of gastric cancer patients［J］. Turk J Gastroenterol, 2015 mar, 26(2)：181－185. doi：10.5152/tjg.2015.3993.

② Gianotti L, Braga M, Nespoli L, et al. A randomized controlled trial of preoperative oral supplementation with a specialized diet in patients with gastrointestinal cancer［J］. Gastroenterology, 2002 Jun, 122(7)：1763－1770.

③ Shim H, Cheong J H, Lee K Y, et al. Perioperative nutritional status changes in gastrointestinal cancer patients［J］. Yonsei Med J, 2013 Nov, 54(6)：1370－1376. doi：10.3349/ymj.2013.54.6.1370.

④ Huang D, Sun Z, Huang J, Shen Z. Early enteral nutrition in combination with parenteral nutrition in elderly patients after surgery due to gastrointestinal cancer［J］. Int J Clin Exp Med, 2015 Aug 15, 8(8)：13937－13945. eCollection 2015.

⑤ Wu G H, Liu Z H, Wu Z H, et al. Perioperative artificial nutrition in malnourished gastrointestinal cancer patients［J］. World J Gastroenterol, 2006 Apr 21, 12(15)：2441－2444.

【胃癌的营养治疗案例】

柯先生，79岁，过去病史为糖尿病、高血压、慢性肝炎及乙型肝炎抗原携带者、消化型溃疡。平时规律肝胆肠胃科门诊追踪，于门诊例行性检查发现胃壁薄，因此进一步做消化道内镜检查，于胃窦处发现4～5 cm肿瘤并诊断为胃癌（gastric cancer, adenocarcinoma, greater curvature and antrum）initial stage 2b（T1bN3aM0）。

1. 目前治疗方案

于门诊诊断后1周内入院准备手术切除（radical subtotal gastrectomy D2 L-N dissection and b1 anastomosis cholecystectomy）。患者身高168 cm；平时体重为78 kg，胃切手术术前体重76 kg，胃切手术后1个月体重67.7 kg。

2. 发生不良反应

术后食欲缺乏、便秘。

3. 血液生化值（术后）

项　　目	数　　值	正 常 值	单　　位
Urea（尿素）	4.6	3.1～8.0	mmol/L
CRE（肌酐）	60.3	57.0～97.0	μ mol/L
TBIL（总胆红素）	8.5	1.71～17.1	μ mol/L
AST（天冬氨酸氨基转移酶）	23	0～34	U/L
ALT（丙氨酸氨基转移酶）	16	0～36	U/L
Na（钠）	140	137～147	mmol/L
K^+（钾）	3.6	3.6～5.0	mmol/L
ALB（白蛋白）	32（较低）	40.0～55.0	g/L
WBC（白细胞计数）	4	4.0～10.0	$\times 10^9$/L
RBC（红细胞计数）	3.3（较低）	4.0～5.5	$\times 10^{12}$/L
LYMPH%（淋巴细胞百分比）	24.1	20.0～40.0	%
HGB（血红蛋白）	95（较低）	120～160	g/L

4. 近日饮食状况

术后营养支持：术后2周以周边静脉支援（Kabiven），接着开始给予肠道营养支持。先流质饮食以渐进方式逐渐改为软质饮食，并且照会营养咨询。

胃切手术术后第3周饮食记录：

每餐约白饭八分满碗、清蒸鱼或红烧鱼约两指至三指宽、菜少许（太硬的蔬菜，胃不舒服），住院期间没有吃水果。

5. 进食量评估

项　目	实际摄取量
碳水化合物	140～250 kcal/d
蛋白质	47～54 g/d
脂　肪	50～55 g/d
总热量	1 200～1 400 kcal/d

6. 营养评估

（1）身体质量指数（BMI）：24 kg/m^2（过重）。

（2）理想体重：62.1 ± 6.2 kg。

（3）体重下降百分比：一个月体重减轻8.3 kg（10.9%）严重体重减轻。

（4）评估总热量需求：1 800 kcal/d。

（5）评估蛋白质需求：80～90 g/d。

（6）营养相关问题：热量摄取不足、碳水化合物及蛋白质摄取不足、膳食纤维摄取不足、吞咽困难、肠胃道功能改变。

（7）主观整体营养评估（SGA）：B（中度营养不良）。

（8）患者整体营养状况评估（PG-SGA）：17分（急需营养介入）。

国际通用癌症患者营养评估表PG-SGA计分建议与处理：
0～1分：目前不需介入，但在治疗过程中需定期评估
2～3分：针对胃肠症状或检验值给予饮食宣教
4～8分：需医师、营养师或护士介入来矫正疾病状况
≥9分：显示目前患者急需营养介入

7. 临床营养师指导

（1）胃部切除术后饮食以高热量高蛋白饮食为主，当患者因手术导致胃容量减少，使得食欲不佳或进食量减少。此时应少分量多餐次以达到目标热量及营养为首要目标。

患者所需

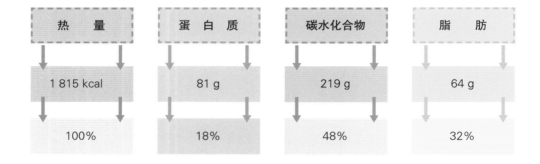

总热量：1 800kcal/d
蛋白质：80～90 g/d

目前摄取

总热量：1 300～1 400 kcal/d
蛋白质：47～54 g/d

（2）此患者在胃部切除手术术后2个月预计开始进行8次化学治疗疗程，因此建议准备进入疗程前，其每日饮食热量可以渐进从1 800 kcal调增至2 100 kcal。建议每日可额外增加一罐均衡营养饮品或增加一餐次点心补充热量，即可轻松达到目标。

（3）设计个体化癌症高蛋白高热量7日营养处方。

热　量	蛋　白　质	碳水化合物	脂　肪
1 815 kcal	81 g	219 g	64 g
100%	18%	48%	32%

8. 7日个体化营养处方

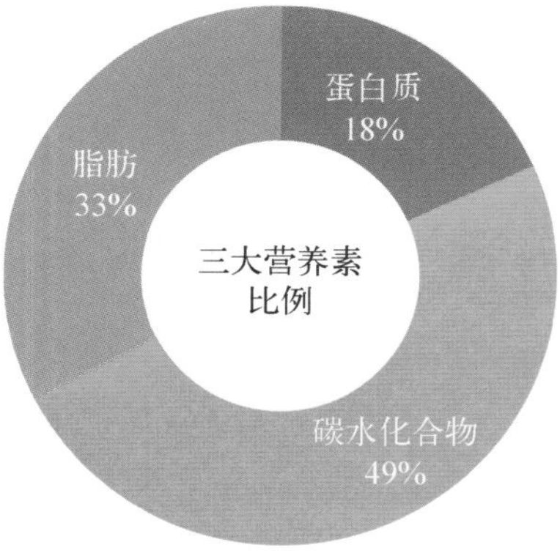

每餐热量及三大营养成分比例：

	早　餐	早　点	午　餐	午　点	晚　餐	晚　点
热量/kcal	285	215	455	168	455	238
蛋白质/%	17	17	18	21	18	15
碳水化合物/%	51	66	46	39	46	60
脂肪/%	32	17	36	40	36	25

7日营养菜单如本书P54、P55所示。

9. 营养指导结果

患者胃切手术后两个月开始进行化学治疗，预计8个疗程（每月2个疗程），在营养师给予指导胃切术后饮食及渐进增加摄取食物，至每日热量2 100 kcal，至化疗前体重已增加至70 kg。

（1）血液生化测值（化学治疗疗程前抽血数值）

项　　目	营养介入前	营养介入后	正常值	单　位
Urea（尿素）	4.6	6.4	3.1～8.0	mmol/L
CRE（肌酐）	60.3	68.6	57.0～97.0	μ mol/L
TBIL（总胆红素）	8.5	11.9	1.71～17.1	μ mol/L
AST（天冬氨酸氨基转移酶）	23	26	0～34	IU/L
ALT（丙氨酸氨基转移酶）	16	22	0～36	IU/L
ALB（白蛋白）	32（较低）	33（较低）	40.0～55.0	g/L
WBC（白细胞计数）	4	6.6	4.0～10.0	$\times 10^9$/L
RBC（红细胞计数）	3.3（较低）	4	4.0～5.5	$\times 10^{12}$/L
LYMPH%（淋巴细胞百分比）	24.1	17.8（较低）	20.0～40.0	%
HGB（血红蛋白）	95（较低）	101（较低）	120～160	g/L

	第 1 天			第 2 天			第 3 天			第 4 天		
		食材	分量		食材	分量		食材	分量		食材	分量
早餐	奶油炖里脊肉卷心菜面	里脊肉	35 g	菜肉粥	米	40 g	当归鸭肉面	细面条	40 g	鲜鱼燕麦粥	鱼片	50 g
					猪肉末	35 g		麻油	5 g		燕麦	40 g
		面条	20 g		丝瓜	40 g		红苋菜	100 g		荷兰豆	60 g
		卷心菜叶	40 g		菜豆丁	60 g		鸭肉	35 g		西兰花	40 g
		西兰花	60 g		香油	5 g		当归	适量		香油	5 g
		土豆	90 g		盐	适量		枸杞	适量		盐	适量
		奶油	5 g					盐	适量		枸杞	适量
		低脂鲜奶	50 g								姜丝	适量
		盐	适量									
早点	南瓜牛奶	低脂鲜奶	200 ml	栗子水果酸奶	酸奶	一盒（100 g）	木瓜燕麦奶	燕麦片	10 g	水果干酪卷	春卷皮	15 g
		南瓜	50 g					木瓜	200 g		红龙果	50 g
	水果	草莓	160 g		猕猴桃	40 g		低脂鲜奶	240 ml		香蕉	30 g
					蓝莓	60 g					马兹瑞拉干酪	50 g
					栗子	10 g						
午餐	鲜菇烩豆腐	黑木耳	10 g	鲑鱼拌饭	米	60 g	蒜泥牡蛎	牡蛎	65 g	南瓜豆腐丸	面粉	20 g
		鲜香菇	10 g		鲑鱼	35 g		油	5 g		南瓜泥	50 g
		胡萝卜丝	10 g		毛豆	20 g		罗勒叶	适量		豆腐碎	140 g
		嫩豆腐	140 g		小黄瓜丝	10 g		蚝油/蒜泥	适量		油	5 g
		香油	5 g		花生	8 g	西红柿盅	西红柿	90 g		盐	适量
		葱花	适量	焖炖萝卜	白萝卜	50 g		猪肉末	35 g	面肠茄香三杯	茄子	80 g
	虾仁炒菠菜	虾仁	30 g		胡萝卜	40 g		菠菜叶	10 g		面肠	40 g
		菠菜	70 g		烤麸	30 g		油	5 g		胡萝卜片	20 g
		油	5 g		香油	5 g		胡椒粉	适量		麻油	5 g
	白粥	米	60 g					盐	适量		罗勒叶	适量
							小米炊饭	小米	20 g		姜片	适量
								米	40 g	黑芝麻拌白饭	米	40 g
											黑芝麻	适量
午点	绿豆小米美人汤	绿豆	10 g	鲜肉烧卖	烧卖	三个（约90 g）	火腿面包	面包	25 g	烩面	鸡丝面	20 g
		小米	10 g					火腿	45 g		油豆腐	35 g
		豆浆	240 ml					奶油	3 g		柴鱼片	适量
		腰果碎	4 g								芹菜末	适量
晚餐	三文鱼佐黄酱	三文鱼	35 g	鸡胸肉饼	鸡胸肉末	35 g	盖浇饭	鸡胸肉丁	35 g	姜烧牛肉	牛肉肉片	35 g
		蛋黄酱	5 g		老豆腐	50 g		鸡蛋	半个		荷兰豆	20 g
		盐/黑胡椒	适量		鸡蛋	25 g		卷心菜	20 g		银芽	20 g
	芙蓉蛋拌面	鸡蛋	55 g		黑木耳	10 g		西兰花	40 g		油	5 g
		胡萝卜丝	30 g		胡萝卜丁	10 g		玉米笋	30 g		姜/盐	适量
		银芽	30 g		面粉	20 g		米	40 g	银鱼丝瓜咸粥	小银鱼	10 g
		大黄瓜丝	40 g		油	5 g		油	5 g		丝瓜	60 g
		细面条	60 g		白胡椒			盐			米	60 g
		油	5 g	和风凉拌纤蔬	芦笋	80 g	奶油玉米浓汤	玉米酱	25 g		芹菜末	适量
		酱油/蒜	适量		莲藕片	120 g		奶油	5 g		白胡椒/盐	适量
		青葱	适量		市售和风酱	10 g		面粉	10 g		油	5 g
					白醋	适量		嫩豆腐	30 g			
				白饭	米	40 g						
晚点	蜜桃杏仁奶	杏仁	10 g	牛油果香蕉牛奶粥	牛油果	25 g	苹果莲藕浆	黑芝麻粉	4 g	夏季绿豆奶酪	低脂鲜奶	240 ml
		米麸	10 g		低脂鲜奶	240 ml		莲藕粉	10 g		绿豆仁	10 g
		低脂鲜奶	240 ml		香蕉	55 g		低脂牛奶	240 ml		鲜奶油	7 g
		水蜜桃	220 g		燕麦片	10 g		苹果	110 g		石花菜	适量
											百香果酱	60 g

餐次	第 5 天	食材	分量	第 6 天	食材	分量	第 7 天	食材	分量
早餐	焗烤毛豆可乐饼	南瓜泥	50 g	鸡茸胚芽粥	鸡肉末	35 g	鸡肉春卷（所有蔬菜切丝后再烫熟备用）	春卷皮	两片（40 g）
		土豆泥	90 g		胚芽米	40 g		鸡腿肉	35 g
		毛豆泥	60 g		芹菜	30 g		芒果	20 g
		胡萝卜泥	40 g		四季豆丁	40 g		芦笋	40 g
		西红柿丁	60 g		胡萝卜丁	30 g		甜菜根	30 g
		干酪片	22 g		香油	5 g		小黄瓜	30 g
		核桃碎	7 g					油	5 g
		黑芝麻	4 g						
早点	苹果燕麦乳酸饮	苹果	60 g	香蕉麦粉牛奶	麦粉	10 g	燕麦酸奶色拉	水蜜桃	70 g
		燕麦片	20 g		低脂鲜奶	240 ml		樱桃	30 g
		酸奶	120 ml		香蕉	55 g		燕麦片	10 g
		葡萄干	10 g					酸奶	一盒（100 g）
午餐	狮子头	猪肉末	35 g	虾仁扒豆腐	虾仁	20 g	什锦珍珠丸	猪肉末	35 g
		鸡蛋	55 g		嫩豆腐	70 g		鸡蛋	55 g
		荸荠	30 g		西红柿	40 g		土豆泥	45 g
		青葱	适量		葱花/姜末	适量		四季豆丁	10 g
		大白菜	20 g		香油	5 g		胡萝卜丁	30 g
		麻油	5 g	炸酱干拌面	猪肉末	35 g		粳米	适量
	干拌秋葵	秋葵	80 g		红薯叶	60 g		小米	适量
		白芝麻	适量		面条	60 g		香油	适量
		油	5 g		油	5 g	和风凉面	面条	50 g
	芋香饭	米	40 g					芝麻酱	16 g
		芋头	40 g					胡萝卜丝	30 g
								小黄瓜丝	30 g
午点	莲子豆浆奶	豆浆	240 ml	鲜肉馄饨	馄饨	三个（105 g）	无糖豆浆+麦片	麦片	20 g
		莲子	20 g		紫菜丝	适量		无糖豆浆	240 ml
晚餐	清蒸鳕鱼	鳕鱼	35 g	肉圆福袋	豆皮	25 g	蔬菜牛肉咖喱饭	牛肉肉末	35 g
		姜丝	适量		猪肉末	35 g		茄子	40 g
	香煎奶油土豆片	土豆片	60 g		胡萝卜碎	10 g		西红柿	30 g
		奶油	5 g		瓠瓜碎	10 g		西葫芦瓜	30 g
		胡椒/盐	适量		土豆泥	40 g		南瓜	50 g
	鸡丁烩木须	鸡丁	35 g		香油	5 g		米	50 g
		黑木耳	60 g		五香粉	适量		油	10 g
		胡萝卜片	40 g	姜丝炒豆苗	大豆苗	80 g		咖喱粉/盐	适量
		青豆	30 g		姜丝	适量	味噌鲈鱼汤	鲈鱼	35 g
		油	5 g		蒜片	适量		味噌	适量
		蒜片/盐	适量		油	5 g		姜丝	适量
	白饭	米	40 g	红薯饭	米	40 g			
					红薯	30 g			
晚点	坚果荔枝果冻	莲藕粉	10 g	莓果酸奶	面包丁	13 g	栗香提子奶昔	栗子	20 g
		荔枝	90 g		草莓	80 g		提子	100 g
		低脂鲜奶	240 ml		蓝莓	60 g		低脂鲜奶	240 ml
		杏仁果	4 g		奶油奶酪	6 g		鲜奶油	7 g
					酸奶	一盒（100 g）			

（2）营养介入

化疗期间随疗程长短及药物不同有不同的不适症状，如恶心呕吐或早饱感、餐后低血糖、贫血等，建议随时咨询营养师以立即调整餐次及饮食内容。

提醒：本篇文章营养治疗案例提及的内容（包含营养师评估、指导、菜单），并非适合所有癌症患者，请勿自行参照执行。因每位患者状况不同，建议咨询临床营养师为您制订专属营养处方。

【撰文营养师介绍】

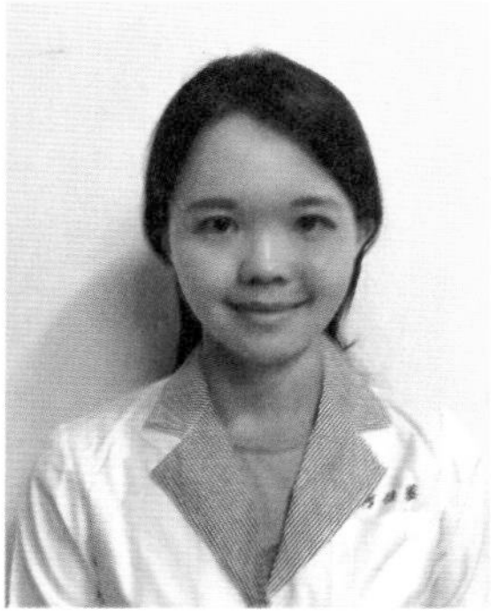

何佳蓉

经历：

中国台湾基隆长庚纪念医院　临床营养师

学历：

中国台湾台北医学大学　保健营养研究所

证照：

中国台湾注册营养师

中国台湾糖尿病宣教学会　糖尿病宣教师

中国台湾营养学会　肾脏专科营养师

中国台湾静脉暨肠道营养医学会　营养医疗专科营养师

第三章

食管癌与营养治疗

第一节　食管癌简介

食管是一条由外层肌肉及内衬黏膜层及亚黏膜下构成的中空管状构造，长度约25 cm，由下咽部往下连接至胃部，主要功能是将食物从咽喉送往胃部。

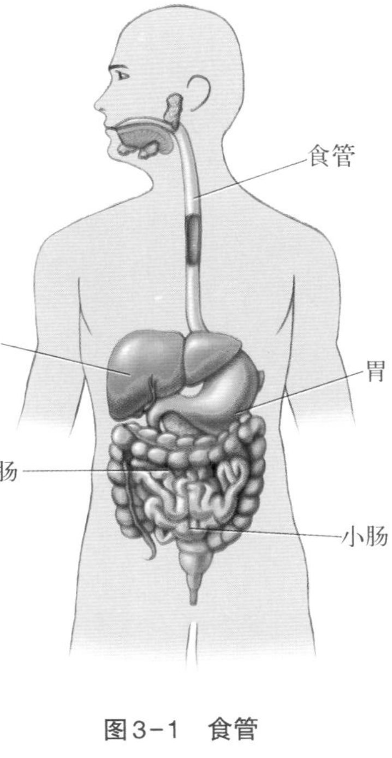

图3-1　食管

一、食管癌的分类

大多数的食管癌起源于最内层的黏膜层，常见的食管癌种类有以下两种

（1）鳞状上皮细胞癌（squamous cell carcinoma）：细胞的形态呈扁平如鳞状，大部分食管、上、中段的食管癌多属于此类。鳞状上皮细胞癌也称为扁平细胞癌或类上皮细胞癌。

（2）腺癌（adenocarcinoma）：起源于腺体细胞，癌细胞可呈腺体状排列。腺癌较常见于下段的食管。

二、食管癌的流行病学

在美国，每年有16 940人被诊断出罹患食管癌，每年约有15 690人死于食管癌，在中国台湾，依据2014年国民卫生署的癌症登记报告，有2 496人被诊断出罹患食管癌，患者大多为男性（男女比为16∶1），平均每5分18秒就有1人罹患癌症，发生率为7.5/100 000人/年。

食管癌的发生率具有地域性，中亚、西伯利亚至中国一带有所谓“亚洲食管癌带”之称，这些区域食管癌的发生率较高，欧美国家的发生率较低。

食管癌的病理组织形态仍以鳞状细胞癌最为常见，其次为腺癌，在亚洲地区，鳞状细胞癌占80%以上。近20年来，全球的食管腺癌占比逐渐增加，尤其是欧美国家的白种人。以美国为例，白种人腺癌比例高于鳞状细胞癌，但非洲裔人口鳞状细胞癌则占90%以上。

三、食管癌的致病原因

（1）性别：男性多于女性，其比例约为4∶1以上，行为上的差异应是背后原因。

（2）遗传：食管癌的遗传性目前于循证医学中并没有一致的定论。目前，有文献指出，食管癌有较明显的家族聚集现象，不过，食管癌的遗传性，仅仅是一个发病的可能因素，后天的环境、个人习惯及偏好，才是它发病的主因。

（3）人口及社会因素：美国国家癌症研究所在1997年的大型研究中发现，食管鳞状细胞癌患者普遍社会地位较低。以发生率高的地区来说，食管癌的发生并没有性别的差异；相反，在发生率较低的地区，男性食管癌的发生率较高。于美国，城市地区的食管癌发生率是高于乡村地区。发生食管癌最高的种族则是非洲裔男性。

（4）抽烟及喝酒。抽雪茄、吸烟及喝酒是最主要的危险因素。其中，吸烟导致食管癌的风险更高。另外，吸烟及喝酒同时也会增加罹患头颈部癌症、肺癌的风险，研究指出，有10%～15%的头颈部癌症患者同时被诊断出罹患食管癌。

酒品的种类也会影响食管癌的发生，长期饮用烈酒比饮用葡萄酒或啤酒风险来得高。饮酒总量也和食管癌发生成正比，国人爱聚餐饮酒。研究发现喝酒易脸红者，因缺乏代谢酒精的乙醛去氢酶，罹患食管癌风险比常人高，因此建议喝酒易脸红者应戒酒防癌。

（5）饮食：

① 硝酸盐、亚硝酸盐是一种食品添加物，用于食物保色、赋予特殊风味且抑制微生物的生长，主要用于抑制肉毒杆菌。另外，蔬菜的腌制也可能会产生亚硝酸盐。硝酸盐、亚硝酸盐本身无毒，在胃部的酸性条件下或是在高温烹煮

的过程中容易形成致癌物质亚硝胺，在动物实验中，亚硝胺最主要会引起肠胃道及肝脏的癌症。而嚼食槟榔则会使口腔黏膜纤维化，导致癌前病变。

② 长期喜爱吃热食、喝热饮的个案罹患食管癌的风险也较高。世界卫生组织（WHO）所属的国际癌症研究署（IARC）的研究发现最佳热饮的温度为57.8℃，若超过65℃以上，高温饮食料及食物会对食管黏膜造成伤害而增加罹患食管癌的风险。

（6）口腔卫生习惯：有些研究发现，口腔卫生习惯差，也可能和食管癌有关，特别是在中国、伊朗和克什米尔等地区。

（7）胃食管反流。慢性胃食管反流（gastroesophageal reflux disease, GERD）或巴瑞特食管症（Barrett esophagus），是食管腺癌的危险因子。这类疾病由于胃液反复由胃部反流到食管，长时间的刺激，容易导致细胞病变，于是有较高风险在下1/3段的食管引起食管癌的发生。不同于其他部位的食管癌是以上皮细胞癌为主，这类型的食管癌则以腺癌占多数，据推论可能正好也是欧美国家近十年来食管腺癌发生率逐年增加的主因之一。根据丹麦于2011年发表的大型研究（11 028人），发现胃食管反流患者每年转变成食管癌的发生率约为0.12%且预后比较差，故对胃食管反流患者来说，应定期做食管内镜检查。

（8）肥胖：肥胖也是食管腺癌的高风险因素，研究发现$25 \leqslant BMI < 30\ kg/m^2$者，罹患食管癌的风险是1.71倍，若体质量指数$BMI \geqslant 30\ kg/m^2$者，罹患食管癌的风险则提高至2.34倍。另外，肥胖同时也可能造成胃食管反流导致罹患食管癌风险提高。

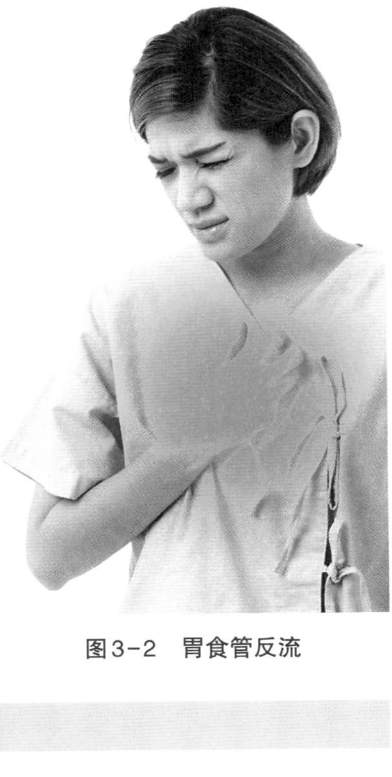

图3-2 胃食管反流

四、食管癌的症状与警示

食管癌不容易早期诊断。在疾病的初期，患者往往毫无症状，多半要等到肿瘤长大到妨碍了食管的运送功能时才会引起不适，肿瘤阻塞食管2/3面积以上时才会吞咽困难。高风险族群在40岁以上，最好定期检查，每隔1～2年做包含胃内镜在内的全身健康检查的习惯，在癌症还没来敲门之前就尽早把它找出来，才有较高的治愈率。平常更要远离烟酒等致癌物，同时多注意身体可能出现的任何异常病状，切莫掉以轻心而延误就医。

（1）吞咽困难。绝大多数的患者，第一个症状是在吃肉、面包及粗糙的食物（如生蔬菜）时会觉得不易下咽，有不顺畅的感觉，有些患者甚至会感到食物卡在胸骨的后方。随着肿瘤越来越大，食管的内腔也就渐渐变得狭小，先是不能吃干饭，接着连稀饭也难以下咽，只能饮用流质食物。

（2）体重减轻。食管因肿瘤阻塞会造成吞咽困难，影响进食造成热量及蛋白质摄取不足，当摄取的热量不足以应付身体器官与肌肉活动的需求时，长期以往导致肌肉与蛋白分解，因此身体衰弱、体重减轻。

（3）呼吸有臭味。若食管被肿瘤阻塞，食物会蓄积在肿瘤的上方，使得食物发酵而散发出恶臭。

（4）咳嗽。因口腔所分泌的唾液也会聚积在肿瘤上方的食管内，有时蓄积的唾液或食物会反流吸入气管而引起咳嗽。这种情形在夜晚平躺时会比较严重，常常使得患者无法入睡。肿瘤侵犯至气管，是造成咳嗽的另一个原因。

（5）声音嘶哑。肿瘤压迫到声带或喉返神经所致。

（6）胸痛。如果肿瘤扩展至胸腔后壁，进而侵犯肋间神经，患者常会有无法忍受的胸痛。

（7）出血。若肿瘤侵犯到邻近的大动脉，有导致大动脉破裂而出现大出血的风险。

（8）其他症状。当肿瘤侵犯到胸膜腔时，有可能造成肋胸腔积水，导致胸痛、呼吸困难。其他症状有贫血、咯血或解黑便等。

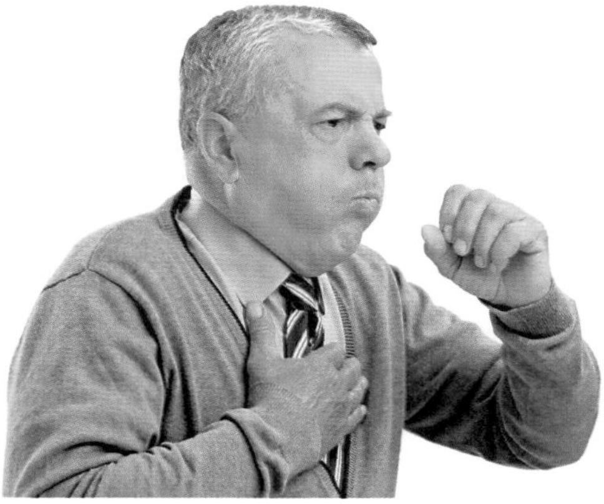

图3-3　咳嗽

五、食管癌的预防

（1）少吃含有亚硝酸盐的食物，如用盐腌渍、烟熏和油煎食物。

（2）多吃蔬菜水果。多吃富含叶酸的蔬菜水果可预防食管癌的发生，另外，维生素C一般认为可以减少亚硝酸盐的合成。

（3）适度运动及避免肥胖的产生。

（4）不吃槟榔、不吸烟、少饮酒。

（5）减少胃食管反流的发生：

① 避免食用刺激性、难消化及增加胃酸的食物。刺激性的食物，包括咖啡、酒、茶、太酸的或太辛辣的食物。难消化的食物，如糯米、奶酪等。增加胃酸的食物（主要是增加碳水化合物的摄取），包括甜食、稀饭、汽水和面包等食物。

② 勿吃得太饱，吃八分饱即可，免得造成胃部发胀，导致胃酸和食管反流。

③ 睡觉时可选择较高的枕头，如此可减少睡觉时胃酸反流至喉头造成咳嗽或咽喉灼伤的机会。

④ 若有胃食管反流的症状，可以考虑服用抑制胃酸分泌的胃药。

⑤ 勿穿太紧的衣物，尤其是女生的束腹内衣。

⑥ 养成良好的饮食习惯：饮食定时定量、不暴饮暴食、吃东西细嚼慢咽，减少生活压力。

另外，近期研究发现每日摄取大于14.7 g的全谷根茎膳食纤维可降低罹患食管癌的风险，特别是摄取全麦面包、燕麦、麦片、糙米等，另外，摄取富含抗氧化物、β-胡萝卜素、叶酸、维生素C和维生素B_6的食物也有预防癌症的效果。

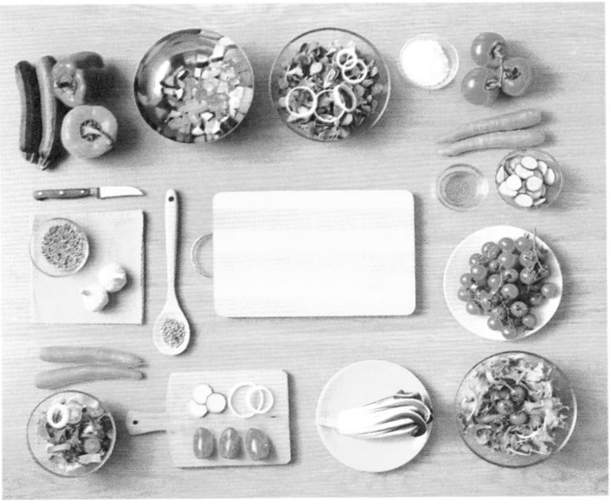

图3-4　富含膳食纤维、抗氧化食物

六、食管癌的分期

根据国际癌症分期系统（AJCC 8th）所公布的分期法，食管癌可分为5期，从0期到第4期。分期是依据所有检查的结果去评估癌症分化的程度、肿瘤局部侵犯的程度、局部淋巴转移的数量及有无远端转移等证据去分期，分期主要的目的是为了决定后续治疗方向及预测患者的预后。

原始肿瘤（T）	
Tis	原位癌
T1	肿瘤侵犯黏膜固有层，黏膜肌层或黏膜下层 T1a：侵犯黏膜固有层或黏膜肌层 T1b：侵犯黏膜下层

（续表）

原始肿瘤（T）	
T2	肿瘤侵犯肌肉层
T3	肿瘤侵犯外膜层
T4	肿瘤侵犯周边器官
居部淋巴结（N）	
N0	无局部淋巴结的转移
N1	1～2个局部淋巴结转移
N2	3～6个局部淋巴结转移
N3	大于7个局部淋巴结转移
Nx	无法判断是否有局部淋巴结转移
远 处 转 移	
M0	无远处转移
M1	有远处转移

Stage 0	原位癌
Stage IA	肿瘤侵犯到食管黏膜固有层、黏膜肌层或黏膜下层，但并没有侵犯到淋巴结及转移
Stage IB	肿瘤侵犯到食管黏膜固有层、黏膜肌层或黏膜下层或侵犯至肌肉层，但并没有侵犯到淋巴结及转移
Stage IIB	肿瘤侵犯到肌肉层或外膜，但并没有侵犯到淋巴结及转移
Stage IIIA	肿瘤侵犯到邻近组织或侵犯到1～6个淋巴结，但并没有转移
Stage IIIB	肿瘤侵犯到外膜层，且有侵犯到3～6个淋巴结但没有转移
Stage IIIC	肿瘤侵犯到邻近组织且有侵犯淋巴结但没有转移
Stage IV	已有转移

七、食管癌的治疗方式与不良反应

1. 手术治疗

（1）第1期及第2期的早期食管癌患者，外科手术切除是首选的治疗方式。手术方式适用于食管癌初期。手术内容包括食管癌、附近淋巴结及组织切除术，以及剩下的食管再与胃部重新连接。也可利用结肠来取代被切除的食管，连接剩下的食管与胃部。

食管切除手术范围较广，包含了颈部、胸部及腹部。所以术后会有一段时间无法由口进食，因此医师在手术时会同步放置一空肠造瘘，以应对患者长期无法由口进食的营养需求。为了减轻症状与维持经由胃肠摄取营养的功能，将一根喂食管由体外放置入空肠，称之为空肠造瘘，这样就可直接将流质营养配方灌入空肠，不必经过被肿瘤占据的食管，接受这种方式，大多数患者的营养状况都可获得改善。文献指出，患者若在合并化学放射治疗前放置预防性的造瘘管，能有效预防严重的体重减轻和静脉滴注的需求。食管手术同时放置空肠造瘘尽早开始肠道灌食，已有多篇文献证实是安全的，可保护肠道黏膜和促进免疫功能，缩短入住重症监护病房（ICU）天数和住院总天数。

（2）不良反应：食管切除时因迷走神经也一起被切除，会导致胃排空变差、腹泻、腹胀、容易觉得饱胀及反胃的症状。因为胃部向上拉至胸腔内，进食后可能会有胸闷、冒冷汗、心悸等症状。也容易因缝合处形成结痂引致食管狭窄、食物通过困难。术后暂时无法进食者，放置空肠造瘘灌食营养配方，若灌食技巧或灌食配方选择不适当，可能产生的灌食相关的不良反应：灌食管阻塞、腹泻、肠胃炎、便秘、腹胀和恶心。

2. 化学治疗

使用药物控制癌细胞生长速度，术前缩小肿瘤，术后破坏癌细胞转移。常见不良反应如下：

（1）味觉异常：化学治疗药物可能经由血液或唾液破坏味蕾造成味觉障碍，或使唾液分泌减少导致口干。另外，大部分的化疗药物都会导致口腔黏膜炎。

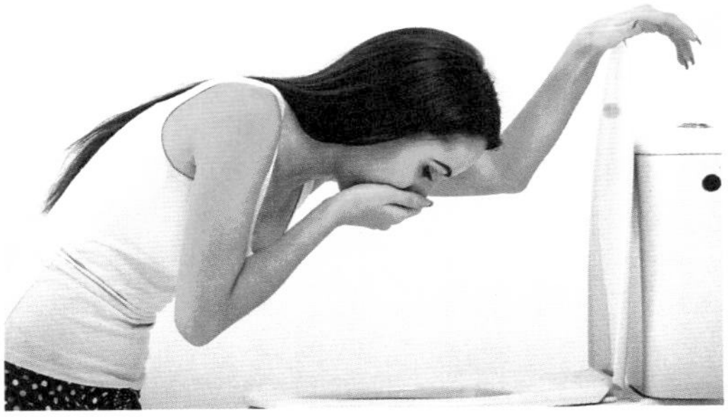

图3-5　恶心呕吐

（2）恶心呕吐：是化疗最常见的急性不良反应，化疗药物对于上消化道的直接刺激，导致恶心、呕吐等症状。另外，化疗药物也可能刺激脑部增加恶心呕吐的感觉。

（3）消化道黏膜炎：化疗药物不只对肿瘤细胞有作用，对于复制速率很快的正常细胞也会有作用，因此也容易作用于复制迅速的消化道黏膜细胞，造成口腔或食管黏膜破损影响进食，或是出现腹痛、腹泻等症状。

（4）便秘：某些化学药物的不良反应是便秘，进食量减少，使用止痛药、止泻药或止吐药皆可能导致便秘。

3. 放射治疗

使用高剂量的X线杀死癌细胞。放射肿瘤科医师设计照射角度与照射形状，并计算出肿瘤周围正常器官会受到放射线影响的程度，来决定最理想与安全的治疗方式。常结合化学治疗使用，进行同步化学放射治疗。常见不良反应如下：

（1）急性不良反应：通常在疗程中的第3～4周出现，包括吞咽疼痛、照射部位疼痛、咳嗽与痰液量增加，主要是来自放射治疗所产生的气管及食管黏膜发炎反应，一般大约要持续到疗程结束后2周左右才能缓解。

（2）长期不良反应：放射线照射后的食管产生纤维化狭窄，可能在疾病治疗后的几个月或几年内逐渐出现，引起类似当初发病之初吞咽困难的现象，头颈部的放射治疗会损害味蕾及唾液腺功能，导致味觉丧失及唾液分泌减少，因此可能会有“食不知味”的情况产生。如吃肉不像肉，像吃木屑或棉花，会容易影响患者的进食状况造成体重下降。另外，也同时易有喉咙痛、蛀牙、味觉改变、口腔炎、口腔感染、牙关紧闭、吞咽疼痛、食管狭窄或阻塞等不良反应。

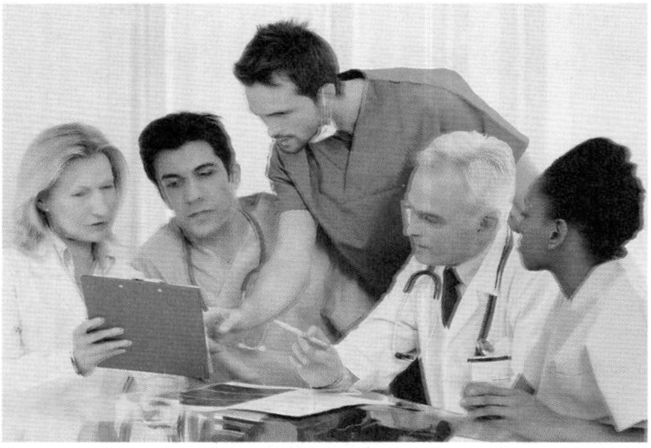

图3-6　治疗团队

食管癌的治疗包况手术、化学治疗或合并/同步放射治疗，医师会依据食管癌的分期及患者的健康状况及意愿制订治疗计划。早期发现，早期治疗，减少局部复发及远端转移之概率仍是上策。团队护理目前是食管癌最主要的治疗方式，由胸腔外科、肠胃内科、肿瘤科、放射科医师、营养师、个案管理师、护理师、社工师等组成食管癌治疗小组，给予患者整合性治疗。

第二节　食管癌的营养治疗

一、治疗前饮食原则

（一）正确认知罹癌与营养的关系

让患者正确认知助自己一臂之力，营养支持好后，治疗品质及患者本身的生活品质都可以大幅提升。在做治疗前，患者及家属可以开始认识罹癌对营养的影响，认识人体所需的营养成分及摄取足够营养的重要性。

1. 罹癌对营养的影响

疾病本身及治疗的方式易发生不良反应，造成食欲缺乏而影响进食。当自身摄取的营养不足身体所需时，身体会分解原本储存的脂肪、肌肉等产生热量而减轻体重，另外食管癌肿瘤也会容易堵塞食管影响进食。

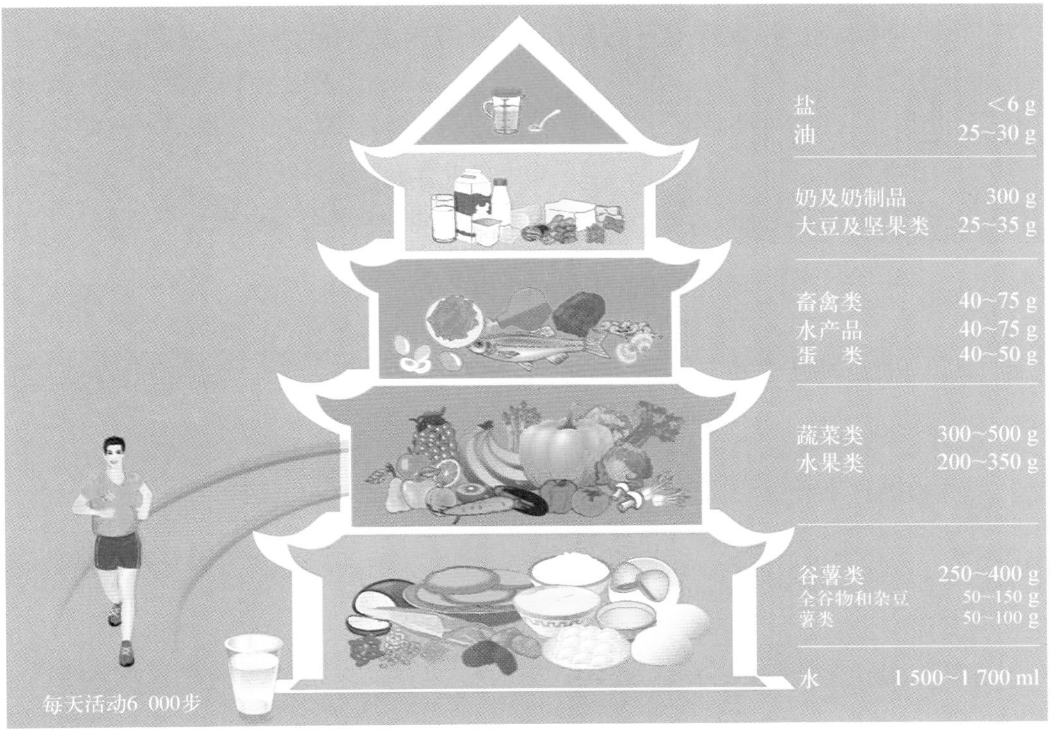
盐 <6 g
油 25~30 g
奶及奶制品 300 g
大豆及坚果类 25~35 g
畜禽类 40~75 g
水产品 40~75 g
蛋　类 40~50 g
蔬菜类 300~500 g
水果类 200~350 g
谷薯类 250~400 g
全谷物和杂豆 50~150 g
薯类 50~100 g
水 1 500~1 700 ml
每天活动6 000步

图3-7　中国居民膳食指南

2. 认识人体所需的营养成分

（1）碳水化合物：为人体提供热量，每克可提供4 kcal的热量，主要来源为主食类（米饭、面包、谷类、玉米、红豆、绿豆、芋头和甘薯等）。

（2）脂肪：每克可提供9 kcal的热量，主要的功能为形成脂肪保护身体脏器，也会协助脂溶性维生素的吸收，并且提供必需脂肪酸，主要来源为：植物油、动物油、坚果与种子类。

（3）蛋白质：每克可提供4 kcal的热量，是人体建造、修补组织最重要的营养成分，如果没有摄取足够的蛋白质，伤口较不容易复原，也容易受到感染，癌症患者的蛋白质需求比一般人高出30%～50%。主要来源为：豆制品、鱼、海产品类、家禽家畜类、蛋品、乳制品。

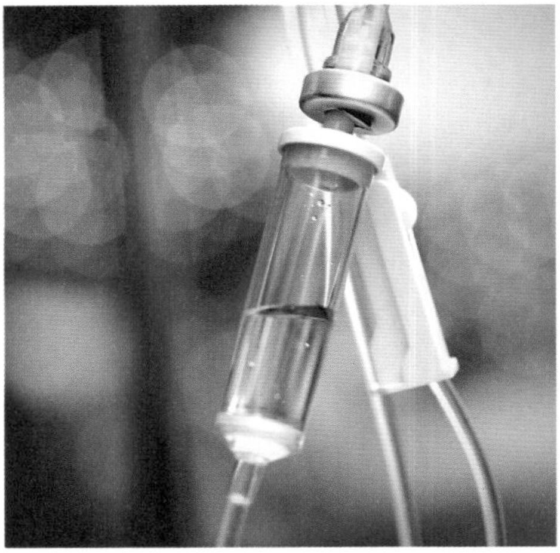

图3-8　静脉点滴

（4）维生素与矿物质：人体吸收后，无法提供热量。但是，是人体维持生命健康、正常生长、代谢所不可或缺的营养成分。

（二）手术前饮食

术前2天开始停止由口进食，并开始给予静脉点滴注射补充热量、营养成分及水分。禁止由口进食及给予静脉点滴注射补充水分，手术前2天护理人员会依医嘱给予灌肠药物以清洁肠道。

二、治疗中饮食原则与不良反应应对方法

（一）饮食原则

1. 空肠造瘘灌食

在新造瘘完成后均必须经由医师或护士确认：伤口干净且肠胃道已恢复蠕动后，才可进行第1次管灌食。

术后一般在24 h后才开始进行管灌，若无不适依医嘱给予5%葡萄糖液利用连续性灌食泵滴注于空肠造瘘管，注意有无腹痛或腹胀情形。若5%葡萄糖水灌食后耐受良好，医疗团队中的营养师会依据患者病情，选择适合的灌食营养配方为患者制订灌食计划，一般由等渗透压之管灌营养配方开始，利用连续泵滴注，速率由20 ml/h开始，再慢慢调整至所需的浓度与热量需求，并配合进食状况调整静脉营养注射及点滴输液注射量，灌食后须观察有无灌食不良反应产生。若无食管吻合处渗漏，且伤口愈合良好，则可依医嘱开始于术后14天开始进食流质及半流质食物，如表3-1所示。

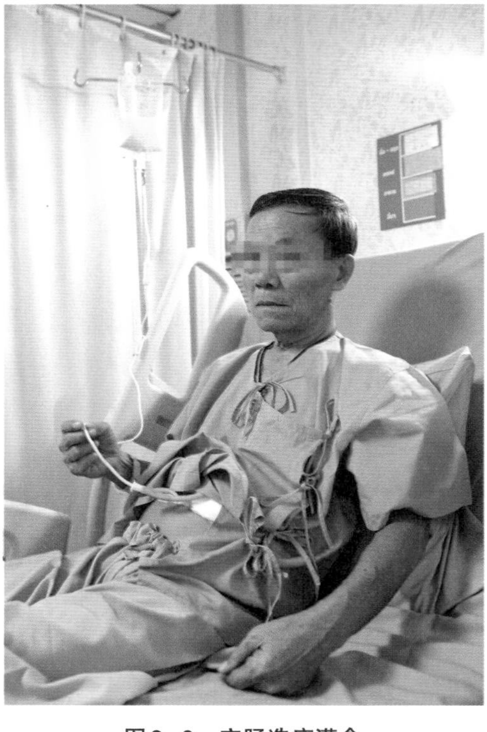

图3-9　空肠造瘘灌食

表3-1　术后空肠造瘘灌食计划

	术后24小时	术后第2～3天	术后第4～5天	术后第6天至出院前一天	出院后
配方	以连续性泵滴注5%葡萄糖水	以连续性泵滴注等渗透压营养配方	以连续性泵滴注等渗透压营养配方	持续使用等渗透压营养配方，并调整灌食方法为重力滴注法（取消连续性泵，持续使用灌食袋，利用地心引力灌食）	持续使用等渗透压营养配方，并调整灌食方法为批式灌食法
灌食速度	20 ml/h	20 ml/h→40 ml/h→60 ml/h	80 ml/h→120 ml/h	依据患者的热量及蛋白质需求每日灌食7～10罐营养配方	依据患者的热量及蛋白质需求每日灌食7～10罐营养配方

（1）连续式灌食法（见图3-9）：

a. 使用灌食袋及灌食泵（feeding pump）固定灌食速度并连续灌食18～24 h；

b. 初期灌食由20 ml开始，依据营养师及医师灌食计划调整泵灌食速度；

c. 灌食袋需附有冰袋，保持灌食营养配方的食品卫生安全；

d. 灌食姿势维持头部及颈部抬高30°～45°角。

（2）重力滴注法：

a. 持续使用灌食袋，取消灌食泵，连续灌食18～24 h；

b. 灌食方法和使用灌食泵大致相同。

（3）批式灌食法（见图3-10）：

a. 利用注射筒在短时间内将管灌营养配方灌入患者肠道中；

b. 合宜的灌食速度是以不引起腹部不适为原则；

c. 可依适应情况调整喂食时间与喂食量；

d. 每次灌食后以温开水30 ml左右冲洗管道，使管道通畅及防止食物残留管内；

e. 每次灌食前后需洗净灌食器；

f. 灌食时及灌食后1 h内，将患者头

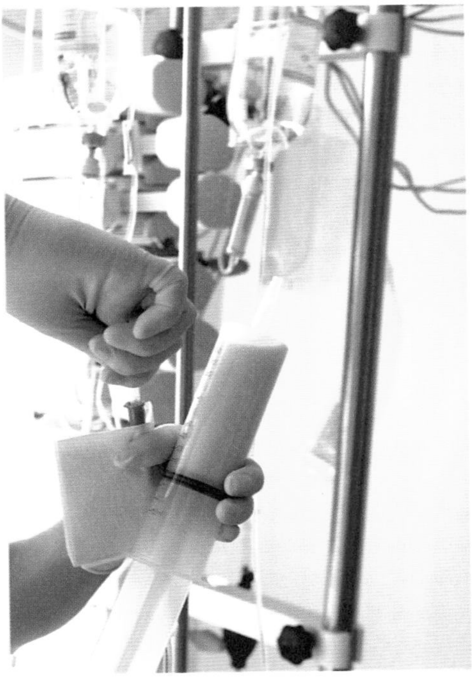

图3-10　批式灌法

颈部抬高30°～45°角，以防管灌食倒吸入呼吸道；

g. 在灌食当中如果有任何不适，如腹胀、恶心、呕吐、腹泻、腹痛或冒冷汗等情况应联系医护人员处理。

2. 由口进食

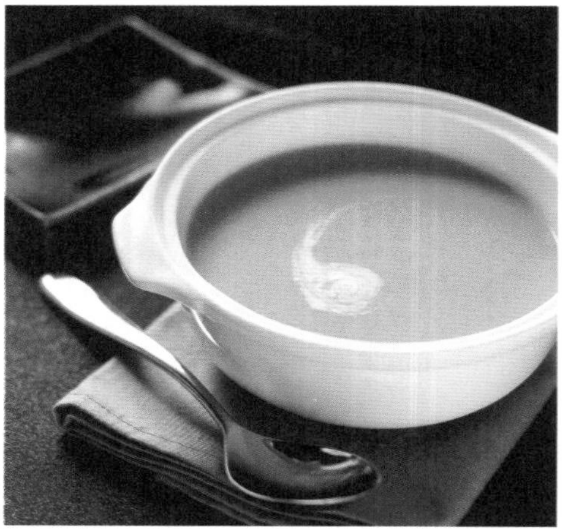

图3-11　全流质饮食

定食定量、少量多餐，选择软细容易消化的食物，饭前、饭后均需休息，进餐时需细嚼慢咽，每餐食物都需有蛋白质丰富的食物（豆制品、蛋、鱼类、肉类），食物的形态以流质、软质、温度适中的食物为主，避免太冰、太烫及刺激性的食物，进食时须采取坐姿或半坐卧姿，避免造成食物太快进入空肠造成恶心、呕吐及晕眩之倾倒综合征。进食后勿平躺以免造成食物胃液反流引起呕吐。

（1）全流质饮食。全流质饮食是将食物煮熟后，放入调理机制成流质。

食物种类	可食用食物	避免食物
水　分	白开水	气泡、酒精、含糖饮料
全谷根茎类	即溶谷物粉、浓汤、南瓜、土豆泥	含颗粒的汤品、产气食物、高油脂汤品（米浆）
豆鱼肉蛋类	蒸蛋、豆浆、豆花、肉泥	多筋、干硬的肉类
蔬菜类	去渣之蔬菜浓汤、蔬菜泥（瓜类或嫩叶制成）	粗纤维多的蔬菜（竹笋、芹菜）、蔬菜的茎、梗或产气蔬菜（洋葱、十字花科蔬菜）
水果类	去渣之果汁、去皮去籽过滤水果泥	含皮、籽、粗纤维多的水果（芭乐、杨桃、菠萝）
奶　类	脱脂、低脂奶类	若有乳糖不耐症者需避免奶类
其　他		坚果类、辛辣或刺激性食物
商业配方	市售商业配方皆可	

全流质饮食范例：

餐次	食物内容	热量/kcal	蛋白质/g
早餐	五谷粉牛奶（五谷粉6匙、低脂奶粉3匙）	260	12
早点	蒸蛋1个＋商业配方1罐	325	17
午餐	碎肉土豆泥（土豆1个、猪肉末2汤匙、碎青菜嫩叶1匙，须使用调理机将食材搅打成流质状）	195	11

（续表）

餐次	食物内容	热量/kcal	蛋白质/g
午点	香蕉豆浆（香蕉半根、无糖豆浆260毫升，须使用调理机将食材搅打成流质状）	115	7
晚餐	鲜鱼粥糊（稀饭1碗、蒸鱼肉2匙、碎青菜嫩叶1匙、植物油1茶匙）	240	11
晚点	商业配方1罐	250	10
今日摄取总热量		1 385	68

（2）半流质饮食及软食饮食。此阶段饮食为稀饭、面条、细碎的鱼、肉末、蛋及蔬菜烹调后，加入汤汁或水煮成半流质，不需或稍加咀嚼即可吞咽进食，刚开始仍需由少量开始，渐进式增加进食量。

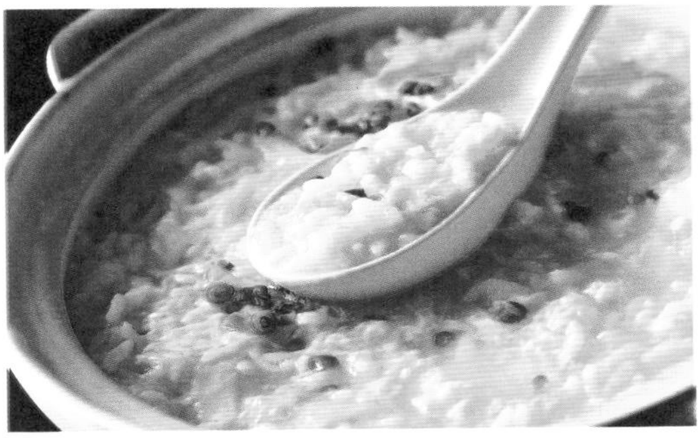

图3-12　半流质饮食

食物种类	可食用食物	避免食物
水　分	白开水	气泡、酒精、含糖饮料
全谷根茎类	稀饭、煮烂的面条、面线、冬粉	含颗粒的汤品、产气食物、高热量食物（泡面、高油脂面包）、汤圆、麻糬、成团食物
豆鱼肉蛋类	蛋花汤、蒸蛋、豆腐、嫩豆腐、细软鱼肉、去皮去肥肉的瘦肉末	煎蛋、油炸豆制品、多筋、含皮肥肉的肉类
蔬菜类	切碎的蔬菜（瓜类或嫩叶）	粗纤维多的蔬菜（竹笋、芹菜）、蔬菜的茎、梗或产气蔬菜（洋葱、十字花科蔬菜）
水果类	果汁水果泥	含皮、籽、粗纤维多的水果（芭乐、杨桃、菠萝）
奶　类	脱脂、低脂奶类	若有乳糖不耐症者需避免奶类
其　他		坚果类、辛辣或刺激性食物
商业配方	市售商业配方皆可	

半流质及软质饮食范例：

餐次	食物内容	热量/kcal	蛋白质/g
早餐	瘦肉粥（稀饭1碗＋瘦肉末2匙＋碎青菜嫩叶1匙）分2次吃完	195	11
早点	商业配方1罐	250	10

（续表）

餐次	食物内容	热量/kcal	蛋白质/g
午餐	海鲜面（面条1碗+牡蛎1份+鱼片0.5份+嫩叶少许+植物油1茶匙）	195	11
午点	商业配方1罐	250	10
晚餐	蛋花豆腐粥（稀饭1碗+蛋1个+嫩豆腐1/4盒+嫩叶少许+植物油1茶匙）	260	11
晚点	商业配方1罐	250	10
今日摄取总热量		1 400	63

（二）不良反应应对方法

1. 吞咽困难

当固体食物无法吞咽时，可以调整食物的质地，由大变小块，把固体变成软质、流质，如在烹调时多加入水分煮成较软的饭或是煮成稀饭。面包、馒头、饼干等可泡在商业配方、豆浆、牛奶中使之软化后用汤匙取食，肉类可用炖汤类的方法使之软化。

2. 恶心呕吐

在严重呕吐的急性期，应暂时禁食，配合静脉点滴补充水分，如果只是觉得恶心，这种感觉通常是因为食物或环境中的气味引起，可将食物和环境中的气味降低以减少恶心感。在家中可将烹调食物与进食的地方分开，因为油烟味通常会使患者感到恶心。在食物的选择上，避免重口味食物或是气味浓厚的食材（油炸、奶油烤蔬菜），煮好后赶快吃完，避免食物颜色改变或味道变差，另外也可避免高脂肪食物，因为高脂肪食物会使胃排空变得更慢。

3. 味觉异常

避免食用已经讨厌的食物，可以食用一些略带酸味的食材以增加食欲（如山楂、陈皮等），也可在烹调时使用芡粉勾芡，使食物带有黏稠感，如打卤面或羹汤，较容易入口，或是食用锌含量较高的食材，如海鲜和动物内脏中。猪肉、牛肉、羊肉、家禽等，还有蛋类、奶制品保持患者的味觉敏感度。

4. 口腔及食管黏膜炎

当口腔、食管黏膜发炎时，患者对于辣、酸或热的食物都会很敏感，此阶段医师可能会视患者进食状况考虑装置鼻饲管灌食或是使用原本就有空肠造瘘灌食，当症状较缓和时，选择质地较柔软、温度较低的半流质食物或是商业配方少量多餐进食。

5. 小肠黏膜炎

每日需摄取足够水分，避免含乳糖的食物，如牛奶，若腹泻严重可选择低纤维食物，如蔬菜嫩叶、瓜类蔬菜等，且避免含咖啡因或容易产气的食物，如可乐、十字花科蔬菜。

6. 便秘

摄取足够的水分，每日水分需求为30 ml/（kg · d）。如果可以的话，下床多活动促进肠道蠕动，食物选择膳食纤维较高的食物，如全麦面包、五谷饭、蔬菜、水果及坚果类。

7. 食欲胃口减退

（1）少食多餐，每日吃5～6餐，而不是只吃3餐。

（2）把握饥饿感，当饥饿感出现时赶快进食。

（3）添加油脂、坚果粉、奶粉、高蛋白粉至普通食物中增加热量，或是补充商业配方。

（4）正在吃时尽量减少液体食物，尽量在餐与餐之间喝汤或水，才不会容易觉得过饱。

（5）与家人和朋友一起在良好的用餐环境及气氛下吃饭。

（6）在吃饭之前尝试散步30 min至1 h，可增加食欲。

营养支持目的是维持理想体重，避免体重过轻，并提高对感染的抵抗力、修补受损的组织细胞、促进组织的新生，同时预防营养不良引起的并发症。由于癌症的早期诊断与治疗技术的进步，积极的医疗、适当的营养支持以及建立抗病意志力的正确观念，3个环结紧密相扣，将是提升癌症患者治愈率及存活率的不二法门。

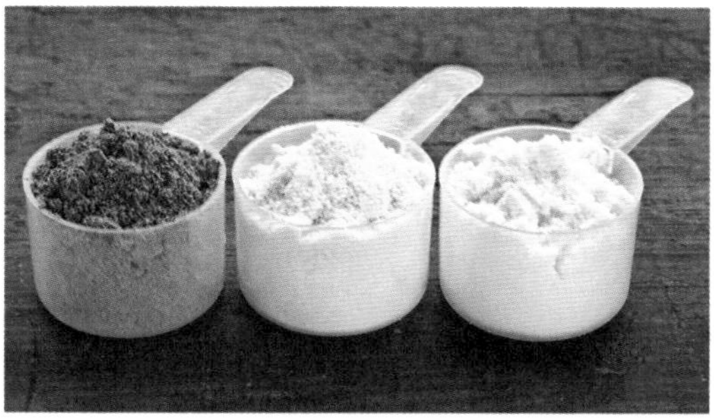

图3-13　高蛋白粉、奶粉、坚果粉

三、治疗结束后饮食原则

在治疗结束之后，自身营养状况以维持体重为原则，培养每周测体重的习惯，有意义的体重减轻如下。

严重的体重减轻	明显的体重减轻
1个星期内体重减少＞2%	1个星期内体重减少1%～2%
1个月内体重减少＞5%	1个月内体重减少5%
3个月内体重减少＞7.5%	3个月内体重减少7.5%
6个月内体重减少＞10%	6个月内体重减少10%

对癌症患者来说，治疗后的饮食还是要以均衡饮食为基础，每种食物的营养成分组成都不同，无法互相取代，多样性的食物摄取是最好的方法，建议饮食降低精制的五谷根茎类（如白饭、白面条等），并以全谷根茎类（如糙米饭、十谷米）取代，并增加蔬菜与水果的摄取量，并且建议富含蛋白质的食物中优先摄取豆制品，然后是海鲜、鱼类、家禽、家畜类。而奶类的部分应选择低脂肪的为主，最后每日适量摄取坚果种子类1份，每日最好摄取20～30种食材，摄取足够热量及蛋白质、营养均衡，维持体重，是保持营养状况良好的不二法门。

四、实证——食管癌患者接受营养支持成效

研究显示食管癌患者营养不良的盛行率高达61%～78%，且平均体重减轻为16.3%，居所有癌症患者之首，若营养状况持续恶化，身体无法负荷随之而来的治疗（如手术、化学治疗、放射治疗），将会影响患者的存活率。Odelli等人针对接受化学治疗合并放射治疗之食管癌症患营养支持的研究显示，患者给予定期的营养评估与支持，可以改善患者体重、提高治疗的完成率。Isenring、Capra与Bauer研究60位在放射治疗期间的消化道癌患者，结果显示治疗期间每周给予营养咨询，可以减轻患者体重下降的程度，改善身体功能及生活品质。

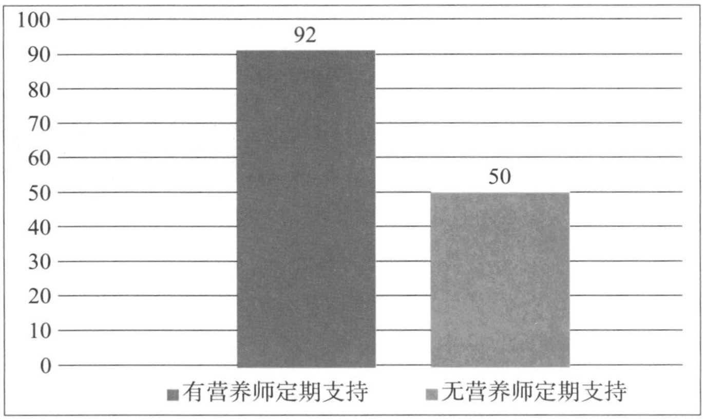

图3-14　治疗完成率/%

资料来源

1. Larrea J, Vega S, Martinez T, et al. The nutritional status and immunological situation of cancer patients[J]. Nutr Hosp, 1992, 7：178-184.
2. Saito T, Kuwahara A, Shigemitsu Y, et al. Factors related to malnutrition in patients with esophageal cancer[J]. Nutrition, 1991, 7：117-121.
3. Bozzetti F, SCRINIO Working Grounp. Screening the nutritional status in oncology：a preliminary report on 1000 outpatients[J]. Support Care Cancer, 2009, 17：279-284.
4. Odelli C, Burgess D, Bateman L, et al. Nutrition support improves patient outcomes, treatment tolerance and admission characteristics in esophageal cancer[J]. Clin Oncol, 2005, 17：639-645.
5. Isenring E A, Capra S, Bauer J D. Nutrition intervention is beneficial in oncology outpatients receving radiotherapy to the gastrointestinal or head and neck area[J]. Br J Cancer, 2004, 91：227-252.

【食管癌的营养治疗案例】

林先生，87岁，半年前开始出现吞咽困难的症状，几周前开始每次进食容易呕吐，前往耳鼻喉科就医后发现罹患食管鳞状上皮细胞癌第3期。患者身高167 cm，体重50 kg，医师预备做空肠造瘘口灌食（jejunostomy with feeding tube），主治医师建议临床营养师进行营养指导。

1. 目前治疗方案

因食管肿瘤较大，患者出现癌症恶病质症状，且影响患者由口进食，医师于患者入院后做空肠造瘘口灌食及安排患者做人工血管预备接受化学治疗。

2. 发生不良反应

疲劳、吞咽困难、几乎无法由口进食、进食后容易呕吐。

3. 血液生化值

项　目	数　值	正常值	单　位
CRE（肌酐）	50（较低）	57.0～97.0	μmol/L
Na（钠）	133（较低）	137～147	mmol/L
CRP C（C-反应蛋白）	1.2（较高）	0.0～0.6	mg/dL

（续表）

项　　目	数　　值	正 常 值	单　　位
ALB（白蛋白）	30（较低）	40.0～55.0	g/L
RBC（红细胞计数）	3.84（较低）	4.0～5.5	$\times 10^{12}$/L
HGB（血红蛋白）	110（较低）	120～160	g/L
HCT（血细胞比容）	0.3（较低）	0.4～0.54	L/L

4. 近日饮食状况

因吞咽困难几乎无法进食，医师由静脉给予，每日1包，三合一周边静脉营养针剂（Oliclinomel N4-550E）（包含葡萄糖、氨基酸与脂肪乳剂）。

5. 进食量评估

无进食，下表为静脉营养量评估。

每日营养摄取项目	摄　取　量
热　量	910 kcal/d
碳水化合物	141 g/d
蛋白质	33 g/d
脂　肪	33.3 g/d

6. 营养评估

（1）身体质量指数（BMI）：17.9 kg/m^2（体重过轻）.

（2）理想体重：55.3～67.5 kg。

（3）体重下降百分比：未知（患者先前很少量体重）。

（4）评估总热量需求：1 800 kcal/d。

（5）评估蛋白质需求：60～70 g/d。

（6）营养相关问题：经口摄取不足，热量及蛋白摄取不足，吞咽困难。

（7）主观整体营养评估（SGA）：C（重度营养不良）。

（8）患者整体营养状况评估（PG-SGA）：11分（急需营养介入）。

7. 临床营养师指导

（1）医师经由内镜放置一空肠造瘘，以因应患者长期无法由口进食的营养需求。

（2）以Harris Benedict公式计算热量需求。

患者所需

总热量：1 800 kcal/d
蛋白质：60～70 g/d

目前摄取

总热量：910 kcal/d
蛋白质：33 g/d

（3）空肠造瘘灌食原则指导。

营 养 问 题

因吞咽困难导致热量及蛋白质摄取不足

→

营 养 介 入

放置空肠造瘘管灌食，因患者长期无法由口进食的营养需求

灌食方法

<table>
<tr><th>天　数</th><th colspan="5">灌食内容与方法</th></tr>
<tr><td>Day 1</td><td colspan="5">给予5% 葡萄糖液利用连续性灌食泵滴注于空肠造廔管，泵流速40 ml/h × 24 h</td></tr>
<tr><td>Day 2</td><td colspan="5">连续式灌食，给予等渗透压营养配方管灌，泵流速调整至40 ml/h</td></tr>
<tr><td rowspan="3">Day 3</td><td colspan="5">若患者肠胃适应良好，无不舒服症状，逐渐增加灌食流速每4 h增加流速10 ml，灌食至晚上10点</td></tr>
<tr><td>6：00</td><td>10：00</td><td>14：00</td><td>18：00</td><td>22：00</td></tr>
<tr><td>50 ml/h</td><td>60 ml/h</td><td>70 ml/h</td><td>80 ml/h</td><td>休息</td></tr>
<tr><td rowspan="3">Day 4</td><td colspan="5">若患者肠胃适应良好，无不舒服症状，逐渐增加灌食流速每4 h增加流速10 ml，灌食至晚上10点</td></tr>
<tr><td>6：00</td><td>10：00</td><td>14：00</td><td>18：00</td><td>22：00</td></tr>
<tr><td>90 ml/h</td><td>100 ml/h</td><td>110 ml/h</td><td>120 ml/h</td><td>休息</td></tr>
<tr><td>Day 5</td><td colspan="5">若患者肠胃适应良好，无不舒服症状，更改为重力滴注法，取消泵灌食，持续利用灌食袋，利用地心引力灌食</td></tr>
<tr><td>Day 6
（出院前）</td><td colspan="5">改为空针批式灌食，早上每2小时灌食半瓶配方（120 ml），每次灌食需达30 min（每次约20 ml，30 min内灌6次）
灌食时间为：06：00，08：30，11：00，13：30
下午调整为每3小时灌食1瓶配方（240 ml），每次灌食需达30 min（每次约20 ml，30 min内灌12次）
灌食时间为：16：00，19：30，23：00</td></tr>
<tr><td>Day 7</td><td colspan="5">调整为每3小时灌食1瓶配方（每日7瓶）</td></tr>
</table>

适宜的灌食速度是以“不引起腹部不适”为原则，并可依适应情况调整喂食时间与食量。每次灌食后以温开水30 ml左右冲洗管道，使管道通畅及防止食物残留管内。灌食后若身体情况允许，可适量活动促进胃排空及肠道蠕动。

灌食配方：管灌配方每日7瓶，预期可摄取热量1 757 kcal，蛋白质61.6 g。

（4）住院期间营养监控与追踪：目前体重为51.5 kg，增加1.5 kg，觉得人比较有精神，体力也变好了，每天也会在护士站附近散步10 min。

患者灌食情况顺利，伤口恢复良好；由医师专业评估可由口喝水和进食流质食物，故营养师给予宣教，内容包含：① 食管术后由口进食原则；② 进食量渐增与灌食量渐减之替换原则；③ 维持体重。

（5）设计个体化癌症高蛋白、高热量7日营养处方：

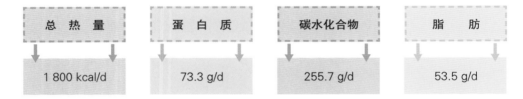

总热量	蛋白质	碳水化合物	脂肪
1 800 kcal/d	73.3 g/d	255.7 g/d	53.5 g/d

8. 7日个体化营养处方

由口进食全流质饮食搭配口服商业配方

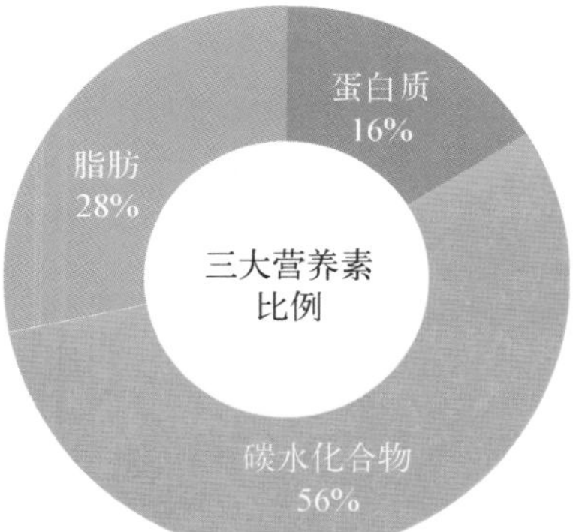

每餐热量及三大营养成分比例

项 目	早 餐	早 点	午 餐	午 点	晚 餐	晚 点
热量/kcal	350	280	350	280	350	250
蛋白质/%	14	21	14	21	14	14
碳水化合物/%	57	61	49	61	57	57
脂肪/%	27	18	35	18	27	29

7日营养菜单如本书P78、P79所示。

9. 营养指导结果

患者3周后复诊表示目前完全由口进食，不再由空肠造瘘灌食。食欲可，大约可以吃7成饱。体重目前为53 kg，体力较之前有明显改善。

（1）营养介入：3周后血液生化数值

项　　目	营养介入前	营养介入后	正常值	单　　位
CRE（肌酐）	50（较低）	58	57.0～97.0	μmol/L
Na（钠）	133（较低）	137	137～147	mmol/L
CRP C（C-反应蛋白）	1.2（较高）	0.6	0.0～0.6	mg/dL
ALB（白蛋白）	30（较低）	38（较低）	40.0～55.0	g/L
RBC（红细胞计数）	3.84（较低）	4.34	4.0～5.5	$\times 10^{12}$/L
HGB（血红蛋白）	110（较低）	120	120～160	g/L
HCT（红细胞比容）	0.3（较低）	0.45	0.4～0.54	L/L

（2）营养介入：

依照患者需求，调整处方内容。持续追踪体重变化。

提醒：本篇文章营养治疗案例提及的内容（包含营养师评估、指导、菜单），并非适合所有癌症患者，请勿自行参照执行。因每位患者状况不同，建议咨询临床营养师为您制订专属营养处方。

【撰文营养师介绍】

范书庭

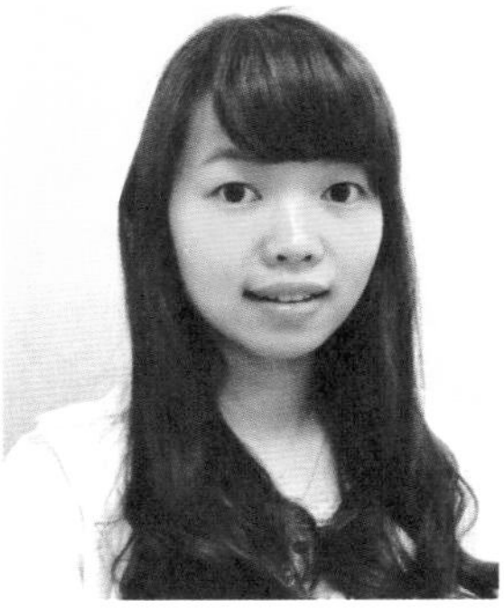

经历：

中国台湾林口长庚纪念医院　临床营养师

学历：

中国台湾台北医学大学　保健营养学系

证照：

中国台湾注册营养师

中国台湾糖尿病宣教学会　糖尿病宣教师

	第 1 天			第 2 天			第 3 天			第 4 天		
		食 材	分 量		食 材	分 量		食 材	分 量		食 材	分 量
早餐	芋头白米肉粥 果汁	白米 芋头 猪肉末 蔬菜 植物油 盐 时令水果	20 g 55 g 35 g 50 g 5 g 适量 一碗（100～150 g）	麻油鲜鱼面条 果汁	面条（干） 鱼片 枸杞 麻油 时令水果	50 g 35 g 适量 5 g 一碗（100～150 g）	椰奶燕麦粥 蔬菜燕蛋 果汁	红豆 燕麦 椰奶 糖 鸡蛋 蔬菜 高汤 盐 植物油 时令水果	20 g 20 g 适量 适量 一个（55 g） 适量 适量 适量 5 g 一碗（100～150 g）	鸡肉粥 果汁	白米 鸡肉末 蔬菜 植物油 盐 时令水果	40 g 35 g 50 g 5 g 适量 一碗（100～150 g）
早点	营养品	癌症专用配方	1 瓶	营养品	癌症专用配方	1 瓶	营养品	癌症专用配方	1 瓶	营养品	癌症专用配方	1 瓶
午餐	香菇鸡肉粥	白米 鸡腿肉 香菇 胡萝卜 植物油	40 g 40 g 20 g 30 g 5 g	肉燥粥	白米 猪肉末 腌小黄瓜 植物油 蔬菜	40 g 35 g 5 g 10 g 50 g	鸡肉土豆泥	土豆 鸡胸肉 奶油 蔬菜 鲜奶	180 g 30 g 5 g 50 g 240 ml	丝瓜面条	丝瓜 蛤蜊 细面条 猪肉末 植物油	50 g 20 g 50 g 23 g 5 g
午点	营养品	癌症专用配方	1 瓶	营养品	癌症专用配方	1 瓶	营养品	癌症专用配方	1 瓶	营养品	癌症专用配方	1 瓶
晚餐	鲜鱼汤粉丝 果汁	粉丝（干） 鱼片 米酒 蔬菜 香油 时令水果	40 g 35 g 适量 50 g 5 g 一碗（100～150 g）	滑蛋瘦肉粥 果汁	白米 猪肉末 蛋 蔬菜 香油 时令水果	40 g 18 g 半个 50 g 5 g 一碗（100～150 g）	牛肉粥 果汁	白米 西红柿 洋葱 牛肉 高汤 奶油 时令水果	40 g 25 g 25 g 35 g 适量 5 g 一碗（100～150 g）	三文鱼什锦粥 果汁	白米 秋葵 卷心菜 三文鱼 植物油 米酒 时令水果	40 g 25 g 25 g 35 g 5 g 适量 一碗（100～150 g）
晚点	营养品	均衡营养配方	1 瓶	营养品	均衡营养配方	1 瓶	营养品	均衡营养配方	1 瓶	营养品	均衡营养配方	1 瓶

注：请将天然食材配方烹煮完成后，使用调理机搅打为全流质状态饮用（癌症专用配方及均衡营养配方不需搅打）

第 5 天			第 6 天			第 7 天			
	食　材	分　量		食　材	分　量		食　材	分　量	
鲜蔬鱼片粥 果汁	白米 鲜鱼 蔬菜 姜 植物油 盐 时令水果	40 g 35 g 50 g 适量 5 g 适量 一碗（100～150 g）	巧达浓汤 果汁	土豆 猪肉末 玉米 鲜奶 蔬菜 奶油 面粉 盐 时令水果	135 g 35 g 33 g 240 ml 50 g 5 g 5 g 适量 一碗（100～150 g）	豆浆香蕉麦片糊 蔬菜汤 果汁	麦片 香蕉 豆浆 花生 蔬菜 时令水果	40 g 95 g 260 ml 8 g 50 g 一碗（100～150 g）	早餐
营养品	癌症专用配方	1 瓶	营养品	癌症专用配方	1 瓶	营养品	癌症专用配方	1 瓶	早点
鲜奶红豆麦片粥 蔬菜汤	麦片 红豆 鲜奶 核桃 蔬菜	20 g 20 g 240 ml 7 g 50 g	豆腐海鲜粥	白米 嫩豆腐 蛤蜊 鱼片 植物油 蔬菜	40 g 1/4 盒（70 g） 10 g 10 g 10 g 50 g	南瓜浓汤	南瓜 蘑菇 蔬菜 奶油 鲜奶	220 g 20 g 30 g 10 g 240 ml	午餐
营养品	癌症专用配方	1 瓶	营养品	癌症专用配方	1 瓶	营养品	癌症专用配方	1 瓶	午点
栗子肉粥 果汁	栗子 白米 猪肉末 蔬菜 植物油 时令水果	20 g 20 g 35 g 50 g 5 g 一碗（100～150 g）	蔬菜鸡粥 果汁	白米 鸡胸肉 鸡高汤 山药 蔬菜 时令水果	30 g 35 g 适量 30 g 50 g 一碗（100～150 g）	瓠瓜蛤蜊粥 果汁	白米 蛤蜊 鱼片 米酒 姜 植物油 瓠瓜 时令水果	40 g 20 g 25 g 适量 少许 5 g 50 g 一碗（100～150 g）	晚餐
营养品	均衡营养配方	1 瓶	营养品	均衡营养配方	1 瓶	营养品	均衡营养配方	1 瓶	晚点

第四章
肝癌与营养治疗

第一节　肝癌简介

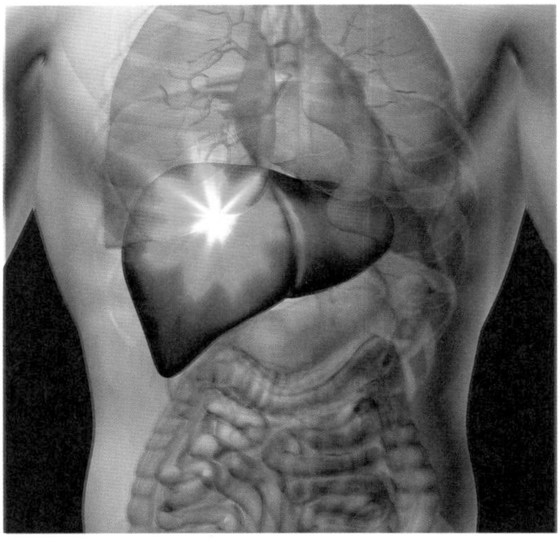

图4-1　肝脏

肝是人体内最大的器官，分为左右两叶，右叶大约占肝的3/5，重约1.2 kg，正常的肝具有再生能力，即使切除2/3的肝，人体仍可维持正常的功能，剩下的肝会再生，让肝脏长回原来的大小。肝最主要的功能就是解毒及代谢，而人体所需的各种营养几乎都需要靠肝脏合成，肝脏还有制造胆汁、凝血因子及白蛋白的功能。

肝脏内部没有痛觉神经，所以发生了病变也不会有警示出现，直到肝脏包膜被撑大时还未有痛觉，这也是为何肝癌被发现时，往往已经是晚期的原因。

一、肝癌的分类

肝癌是指发生于肝脏的恶性肿瘤，可分为：

（1）由肝脏内细胞所引发的癌症，称为“原发性肝癌”。原发性肝癌依据并发部位分为：① 在肝叶中的肝脏细胞发生的“肝细胞癌”；② 在胆管的上皮细胞发生的“胆管细胞癌”。原发性肝癌中有将近90%是属于肝细胞癌，所以一般会以“肝癌”来作为肝细胞癌的统称。

（2）肝外的癌细胞通过血液或其他途径扩散至肝脏，则称为“转移性肝癌”或称“继发性肝癌”。

二、肝癌的流行病学

根据世界卫生组织（WHO）统计，肝细胞癌是世界上第5位最常见的癌症，在热带地区及发展中国家是很常见。如中国沿海一带，包括中国香港、广西，和中国台湾的发病率很高，越南的发病率也相当高；在中国香港，肝癌是第4位常见的癌症，病死率则高居第3；每年约有1 700多个新病例，其中男性患者的发生率较女性多。

肝癌盛行的年龄在50～60岁，而慢性肝病、肝硬化及肝癌发生的主要原因为乙型及丙型肝炎，约占80%；而有70%～90%的乙肝患者比丙肝患者更容易发生肝硬化，并增加肝癌发生的概率。非酒精性脂肪性肝炎（NASH）也变得越来越普遍，现在也为欧美某些地区肝癌的主因。

因肝癌的症状不明显，往往要到疾病中后期才会被发现，所以只有较少数的人会在肝癌初期得知已罹癌，并以手术切除或局部烧灼法治愈；一般来说，肝癌于治疗后5年内的存活率约只有10%。

三、肝癌的致病原因

肝癌常发生的原因可分为：

（1）乙、丙型肝炎病毒：经过长期、多次的发炎后，肝脏被破坏导致纤维化后会再生形成结节，变成肝硬化。长期感染后病毒可嵌入肝细胞核内，造成细胞的变性，变异的细胞也会逐渐失去控制而成为肝癌。因此慢性乙肝或丙肝病毒感染者，肝癌发生率会比一般人高，应定期追踪及治疗。

（2）肝硬化：任何原因例如酒精或化学药品造成肝脏慢性伤害而导致的肝硬化皆有机会变成肝癌。

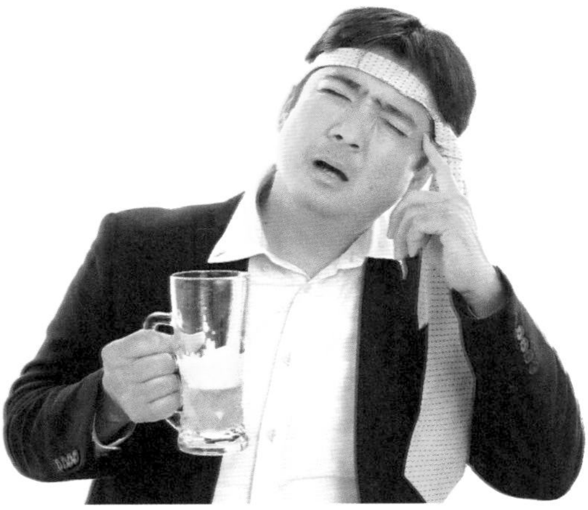

图4-2　酗酒

（3）长期酗酒：酒精会被代谢为乙

醛，会损害DNA，所以肝硬化的概率也会升高。如果再有乙型或丙型肝炎造成对肝脏的双重伤害，更提高其危险性。

（4）肝毒性物质：玉米、稻米等谷类或花生，容易因气候潮湿、温度高而发霉产生黄曲霉素就会诱发肝癌。

（5）血色素沉着症：因为体内积聚过量的铁质，会导致肝纤维化间接增加肝细胞癌的风险；但较少见。

（6）其他因素：如环境中的毒素、化学环境污染、农药残留、代谢缺陷和先天性缺损、服用过量药物，都有可能造成肝脏的伤害，不容忽视。

四、肝癌的症状与警示

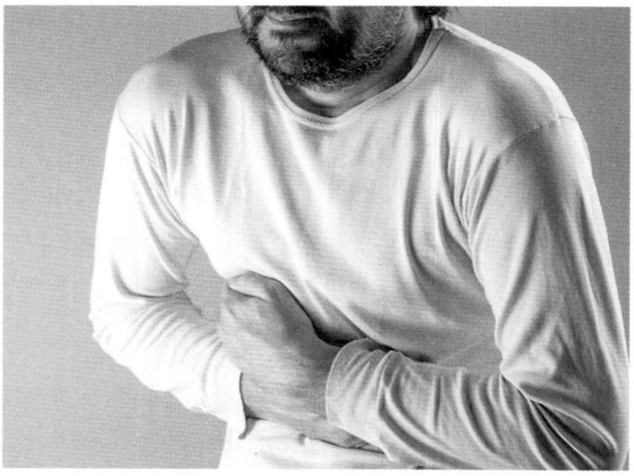

图4-3　右上腹肿胀不适

肝癌和其他的癌症一样，早期不容易出现症状，只能依赖针对高危险群的定期筛检才能早期发现。但若出现了以下症状就需注意。

（1）持续食欲缺乏/进食少量食物却觉得很饱，可能是因肝肿瘤压迫胃或肝功能快速退化所致。

（2）不明原因体重下降：3个月内体重明显减轻超过原本体重的5%，就应注意。

（3）右上腹部出现肿胀不适：肝脏内部没有神经，只有在肝表面的包膜才有神经，当右上腹出现闷闷、隐隐作痛或肿胀感时，是因为肝脏肿大刺激神经，也会扩散到背部或使右肩感到痛楚。

（4）皮肤及眼白出现微黄色，这是身体在分解血细胞时产生的“胆红素”，当肝脏生病无法排除胆红素到胆汁中时，就会引起黄疸；若肝癌细胞侵犯到胆管而造成阻塞，胆汁无法顺利排出也会造成黄疸；若发现平时喝水量没有改变，但尿液颜色偏暗，且粪便的颜色变浅，也有可能是黄疸的症状。

（5）不规则斑点：当肝脏功能退化到相当程度时，会导致皮肤出现“蜘蛛形血管瘤”，又称“蜘蛛痣”。

（6）关节痛：类似关节炎的疼痛。例如，自体免疫性肝炎，免疫系统会错误攻击肝脏细胞使肝脏受损，也可导致关节发炎，在女性较常见。

（7）下肢水肿：当肝脏无法制造足够的白蛋白时，就容易发生下肢水肿。

发展中的症状

许多患者的死亡并不一定是因为癌症本身，而是肝硬化或肝癌治疗的过程的并发症所导致，这是肝癌患者死亡的另一项主要原因。常见的并发症如下。

（1）腹水。腹水是指过多的液体在腹腔内积聚。正常情况下，腹腔内有少量液体，约100 ml，当液体量超过200 ml时即可称为腹水。腹水的产生与腹腔内血管内外体液交换失衡有关。

（2）黄疸。当胆红素代谢有障碍时，血浆胆红素浓度增高而引起的巩膜、皮肤、黏膜变黄的一种临床表现。胆红素来自体内衰老的红细胞，其生成、代谢及排泄与肝脏关系密切，任何一个环节发生障碍均可能导致血中胆红素浓度升高引起黄疸。

（3）上消化道出血。上消化道出血是肝癌最常见的严重并发症之一，原因有以下。

① 食管或胃静脉曲张：食管或胃静脉曲张是导致肝癌上消化道出血的最主要原因。主要原因为肝癌患者通常约有80%伴随着肝硬化，肝硬化会导致门静脉压力增高使食管、胃底静脉曲张，当压力达到一个限度时会破裂而引起上消化道出血，严重出血会导致死亡。

② 胃肠黏膜糜烂，门静脉高压也常造成胃肠道淤血、动脉水肿糜烂，引起出血。

③ 凝血机制障碍。正常肝脏会合成多种凝血因子，大量组织被破坏时其制造功能减少，以致凝血因子不足，凝血机制发生障碍。此外，肝硬化导致门脉高压会造成脾脏功能亢进，血小板破坏增加，也会让凝血机制发生障碍。此外，癌细胞偶尔引起弥散性血管内凝血（disseminated intravascular coagulation，DIC），也会导致凝血障碍。

（4）肝癌破裂出血。肝癌快速成长时会导致血液供应不足，造成组织的坏死与肿瘤破裂出血；患者多以急性上腹痛就诊，开始时多为上腹疼痛，常伴有脸色苍白、头昏、冒冷汗、恶心、呕吐等症状。随着病情的发展，痛感可逐渐扩散至全腹部。因为这种情况常发生于癌症中、后期，多数患者预后不佳。

（5）感染：由于肝功能损害、抵抗力低下，容易发生肺部、肠道感染、自发性腹膜炎甚至严重的败血症。

（6）肝性脑病变。肝性脑病变又称为肝昏迷，肝硬化或癌组织会严重损害肝实质，也会形成门脉系统与全身循环系统的短路，进而降低肝脏的解毒功能而导致肝昏迷。上消化道出血、感染、低钾血症、手术、抽放腹水过程不当或大量使用利尿剂、药物等，都是肝性脑病变的常见诱因，约占死因的35%。

五、肝癌的预防

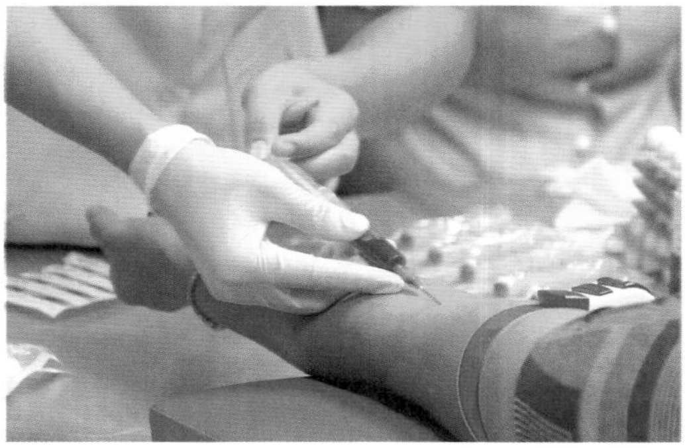

图4-4　抽血检查

如何预防肝癌：

（1）避免乙型、丙型肝炎的感染：

① 避免不必要的打针和输血。

② 不用别人的牙刷、刮胡刀，避免以未经消毒的仪器文身、文眉、穿耳洞和不正常的性行为。

③ 确定感染乙、丙型肝炎病毒者，不能捐血，以免传染他人。

④ 若验血确定未感染乙型肝炎而无免疫力者，应尽快注射乙型肝炎疫苗。

⑤ 怀孕时要验血，若孕妇为高传染性（e抗原阳性）之乙型肝炎带原者，新生儿务必于出生24 h内，先接受1剂乙型肝炎免疫球蛋白，后再按时接受3剂乙型肝炎疫苗注射。其他新生儿于出生后3～5天、满1个月及满6个月，各接受1剂乙型肝炎疫苗注射。

（2）积极治疗乙型及丙型肝炎。目前针对这两种肝炎都有很好的药物可用。根据研究，降低血中病毒量可以减少肝癌的发生。肝癌患者应定期追踪肝指数ALT、AST，并请教医师是否适于使用抗病毒药物。肝炎病毒抗原携带者、肝硬化，或有家族史的患者，应定期抽血检验甲胎蛋白是否异常升高，并每3～6个月进行腹部超声检查。

备注　甲胎蛋白（alpha-fetoprotein, AFP）是一种由胎儿肠胃道，卵黄囊及肝脏所分泌的球蛋白，可以经由羊水，通过胎盘进入母体血液中。此种蛋白在胎儿期分泌，出生后会慢慢消失，但在肝患者中身体又会开始分泌，使浓度上升，其中以肝癌最常见，可作为肝癌高危人群的筛检工具，一般建议慢性肝炎患者每6个月、肝硬化患者每3个月检验其浓度，若异常或持续上升须小心肝癌的可能。也可用于肝癌治疗后的追踪，若治疗效果良好，甲胎蛋白也可能下降回到正常范围。有一小部分肝癌患者甲胎蛋白不会上升，因此在肝癌高危人群的追踪筛检上，还必须结合腹部超声波检查，才能避免遗漏甲胎蛋白

> 正常的肝癌。反之，部分患者于肝炎发作时甲胎蛋白会暂时性上升，会被误以为发生肝癌，这类患者随着肝炎的缓解，甲胎蛋白会逐渐下降。

（3）非医生指示，不要服用来路不明的药品，以免增加肝脏无谓的负担。

（4）不要经常食用含有亚硝胺盐的食品，如火腿、烟熏肉品、香肠、腊肉及腌渍品等。

（5）不要食用含黄曲霉素食物，该毒素易存于发霉的谷物或花生中，若有潜在风险者，应避免食用花生糖、花生酱等看不到完整花生颗粒的食物。

（6）减少饮酒量，以降低肝脏代谢的负担。

最重要的是，民众应维持均衡营养的饮食、适度运动，维持理想体重，作息正常，拥有充足的睡眠及不要熬夜，维持良好生活习惯，对肝脏健康就会有很大的帮助。

> 重点小提示——如何预防肝癌
>
> （1）找肝胆肠胃专科医师。
>
> （2）检查项目要包含3项：肝功能检查、血中甲胎蛋白、腹部超声检查。

六、肝癌的分期

在众多分类系统中，TNM（Tumor-Node-Metastasis）分期是广泛被使用的，T是指肿瘤的大小（分为T0～T4），N指淋巴腺转移（分为N0～N3），M指远处转移（分为M0～M1），但TNM并非理想的肝癌分类方法，目前被世界广泛使用的是巴赛隆纳临床肝癌分类（barcelona clinic liver cancer, BCLC）。BCLC分5个分级（0，A，B，C，D），根据肿瘤状况（大小、数量、血管侵犯、淋巴侵犯、肝外转移）、肝功能（依据Child-Pugh分级）与患者的体能状态（ECOG评分）做出分类。如图4-5所示。

Child-Pugh分级计分制使用5个对肝脏疾病的临床指标。每项指标被分配了1～3分的分数，3分表示最严重；分数总和可决定疾病的严重度。如表4-1所示。

七、肝癌的治疗方式与不良反应

肝癌常见的治疗方式如下。

1. 外科手术治疗

早期肝癌的治疗方式仍以“手术切除”为首选，直接切除有肝癌肿瘤生长的部分

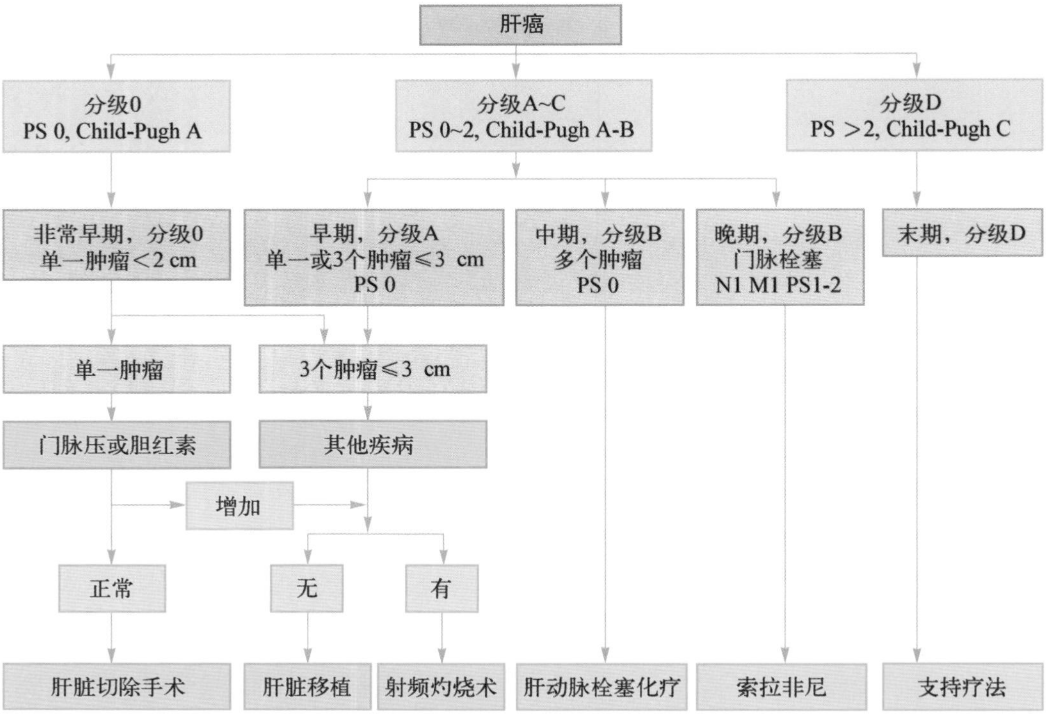

PS=performance status scale 日常体能状态。PS 0：无症状。PS 1：有症状但对生活无影响。PS 2：躺在床上的时间50%。PS 4：长期完全卧床。N1：淋巴转移。M1：远处转移。

图4-5 巴塞隆那临床肝癌分类(Barcelona Clinic Liver Cancer, BCLC)

表4-1 Child-Pugh分级计分制

临床指标	分 数		
	1	2	3
肝性脑病变(encephalopathy)	无	轻度至中度	严重
腹水(ascites)	无	轻度至中度 (对利尿剂有反应)	严重 (对利尿剂反应差)
胆红素(total bilirubin)	<2	2～3	>3
白蛋白(albumin)	>3.5	2.8～3.5	<2.8
凝血酶原时间 (prothrombin time) 国际标准化比值 (international normalised ratio)	<1.7	1.7～2.3	>2.3
肝功能严重程度 Class A=分数总和5～6分(轻度的肝硬化) Class B=分数总和7～9分(中度的肝硬化) Class C=分数总和10～15分(重度的肝硬化)			

肝脏。但不是所有患者皆适合开刀，能否开刀应取决于肝功能的好坏、肿瘤生长位置、大小与数目、有无肝脏外的转移及切除后肝脏残留的实质功能有多少等，除了将病灶切除外，切除的安全边缘至少需远离肿瘤1 cm以上，以降低局部复发风险。

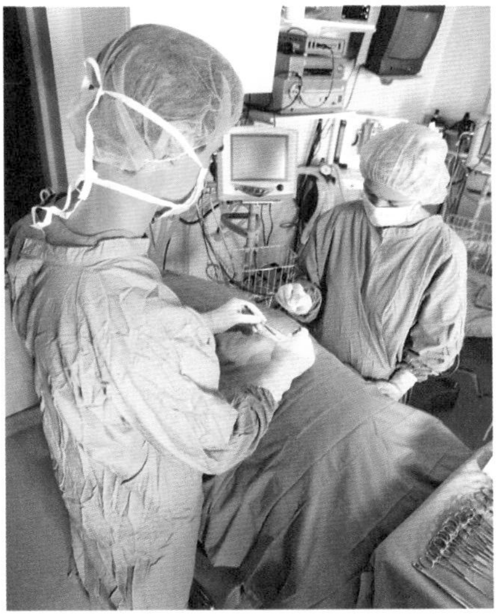

图4-6　外科治疗

（1）传统手术切除。剖腹直接切除肿瘤部位。可一次完整取下肿瘤并检查腹腔内肿瘤周围的血管、器官与淋巴结等有无被侵犯，因伤口较大，适合于无肝硬化情形、肝功能良好且只有单个肿瘤的患者。

（2）腹腔镜式手术切除。使用腹腔镜式的手术方式，适合左侧叶单一颗且较小型的肿瘤，伤口较小。如患者有轻微腹水情况时亦可考虑实行此手术方式较优于传统手术方式。

2. 肝脏移植

适合肿瘤局限在肝脏，但因肝硬化不适合做部分肝切除的患者，如是单一肿瘤且直径≤5 cm，如能找到适合的捐赠肝脏，预后多半不错。依据研究：单颗肿瘤直径＜6.5 cm或肿瘤不超过3个且最大直径＜4.5 cm，可得到较佳的存活率。

3. 肝动脉栓塞化疗术

肝脏的血液循环系统与其他器官不同，正常人肝脏的血流供应有1/4来自肝动脉，3/4来自肝门静脉；而肝肿瘤几乎完全由肝动脉来供给养分，血管栓塞治疗是运用血管摄影的技术，从患者的腹股沟部位的股动脉置入一根导管，沿着腹部大动脉进到供应肝癌养分的肝动脉或其分支血管，打入栓塞物质或抗癌药物，以阻断肝动脉血流，让肝癌肿瘤因无法吸收血液中的氧气与养分而逐渐坏死；而其他健康的肝脏细胞仍可通过肝门静脉获得所需的氧气与养分不会坏死，倘若遇到较大的肿瘤时，血管栓塞可能无法一次就将大部分的肿瘤杀死，需重复几次治疗以达较佳的结果。事前须进行详尽的肝功能评估，若患者血小板计数过低或凝血功能不佳时，应先予以矫正再来治疗，以免伤口血流不止。然而，化学栓塞疗法仍可能会导致使部分肝功能受损。因此，严重肝硬化者、肝门静脉堵塞者、肝功能Child-Pugh C等级者不适合此疗法。

4. 放射治疗

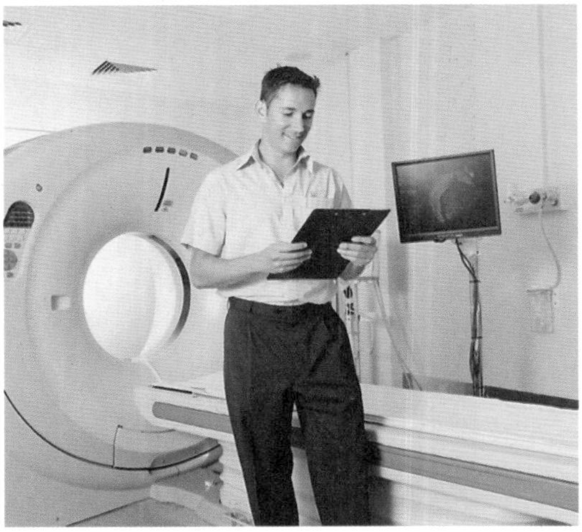

图4-7　放射治疗仪

放射治疗在肝癌治疗上的应用较少，选择此疗法的患者多半肿瘤较大，已经无法接受手术切除或血管栓筛治疗，预后通常不佳。由于放射治疗是运用高热量波光束或粒子光束来照射肝癌肿瘤病灶处，用意在于杀死癌细胞或让癌细胞停止增生，传统的放射线需先经过正常肝脏才能达到肿瘤的位置，所以正常的肝功能有可能会受到损害。然而目前各种改良的放射治疗如光子刀（螺旋刀）、电脑刀，可以很精准地照射肝癌肿瘤做高剂量的放射治疗，避免伤害到健康的肝脏组织。

5. 化学治疗

化学药物主要是针对癌细胞的生长进行破坏，但也可能影响其他正常细胞，通常是针对肿瘤太大或肝门静脉阻塞的患者，但因部分化疗药物要从肝脏进行代谢，多数肝癌患者本身的肝功能已经不好且与体力较为虚弱，常无法承受其不良反应，所以治疗效果并不理想。

6. 肝癌靶向药物治疗

口服肝癌“靶向治疗”药物，不良反应较少且使用较方便，是一种小分子抑制剂，只瞄准肝癌细胞进行毒杀，抑制肿瘤产生新生血管、传递癌细胞增生信号物质，使癌细胞传递出信息的路径被阻断，造成无法增生、分裂新血管来获得养分，以达抑制肿瘤生长的目的，且对正常健康细胞的影响较小。

其他靶向药物毒杀癌细胞是利用阻断“上皮细胞生长素受体”（epidermal growth factor receptor，GERF），如Sorafenib（Nexavar，蕾莎瓦）是一种口服的蛋白酶抑制剂，可同时抑制血管新生及抑制肿瘤增长，不良反应为疲倦、皮肤疹、血压高及肠胃不适。

7. 肝癌的其他治疗

（1）经皮酒精注射（percutaneous ethanol injection, PEI）：这种治疗方式通常适用于直径＜3 cm且肿瘤数目要在3个以下，利用高浓度的酒精注射到病灶内，使肝癌细胞脱水而死亡，每周约治疗2次，且4～6次才能完成，且对正常肝细胞的损害较小；但若有明显腹水、出血倾向、阻塞性黄疸的患者不适合，因治疗后容易并发腹腔内出血或腹膜炎。

（2）射频肿瘤灭除术（radiofrequency ablation, RFA）：适用于患者不适合接受手术、直径小于5 cm、肿瘤数目不超过5个、没有转移或严重血液或凝血相关问题等为最佳的条件。利用治疗探针插入肿瘤病灶中，探针的另一端接到射频电流产生器，当交流电通过组织时会摩擦生热，使肿瘤细胞内蛋白质产生凝固性坏死。

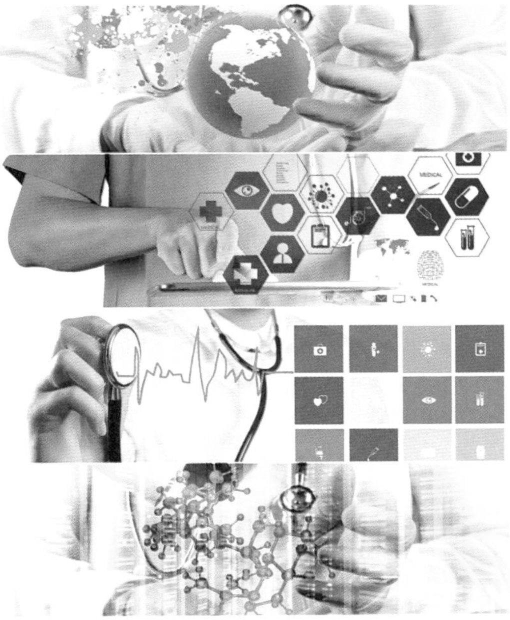

图4-8　肝癌其他治疗方式

（3）冷冻治疗：一般使用在单一且直径<6 cm的肿瘤，利用超声波的引导下，将真空绝缘体探针穿入病灶内，再以液态氮低温冻死癌细胞，所以若肿瘤太大或数目过多时，时间太长会造成患者的不适感，且治疗完容易有发热、短暂性肝功能升高、胸膜腔积水、低血糖及肾功能异常等现象出现。

第二节　肝癌的营养治疗

一、治疗前饮食原则

给予肝癌患者饮食治疗的目的是，当有适当的营养介入支持时，能有效预防或改善营养不良的状况，凭借充足的营养，尽可能地降低癌症治疗的不良反应，以协助患者能完成癌症的治疗，提升患者的生活品质。

治疗前的饮食原则，则建议应每日均衡摄取六大类的食物，因为没有单一种食物含有身体所需的所有营养成分，且在癌症患者治疗期间，所需的热量、蛋白质及营养成分皆比一般人多；所谓的六大类食物是分为全谷根茎类、蔬菜类、水果类、豆鱼肉蛋类、低脂乳品类及油脂类，均衡摄取能提供身体抵抗治疗期间不良反应，维持良好的预后，倘若患者在治疗前中后未能从食物中摄取足够的热量及蛋白质时，也可适时的使用市售的商业营养配方，以补足身体所需的营养；勿相信偏方，若有任何疑问应向专业医师、药师、营养师询问。

二、治疗中饮食原则与不良反应对应方法

治疗期间的热量可给予30～35 kcal/kg体重的高热量及1.2～2.0 g/kg体重的高蛋白质饮食（蛋白质的给予量，需视肝功能与整体代谢情况调整）；仍需把握均衡饮食的概念，维持良好的生活习惯。

治疗不良反应之饮食对策

1. 食欲缺乏、味觉及嗅觉改变

在治疗期间，患者非常容易发生食欲缺乏的问题，也容易改变味觉及嗅觉，应改变平时的饮食习惯，从一天3正餐改为少量多餐至6～7餐，身旁可准备高热量（低脂高碳水化合物）高蛋白的小点心，随时补充之；并维持用餐气氛愉快，在餐前可用开水漱口以湿润口腔、保持口腔的清洁可提升患者对食物的味觉敏感度，用天然香料来提升料理的风味，如大蒜、迷迭香、薄荷、柠檬汁、柑橘或低盐烤肉酱、低盐番茄酱等；视情况限制盐分摄取，避免腌渍、烟熏、加工食品（如肉松、火腿、香肠）等；也可等食物放在室温稍凉后再品尝，就不会让太浓烈味道影响食欲；若有吞咽上的困难，则可采用流质饮食，以方便进食。

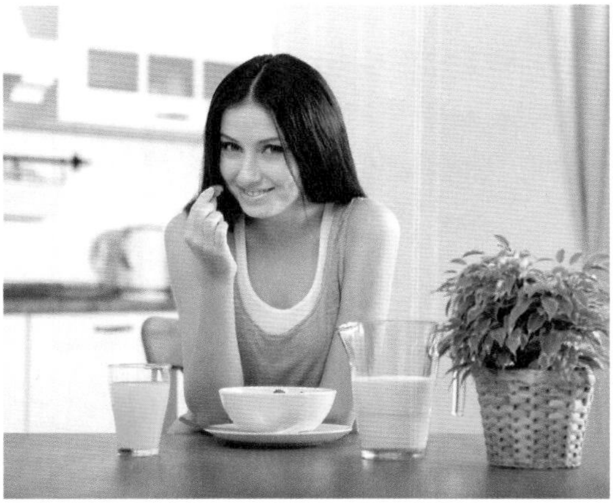

图4-9　适时补充小点心

2. 口腔黏膜发炎、喉咙疼痛

若有口腔黏膜发炎、喉咙痛的现象时，应选择软嫩、较没有刺激性、湿润、温度温或冷的食物，避免太粗糙、干硬的食物如坚果面包、燕麦饼干等，以减轻不舒服的症状；并采用软而容易吞咽的食物，如滑蛋瘦肉粥、清蒸鱼肉、蔬菜取嫩叶部分吃或豆花、奶昔、布丁等高热量食物，水果也可选择葡萄、香蕉等较软质的，或是新鲜现榨果汁，以利吞咽；并可使用特医营养品，以修复口腔黏膜。

3. 口腔干燥

有些癌症的治疗方法或药物，可能会造成口腔干燥或是唾液浓稠。若有这些情况产生时，需尽可能吃湿润的食物或以流质食物为主，并经常使用苏打水或盐水漱口、刷牙，来保持口腔清洁和预防感染，记得不要购买含有酒精的漱口水或饮酒，否则易使口腔更干燥；可多喝冰凉饮料，或将些许汤汁拌入食物中，如馒头可以沾牛奶或豆浆，或吃烩饭、肉羹面等湿润的食物。

4. 吞咽困难

因口腔干燥、喉咙疼痛、癌症治疗引起的吞咽困难时，便需吃软质和流质的食物，因浓稠的流质食物除了较好吞咽外，热量也相对提高，或选择浓度高的营养补充品，如此热量及蛋白质才会足够；一旦有吞咽困难的情况发生时，应请语言治疗师会诊，以降低呛到或吸入性肺炎的风险。

> 小提醒　增加黏稠度的方法可使用果冻粉、洋菜粉、番薯粉、玉米淀粉、生粉或食物增稠剂等。

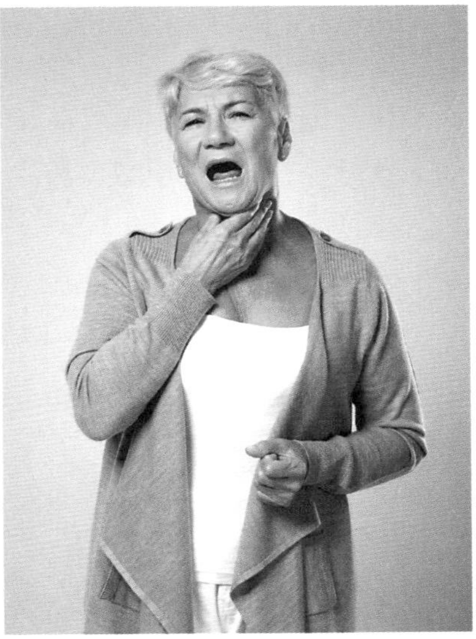

图4-10　吞咽困难

5. 腹泻

癌症治疗及药物有时也容易使肠道蠕动增加致腹泻，如有腹泻时应避免高膳食纤维食物的摄取，因其会使腹泻更严重；也应避免高脂肪饮食，因油炸食物容易刺激肠胃，使腹泻加剧；状况严重时，患者可采用清流质饮食，以让肠道获得充足的休息，或可饮用加水对半稀释的运动饮料，以补充电解质，但因清流质饮食的热量及蛋白质皆不足甚至缺乏，无法提供足够的营养，或可使用清流质营养品以提升营养密度，使用天数不超过3～5天为原则；一旦状况缓解，就可慢慢开始摄取含有纤维的食物。

6. 便秘

治疗期间可能因饮食习惯改变、身体活动量减少且使用止痛药等，都会使肠道蠕动降低造成排便困难；患者若没有口腔、喉咙痛的情形时，就应多摄取的高膳食纤维的食物；全谷根茎类如五谷饭、大燕麦片，高纤蔬菜如瓜类、黑木耳，水果如水梨、水蜜桃、木瓜等。并在医师的许可下，尽可能喝水至每天的需求量，并可多走动散步，以促进肠道蠕动，或予以助排便药物协助。

7. 恶心呕吐

记得一定要小口小口地多补充水分以免脱水，或可以喝冰凉的果汁，以利入口；在化疗前，记得不要一次吃太多的食物，要少量多餐、避免油腻以清淡饮食为主，细嚼慢咽，进餐前中后1 h要避免喝太多液体，如白开水、茶、汤等，以减少饱胀感，饭后也可稍稍加走动，不要马上坐着；并可请医师开立降低恶心呕吐的药物。

8. 腹痛腹胀

应避免易产气、粗糙或多纤维的食物，如完整的豆类、牛奶、碳酸饮料、刺激性的食品或饮料等；吃饭时应减少汤汁、水分的摄取，勿嚼食口香糖，以避免吸入过多的空气。

9. 白细胞计数过低者

某些癌症治疗时会使白细胞计数减少或过低。此时应加强注意饮食卫生，以避免接触细菌；且应改善平时的饮食卫生习惯，如在吃食物的前后，都需要用洗手乳或肥皂将双手洗净，所有的食物皆需烹煮加热完全，不生食或食用半生不熟的食物，水果需削皮。

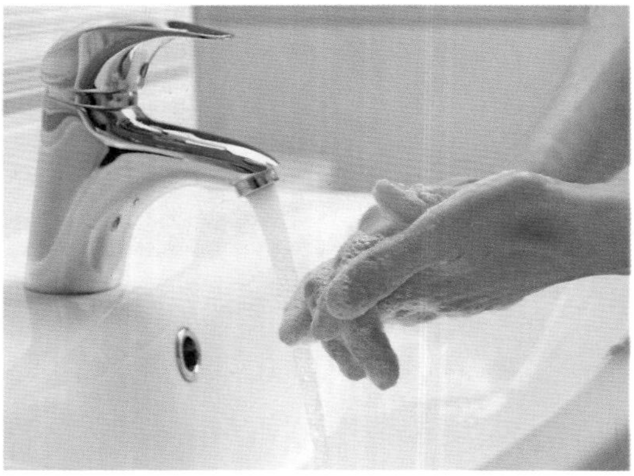

图4-11　洗手

10. 有黄疸现象

不需特别限制脂肪的摄取。但如有胀气、腹泻等脂肪痢的症状时，须采用低油饮食。

11. 出现肝性脑病时

应适量限制蛋白质的摄取，并且蛋白质来源应以豆类为主，可多吃蔬果，预防便秘，降低肠内有害菌产生，改善菌丛。

三、治疗结束后的饮食原则

癌症患者进入恢复期后，应维持理想体重、均衡饮食，多吃含富含抗氧化及植化素的各色蔬果、降低饱和脂肪及反式脂肪的摄取量：如肥肉、猪皮、鸡皮或酥皮、植物性奶油、避免含糖饮料或腌渍、烟熏和烧烤食物、烟酒。

倘若治疗预后较差时，应让患者保持尊严地走完最后一段路程及缓解不舒适症状，让患者感觉舒服是最重要的，想吃什么就吃什么，但最好吃还是可以选择高营养价值的食物，除了可维持体重，也可减少再次感染的风险；且应完全依照医师指示用药，若有任何疑问，都要告诉医护人员，以便问题的解决。

四、实证——肝癌患者接受营养支持成效

肝癌患者容易有蛋白质热量营养不良（protein-calorie malnutrition, PCM）的状态，肝硬化患者PCM发生率达65%～90%，肝脏移植更高达100%。有研究指出有一半的患者会出现恶病质（cachexia），如体重减轻、倦怠、食欲缺乏、易饱感、电解质不平衡等，且治疗中可能因不良反应而减少摄食量，加重营养不良而增加病死率。早期找出营养不良或具有营养不良风险的患者，及早营养支持介入，可减少并发症发生率，促进复原及改善预后。

1. 肝癌患者营养状况评估与生活品质的分析

中国台湾中部一家教学医院于2007年8月至2009年3月搜集300例放射肿瘤科的肝细胞癌患者，利用迷你营养评估（MNA）及欧洲癌症生存品质研究和治疗组织（EORTC QLQ-C30），评估肝细胞癌患者的营养状况和生活品质（QoL）并分析。约45.7%的患者有营养状况问题，其与肝硬化等级为显著相关（$P<0.001$），营养筛检和评估是肝癌患者的必要条件，营养介入和支持有益于改善这些患者的QoL。

资料来源

许维中.肝癌患者营养状况评估与生活品质之分析［J］.放射治疗与肿瘤学. 2011, 18(4): 299-310.

2. 营养介入对原发性肝癌介入治疗患者的效果

2004年6月至2005年12月，暨南大学第二临床医学院对初次或再次治疗的48例原发性肝癌患者进行营养介入，随机将患者分为A、B两组，均进行营养指导；A组常规饮食+口服“特医”营养饮液200 ml，每天2～3次；B组常规饮食，持续1个月后，A、B组患者体重、总蛋白（TP）皆增加，但有显著差异，A组白蛋白（Alb）增加有显著差异（$P<0.01$），B组则无显著差异。营养介入能改善原发性肝癌患者的营养状况，有助进一步治疗。

资料来源

葛茜，吴宇旋.营养干预对原发性肝癌介入患者效果评价［J］.实用预防医学，2009，16(3) 828—830.

3. 早期肠内营养支援在肝癌患者肝移植术后的应用

南京八一医院全军肿瘤肝移植中心曾做过这样一项研究，将65例肝癌肝移植患者分为两组：肠内营养（EN组）与静脉营养（PN组），比较两组术后住ICU天数，28天感染发生率及病死率，术后1、4、7天肝功能，营养状态，等等；结果发现术后第7天，EN组较PN组其T-BIL、ALT、CRP均显著降低（$P < 0.05$），前白蛋白、IgA、IgM明显上升，28天感染率明显降低（$P < 0.05$）。肝癌患者肝移植术后早期，EN组比PN组能更有效地改善患者的营养状况，促进患者肝细胞的修复，降低C反应蛋白水平，提高身体的免疫力，显著减少感染的发生。

资料来源

阳文新，钟正江，曹耀军．早期肠内营养支持在肝癌患者肝移植术后的应用[J]，临床肿瘤学杂志，2009，14 (9)：827-830.

4. 早期肠内营养介入对肝癌术后营养状况和肠功能的影响

将96例肝癌患者，随机分为术后24 h开始肠内营养组47例和术后给予全肠外营养治疗组（对照组）49例，分别进行营养支持至手术后第10天；患者分别于术前1天、术后第1天、第8天测量体重、皮褶厚度、上臂围、血清白蛋白、前白蛋白及电解质等；结果发现观察组的体重及前白蛋白水平高于对照组；结论为早期肠内营养能改善术后营养状况，更能促进术后胃肠功能恢复。

资料来源

薛玉珠．早期肠内营养对肝癌介入术后机体营养状况及肠功能的影响[J]．中国美容医学，2012，21（18）：492-483.

【肝癌的营养治疗案例】

许先生，69岁，2014年罹患原发性肝恶性肿瘤，使用经动脉灌流化学栓塞治疗（transarterial chemoembolization, TACE）方式治疗3次，并规律于门诊追踪。既往史：糖尿病、高血压10年，前列腺肥大5年，抽烟40年（已戒烟3年）。

入院时体格检查：血压194 mmHg/83 mmHg，身高160 cm，原体重56 kg，2017年复诊时，测量体重发现近1个月内体重减轻至53 kg，而于门诊进行腹部CT断层扫描检查时，发现右侧肝叶的肿瘤直径已从8.3 cm长大至9.6 cm，故医生建议入院追踪治疗。

1. 目前治疗方案

入院行动脉血管栓塞治疗术（TAE）治疗。

2. 发生不良反应

便秘、食欲缺乏等。

3. 血液生化测值

项　目	数　值	正常值	单　位
AST（天冬氨酸氨基转移酶）	67（较高）	15.0～40.0	U/L
ALT（丙氨酸氨基转移酶）	77（较高）	9.0～50.0	U/L
TBIL（总胆红素）	3.5	1.71～17.1	umol/L
CRE（肌酐）	58	57.0～97.0	μmol/L
eGFR（估算肾小球滤过率）	96.31	>90	ml/min/1.73 m^2
AMON（血氨）	55	20～60	μmol/L
GLU（血糖）	4.2	3.89～6.38	mmol/L
ALB（白蛋白）	29（较低）	40.0～55.0	g/L
Na（钠）	137	137～147	mmol/L
AFP（甲胎蛋白）	13.4（较高）	0～9	ng/ml

4. 近日饮食状况

食欲缺乏。

早　餐	午　餐	午　点	晚　餐	晚　点
• 广东瘦肉粥1/2碗或金枪鱼蛋饼1/2个+无糖豆浆130 ml	• 汤面1/2碗+小豆干1块+卤蛋半个	• 猕猴桃1个	• 饭1/2碗+卤肉2块+炒青菜适量（30 g）	• 一般口饮营养品1罐（250 ml）

5. 进食量评估

项　　目	摄　取　量
碳水化合物	约140 g/d
蛋白质	约52 g/d
脂　肪	约62 g/d
总热量	约1 200 kcal/d

6. 营养评估

（1）身体质量指数：20.7 kg/m^2（正常）。

（2）理想体重：56.3 kg ± 5.6 kg。

（3）体重下降百分比：一个月体重下降3 kg（5%）（明显体重减轻）。

（4）评估总热量需求：1 750～2 050 kcal/d。

（5）评估蛋白质需求：68～85 g/d。

（6）营养相关问题：热量摄取不足、蛋白质摄取不足、白蛋白过低、食欲缺乏、便秘。

（7）主观整体营养评估（SGA）：B级（中度营养不良）。

（8）患者整体营养状况评估（PG-SGA）：10分（急需营养介入）。

7. 临床营养师指导

（1）癌症饮食原则指导（高热量、高蛋白均衡饮食）。

（2）因热量与蛋白质摄取皆不足，导致白蛋白过低。

患者所需

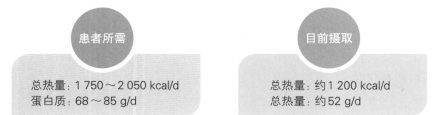

总热量：1 750～2 050 kcal/d
蛋白质：68～85 g/d

目前摄取

总热量：约1 200 kcal/d
总热量：约52 g/d

（3）指导少量多餐。

营养问题

因食欲缺乏导致热量及蛋白质皆摄取不足

→

营养介入

建议少量多餐，并指导应于正餐中增加高热量点心或营养补充品，且餐点由每日3餐增加为6餐

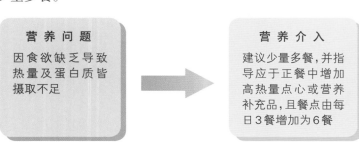

（4）增加热量方法指导。

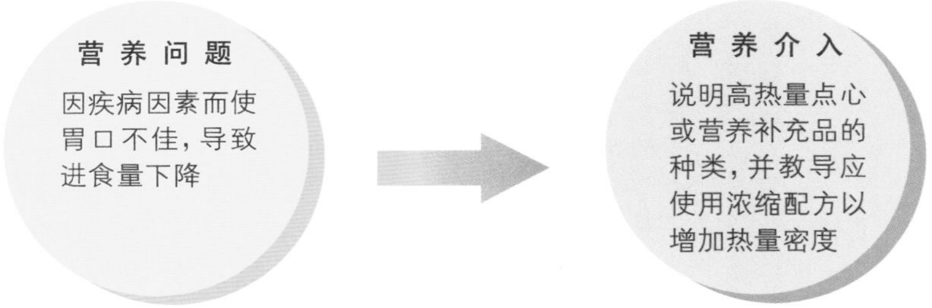

（5）便秘的饮食指导原则（详见不良反应饮食对策）。

（6）建议可增加活动量，于每日晚餐饭后1 h散步约30 min；运动能保持身心灵健康，也可借由增加活动量，进而提升摄食量。

（7）设计个体化肝癌饮食高热量高蛋白之7日营养处方。

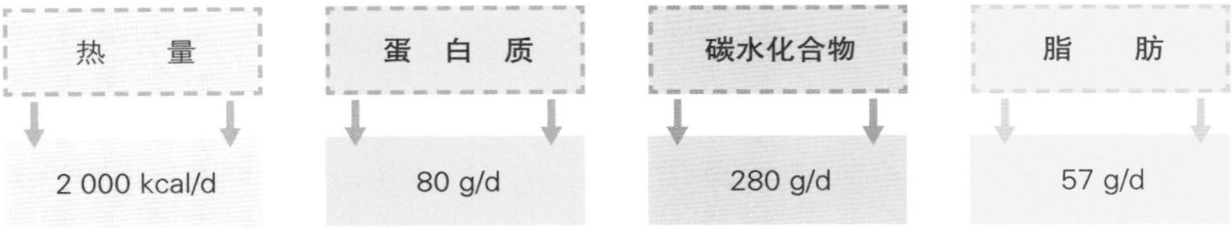

8. 7日个体化营养处方

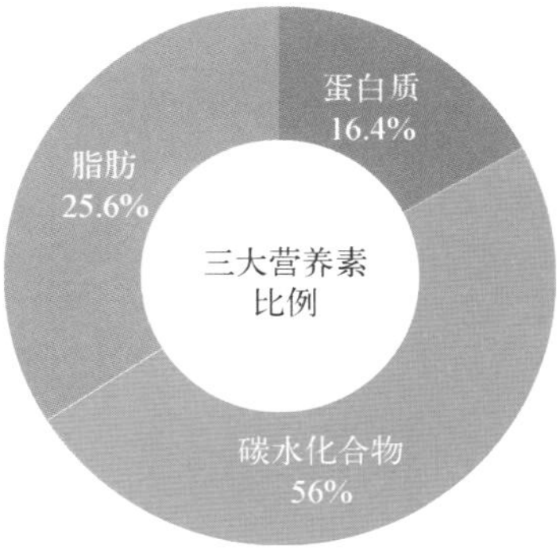

每餐热量及三大营养成分比例

	早　餐	早　点	午　餐	午　点	晚　餐	晚　点
热量/kcal	475	60	520	302	518	120
蛋白质/%	19	0	15	22	18	0
碳水化合物/%	51	100	52	52	52	100
脂肪/%	28	0	30	25	28	0

	第 1 天			第 2 天			第 3 天			第 4 天		
		食 材	分 量		食 材	分 量		食 材	分 量		食 材	分 量
早餐	豆浆	豆浆	260 ml	猪排	饼皮	1片(厚)	麦片	麦片	20 g	豆浆	豆浆	260 ml
	馒头	馒头	120 g	蛋饼	猪排	35 g	面包夹	面包	75 g	蒸萝	萝卜糕	200 g
	夹蛋	鸡蛋	55 g		鸡蛋	55 g	蛋	鸡蛋	55 g	卜糕		
		油	5 g		油	5 g		油	5 g	荷包蛋	鸡蛋	55 g
											油	5 g
早点	时令	水果	一碗	时令	水果	一碗	时令	水果	一碗	小餐包	餐包	一个
	水果		(100～	水果		(100～	水果		(100～			(25 g)
			150 g)			150 g)			150 g)			
午餐	白饭	白饭	200 g	白米饭	白米饭	200 g	西红柿	西红柿	25 g	五彩	猪肉	40 g
	土豆	鸡腿肉块	53 g	彩椒	鸡胸肉	35 g	牛肉面	牛肉块	53 g	炒饭	火腿	13 g
	咖喱	土豆	90 g	鸡丁	红椒	20 g		面条(熟)	240 g		白米饭	200 g
		洋葱	50 g		黄椒	20 g		油	10 g		油	10 g
		胡萝卜	50 g		青椒	20 g	烫时蔬	当季蔬菜	100 g		胡萝卜	30 g
		腌料	盐、生抽、姜片		油	5 g					香菇	10 g
		调味配料	咖喱块、椰浆	烫时蔬	当季蔬菜	80 g					小黄瓜	20 g
		油	10 g	蘑菇炒	豆腐干	18 g					调味配料	酱油,鸡粉
				香干	蘑菇	10 g						醋,白酒
					油	5 g				烫时蔬	当季蔬菜	90 g
午点	营养品	癌症专用	1瓶	营养品	癌症专用	1瓶	营养品	癌症专用	1瓶	营养品	癌症专用	1瓶
		配方			配方			配方			配方	
晚餐	打卤面	面条(熟)	240 g	白米饭	白米饭	200 g	白米饭	白米饭	200 g	雪菜豆	猪肉	50 g
		猪肉	55 g	三杯鲜	鱼	70 g	瓜仔肉	腌黄瓜	酌量	干肉丝	豆干丝	20 g
		鸡蛋	25 g	鱼	姜、蒜	酌量		肉末	55 g	炒面	面条(熟)	280 g
		木耳	30 g		罗勒叶	酌量		鸡蛋	半个		雪菜	酌量
		黄花菜	50 g		油	5 g		调味配料	酱油、葱		油	10 g
		香菇	20 g		调味配料	麻油、料酒	金针菇	丝瓜	100 g	炒时蔬	当季蔬菜	100 g
		腌料	料酒、老抽			酱油膏、糖	烩丝瓜	金针菇	50 g			
			生粉、陈醋			盐、白胡椒粉		油	5 g			
		调味配料	葱、姜、盐	蒜蓉	苋菜	70 g		调味配料	盐、胡椒粉			
				苋菜	油	5 g			料酒、姜、蒜			
					调味配料	盐、蒜						
				烫时蔬	当季蔬菜	80 g						
晚点	时令	水果	2碗	时令	水果	2碗	时令	水果	2碗	时令	水果	2碗
	水果		(200～	水果		(200～	水果		(200～	水果		(200～
			300 g)			300 g)			300 g)			300 g)

第 5 天			第 6 天			第 7 天			
	食　材	分　量		食　材	分　量		食　材	分　量	
麦片 大肉包	麦片 大肉包	13 g 1个（80 g）	红薯稀饭 卤豆腐干 荷包蛋	红薯 稀饭 豆腐干 鸡蛋 油	83 g 375 g 35 g 55 g 5 g	豆浆 蒸芋头糕 荷包蛋	豆浆 芋头糕 鸡蛋 油	260 ml 200 g 55 g 5 g	早餐
红豆汤	红豆 代糖	20 g 少许	时令水果	水果	一碗 （100～ 150 g）	麦片	麦片	20 g	早点
南瓜蒸饭 西红柿炒蛋 菠菜猪肉	南瓜 白饭 鸡蛋 西红柿 油 猪肉丝 菠菜 油	55 g 150 g 55 g 50 g 5 g 18 g 100 g 5 g	白米饭 清蒸鳕鱼 鱼香肉丝 炒时蔬	白米饭 鳕鱼 姜丝 猪肉 胡萝卜 青椒 笋丝 油 腌料 当季蔬菜 油	200 g 35 g 少许 13 g 10 g 10 g 10 g 5 g 生抽、生粉 料酒 90 g 5 g	肉末卷新面 豆芽鸡丝	面条（熟） 猪肉末 卷心菜 木耳 油 调味配料 鸡肉 豆芽 红椒 葱 油 腌料 调味料	240 g 35 g 50 g 20 g 5 g 盐、鸡粉 13 g 50 g 30 g 酌量 5 g 料酒、生粉 盐、胡椒粉 料酒、盐 鸡粉、香油	午餐
营养品	癌症专用配方	1瓶	营养品	癌症专用配方	1瓶	营养品	癌症专用配方	1瓶	午点
北菇香鸡煲仔饭 蚝油生菜	鸡腿 米 香菇 腌料 调味配料 生菜 油 调味配料	70 g 80 g 50 g 酱油、砂糖 姜丝 枸杞 100 g 5 g 蚝油、盐 酱油、白糖	双菇玉米牛肉饭	白米饭 玉米粒 牛肉 白玉菇 香菇 胡萝卜 油 调味配料	200 g 65 g 70 g 40 g 40 g 70 g 10 g 鲣鱼汤料 水、生抽 胡椒粉	枸杞豆皮粥 地三鲜 炒时蔬	米 豆皮 肉松 枸杞 调味配料 土豆 茄子 青椒 油 当季蔬菜	80 g 60 g 酌量 酌量 盐 45 g 30 g 20 g 5 g 100 g	晚餐
时令水果	水果	2碗 （200～ 300 g）	时令水果	水果	2碗 （200～ 300 g）	时令水果	水果	2碗 （200～ 300 g）	晚点

9. 营养指导结果

1个月后返诊，主治医师转诊临床营养师进行营养指导追踪，目前体重上升至55 kg（增加2 kg），许先生于返家后期间，努力按照营养师的营养处方执行饮食上的摄取，除三餐正餐及水果、点心外，还每天补充1罐癌症营养补充品，以达热量及蛋白质目标，1周视体力状况可饭后散步2～3次，每次20～30 min，希望自己能努力维持体重，维持良好的营养。

一个月后回院复查：ALT、AST、ALB虽然仍异常，但营养介入后，已有显著改善。

项　　目	营养介入前	营养介入后	正常值	单　位
AST（天冬氨酸氨基转移酶）	67（较高）	54（较高）	15.0～40.0	IU/L
ALT（丙氨酸氨基转移酶）	77（较高）	66（较高）	9.0～50.0	IU/L
TBIL（总胆红素）	3.5	3.62	1.71～17.1	μmol/L
CRE（肌酐）	58	60	57.0～97.0	μmol/L
eGFR（估算肾小球滤过率）	96.31	93.42	>90	ml/（min・1.73 m^2）
AMON（血氨）	55	52	20～60	μ mol/L
GLU（血糖）	4.2	4.5	3.89～6.38	mmol/L
ALB（白蛋白）	29（较低）	32（较低）	40.0～55.0	g/L

提醒：本篇文章营养治疗案例提及的内容（包含营养师评估、指导、菜单），并非适合所有癌症患者，请勿自行参照执行。因每位患者状况不同，建议咨询临床营养师为您制订专属营养处方。

【撰文营养师介绍】

夏子雯

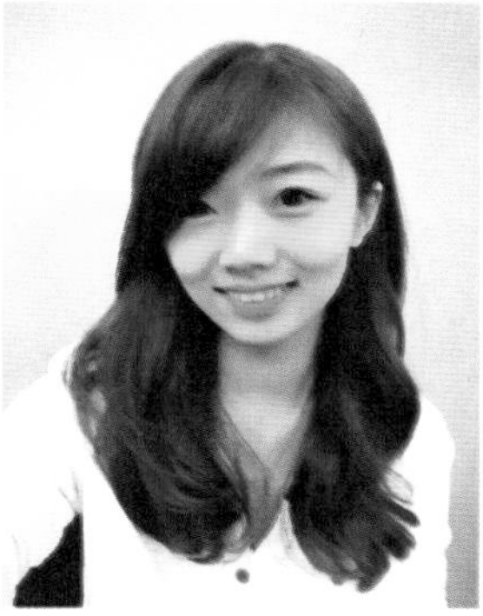

经历：

财团法人康宁医院营养科代理组长暨营养师

新光吴火狮纪念医院营养课临床组代理股长暨营养师

学历：

中国台湾辅仁大学　营养科学系

证照：

中国台湾注册营养师

中国台湾营养学会　肾脏专科营养师

中国台湾糖尿病共同护理网　医事人员

中国台湾糖尿病宣教学会　合格糖尿病宣教师

中国台湾肥胖研究学会　体重管理营养师

第五章
大肠癌与营养治疗

第一节　大肠癌简介

大肠为人体内消化系统的最后部分，在小肠末端的回肠进入大肠处有回盲括约肌，它的功能是防止粪便反流至回肠，同时也可防止回肠内容物太快进入大肠，而是通过回盲括约肌后再进入盲肠，之后紧接着结肠。而结肠又可分成4个区段，包括升结肠、横结肠、降结肠、乙状结肠，最后到直肠与肛门。大肠，为人体消化系统的终点，在小肠消化与吸收营养成分后，剩余的食物残渣、无法被吸收之物质与水分就需要在大肠做处理。而大肠的主要功能包含水分的再吸收、电解质的吸收、粪便成形与暂存。直肠为大肠的最后一部分，位于肛门的近端，功能为产生便意并传递给大脑，当大肠中的粪便量到达

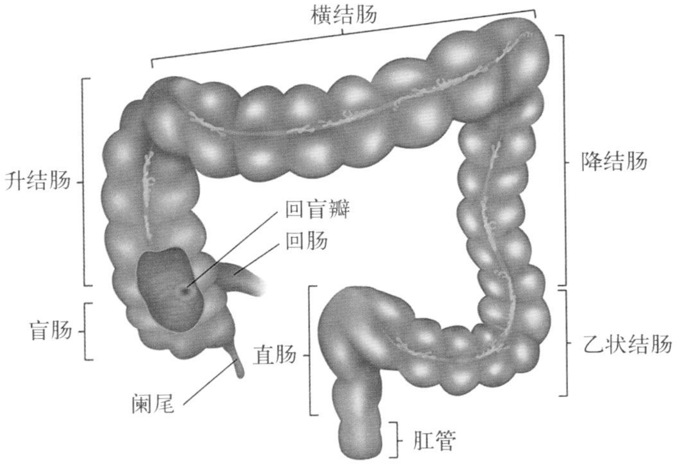

图5-1　大　肠

一定程度后即会通知大脑。肛门为直肠末端的括约肌，受到大脑意识控制收缩或扩张，具有排除粪便、控制排便的功能。

一、大肠癌的分类

大肠癌依其原发部位的组织来源不同可分为腺癌、淋巴癌、鳞状上皮细胞癌、神经内分泌癌、肠胃道间质肿瘤、黑色素细胞瘤等，其中绝大多数为腺癌。

二、大肠癌的流行病学

根据世界卫生组织公布最新数据，在2015年，癌症已造成全世界接近900万人死亡，每6名死亡就有1人死因为癌症，而大肠癌于世界癌症死因中排名第3位，在最近一年内约有80万人死于大肠癌。

三、大肠癌的致病原因

常有患者得知罹患大肠癌时心里会有许多疑惑，认为自己不抽烟也不喝酒，生活规律又有运动，不常摄取高油脂肉类或加工食品，蔬菜水果吃的量也不少，甚至有患者是常年吃素的。

其实对于大肠癌确切的致病原因医学界目前尚不清楚，除了先天遗传造成的致病因素，环境也会影响致癌的机会，包含二手烟、空气污染、饮食、生活作息异常、压力，等等，还有可能造成肠道发炎的因素都有可能是造成大肠癌的幕后推手，因为肠道发炎可能会使肠黏膜细胞异常生长，发生癌病变的危险也就提升了。

目前医学界几项较明确的危险因素包含以下。

（1）家族史：家族成员中有人有罹患大肠癌的病史。

（2）息肉症：息肉变性是目前医学界普遍认为最可能导致大肠癌的原因，其转变过程为大肠黏膜异常增生，形成良性腺瘤后再经变性成为腺癌。具有家族性多发腺瘤症或遗传性非多发息肉，或是非遗传造成之息肉症病史。

（3）结肠炎症：有溃疡性结肠炎或克罗恩病病史。

四、大肠癌的症状与警示

除了不明原因之体重减轻、食欲缺乏、感觉疲劳、反胃、恶心、呕吐等癌症共有的症状外，大肠癌也因肿瘤生长的位置不同而症状也有些微差异：

1. 右侧大肠癌症状

- 较少有肠道阻塞症状；
- 轻微贫血症状；
- 右下腹可触摸到肿块；
- 时常感到腹胀、饱胀感、腹部痉挛。

2. 左侧大肠癌症状

- 易有肠道阻塞症状；
- 排便习惯改变：腹泻、水泻、便秘，或是腹泻与便秘两者交替出现；
- 有排便不干净或持续出现便意的感觉；
- 粪便性状改变：解鲜红与暗红色血便，粪便形状细如笔。

五、大肠癌的预防

详见治疗结束后的饮食原则。

六、大肠癌的分期

1. TNM分期

目前各国皆参考美国联合癌症委员会（American joint committee on cancer, AJCC）公布的《第七版大肠癌分期》，将大肠癌分成0～4期，并以肿瘤侵犯的垂直深度（T：tumor，肿瘤），肠道周围淋巴结是否有癌细胞转移（N：node，淋巴结），癌细胞是否转移到其他器官（M：metastasis，远端转移）等等三个面向来判定大肠癌的分期。

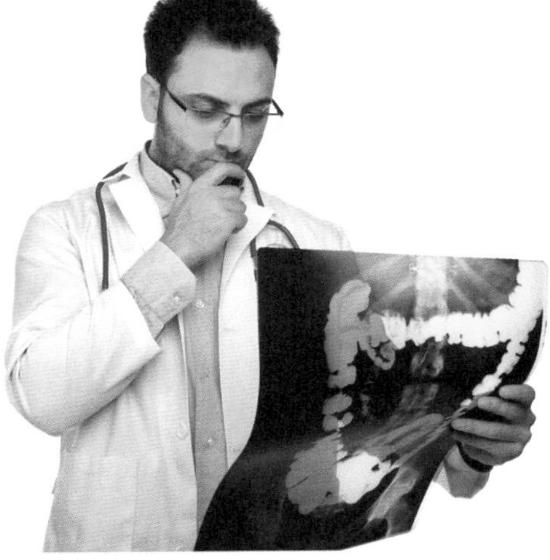

图5-2　大肠癌

T分类：肿瘤侵犯的垂直深度

Tx：无法评估的原发性肿瘤；

T0：无可辨识的原发性肿瘤；

Tis：原位肿瘤，肿瘤只在上皮细胞层

内或只侵犯到固有层；

T1：肿瘤侵犯到黏膜下层；

T2：肿瘤侵犯到肌肉层；

T3：肿瘤穿透肌肉层，进入大肠外面的覆盖层或脂肪层；

T4a：肿瘤穿透腹膜脏层；

T4b：肿瘤直接侵犯或粘连于其他器官或结构。

N分类：肠道周围淋巴结是否有癌细胞转移

Nx：局部淋巴结无法评估；

N0：没有侵犯到淋巴结；

N1：侵犯到1～3个局部淋巴结；

N2a：侵犯4～6个以上的局部淋巴结；

N2b：7个及更多区域淋巴结转移。

M分类：癌细胞是否转移到其他器官

Mx：远处转移无法评估；

M0：没有远端器官的转移；

M1a：远处转移局限于单个器官或部位（如：肝、肺、卵巢、非区域淋巴结）；

M1b：远处转移分布于一个以上的器官／部位或腹膜转移。

2. 大肠癌期别与TNM分期

医师判定TNM分期后就能再将其与我们较熟知的0～4期结合，共同描述目前癌症的进展状态。

表5-1　TNM分期

期　别	T（原发肿瘤侵犯深度）	N（局部淋巴结）	M（远端转移）
0	Tis（原位癌）	N0	M0
Ⅰ	T1、T2	N0	M0
ⅡA	T3	N0	M0
ⅡB	T4a	N0	M0
ⅡC	T4b	N0	M0
ⅢA	T1–T2	N1	M0
	T1	N2a	M0
ⅢB	T3–T4a	N1 / N1c	M0
	T2–T3	N2a	M0
	T1–T2	N2b	M0

（续表）

期　　别	T（原发肿瘤侵犯深度）	N（局部淋巴结）	M（远端转移）
ⅢC	T4a	N2a	M0
	T3-T4a	N2b	M0
	T4b	N1-N2	M0
ⅣA	任一深度的T	不管有无淋巴结	M1a
ⅣB	任一深度的T	不管有无淋巴结	M1b

七、大肠癌的治疗方式与不良反应

大肠癌的治疗方式会依据TNM分期中肿瘤的大小、位置、侵犯程度及有无淋巴结及其他器官转移来评估，主要有外科手术治疗、化学治疗、放射治疗等。医师选择适当的治疗方式除了看分期以外，也会考虑患者的年龄、身体状况、治疗积极程度，并且与患者讨论各种治疗方式的利弊风险后共同决定。

1. 外科手术

为大肠癌最主要的治疗方式，将癌病变位置的结肠段切除，并且清除周围淋巴结。

（1）传统手术：使用开腹进行手术治疗，视肿瘤大小与扩展状况采局部切除或根除，适用于肿瘤较大、侵犯周围器官较深的患者。

（2）内镜微创手术：使用腹腔镜来进行手术治疗，可降低疼痛与外观伤口大小，术后恢复期较短，可以较快进食与出院，适用于肿瘤较小、尚未侵犯周围器官的患者。

（3）人工肛门（造口）：

① 左侧结肠切除：多数患者可以直接做肠对肠吻合，少数特殊状况才会作暂时性或永久性造口，如部分中段或最下段之直肠癌患者，或是阻塞性且无法切除的直肠癌或乙状结肠癌患者才需要。左侧大肠造口的粪便大多可成型，初期可能排便次数会增加，可以经由训练每日定时灌洗来达到定期排便目的。

② 右侧结肠切除：切除末端回肠、盲肠、升结肠、横结肠，可能设置暂时性人工肛门，使后段肠道休养，避免粪便污染，初期可能出现短暂腹泻

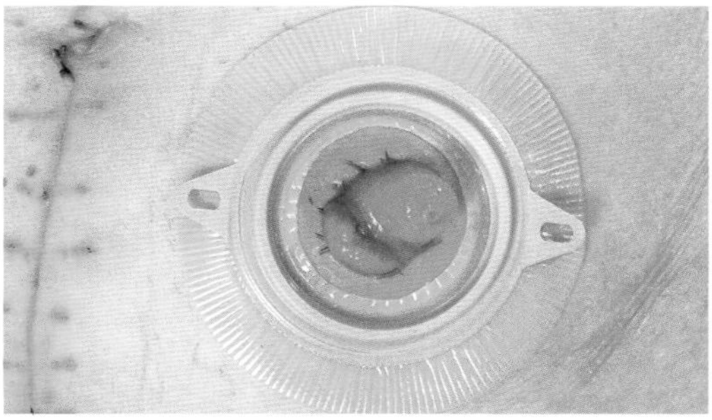

图5-3　人工肛门

症状。一段时间后经医师评估可以解除人工肛门将会与原本肠段接合。

2. 化学治疗

俗称化疗，分辅助性化疗及缓解性化疗。即使用一种或多种药物一起治疗，治疗方式包含口服或静脉注射等。将化疗药物通过全身血液传送来破坏癌细胞。辅助性化疗的目的在于尽可能减少部分有转移但侦测不到的癌细胞，除了能降低手术后复发概率外，也有预防未来转移的作用。缓解性化疗的目的则在追求生命的延长及症状的缓解改善。

3. 放射治疗

利用具穿透力的游离辐射来破坏癌细胞的DNA，常与手术或药物配合使用，通常用在直肠癌患者。于手术前使用可达到缩小肿瘤体积、减少手术范围的作用，于手术后使用则可减少局部复发率。

4. 靶向治疗

通过分子生物技术直接阻断癌细胞的生长与修复能力，利用药物标的专一性杀死癌细胞，避免伤害正常细胞。但非每个患者都适用靶向治疗，需有特定肿瘤标记才有疗效，因此需与医师讨论何种治疗方式较合适，通常适用于第4期患者。

第二节　大肠癌的营养治疗

一、治疗前饮食原则

治疗前应遵守均衡饮食原则，依照该年龄层应摄取的足够营养来维持体重达到理想值，才能有良好的营养状态来面对后续治疗。

第1号：依据活动量对照性别与年龄，查出自己的热量需求。

性　别	年龄/岁	热量需求(kcal)——依据生活活动强度			
		低	稍低	适度	高
男	19～30	1 850	2 150	2 400	2 700
	31～50	1 800	2 100	2 400	2 650
	51～70	1 700	1 950	2 250	2 500
	71以上	1 650	1 900	2 150	

（续表）

性 别	年龄/岁	热量需求（kcal）——依据生活活动强度			
		低	稍低	适度	高
女	19～30	1 450	1 650	1 900	2 100
	31～50	1 450	1 650	1 900	2 100
	51～70	1 400	1 600	1 800	2 000
	71 以上	1 300	1 500	1 700	

生活活动强度：
低：静态活动居多。如：坐着看电视、看书、静卧。
稍低：从事少量活动，其他时间休息。如：烹调、开车、玩电脑。
适度：从事正常活动。如：散步、整理打扫、上下班。
高：从事快速或激烈活动。如：运动、游泳、爬山。

第2号：依热量需求均衡摄取六大类食物至建议份数

建议摄取量/kcal	1 200	1 500	1 800	2 000	2 200	2 500
全谷根茎类（碗，200 g）	1.5	2.5	3	3	3.5	4
豆鱼肉蛋类（份，30 g）	3	4	5	6	6	7
低脂乳品类（杯，240 ml）	1.5	1.5	1.5	1.5	1.5	1.5
蔬菜类（碟，100 g）	3	3	3	4	4	5
水果类（份，100～150 g）	2	2	2	3	3.5	4
油脂与坚果种子类（份=5 g油=8 g坚果）	4	4	5	6	6	7

* 全谷根茎类每日至少1～1.5碗来自未精制过的谷类；
* 油脂与坚果种子类每日至少1份来自坚果与种子。

二、治疗中饮食原则与不良反应应对方法

1. 化学治疗

化学治疗的疗程可以每天或每周甚至每月给予药物，有部分正常细胞也和癌细胞一样有快速生长的特性，因此也可能成为药物的目标因而受到破坏，等待疗程结束后，正常细胞功能会恢复，大部分的不良反应即会消失。现在许多医师在疗程计划中会安排一段

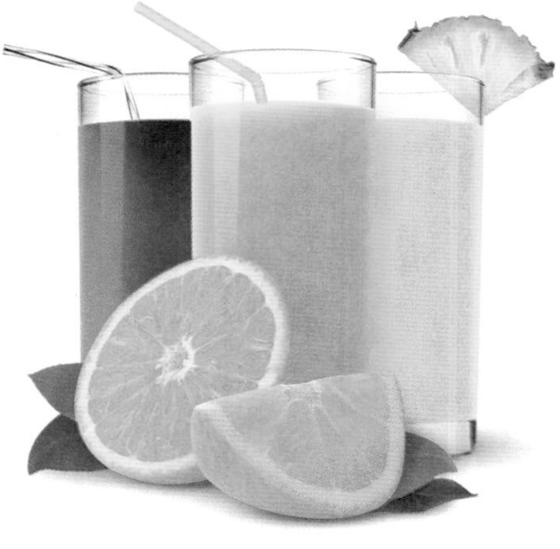

图5-4 柠檬汁或有酸味果汁

休息期，也能让正常细胞恢复正常运转。

（1）化疗期间应以均衡饮食为基础，再依照化疗引发的不良反应予以应对及调整。

（2）常见不良反应的饮食对策

① 恶心呕吐：

a. 进食前漱口；

b. 少量多餐，细嚼慢咽，每餐进食时间放慢至15 min以上；

c. 用餐时将干的食物与湿的食物分开摄取；

d. 避免在进食时喝下太多液体；

e. 避免太甜、油腻及重口味的食物；

f. 呕吐后以漱口水漱口，防止恶心的感觉延续；

g. 进食前喝一口柠檬汁或含有酸味的果汁，促进食欲；

h. 如有严重呕吐需多补充水分。

② 口腔黏膜破损：

a. 避免高温或冰冷的食物；

b. 避免辛辣、过酸、过咸之食物或太过坚硬之饼干；

c. 避免含咖啡因及含酒精类之食物或饮料；

d. 食用温和、质地柔软或味道清淡的食物；

e. 避免生食。

③ 味觉改变：避免苦味食物。

④ 白细胞计数低下：

a. 选择高蛋白食物（包括大豆类、鱼肉、家禽、家畜、蛋类）；

b. 选择多种颜色丰富的蔬菜、水果类；

c. 不吃生食，如生鱼片、半熟蛋等；

d. 水果必需清洗干净，尽量选择可去皮的水果。

⑤ 腹泻：

a. 避免过量摄取高纤维蔬果；

b. 急性期可以使用过滤的果汁、蔬菜汁减少粪便体积；

c. 避免油腻、油炸或太甜的食物；

d. 暂时避免奶类及乳制品；

e. 严重者可采清流饮食。如：米汤水、去油清肉汤、果汁及茶等；

f. 注意水分及电解质的补充。

⑥ 便秘：

a. 包含汤在内，每天至少2 400 ml（约宝特瓶4瓶）的水帮助软化粪便；

b. 增加膳食纤维食物，如糙米、燕麦、蔬菜类……

c. 可补充果寡糖、益生菌、酸奶有助于促进肠蠕动。

2. 放射治疗

放射治疗一次疗程5～8周，通常为周一至周五每天进行一次，每次10～15 min，分次治疗的目的在于保护正常细胞，降低正常组织发生并发症的机会。因为属于局部治疗，可能对局部造成影响，另外，随着治疗疗程剂量逐渐累积也可能在进入第5周后会出现较不适的不良反应。

（1）放射治疗期间应以均衡饮食为基础，再依照放疗引发的不良反应予以应对及调整。

（2）常见不良反应：

① 疲倦。在疗程期间可能会有疲倦感，此时需注意不可因为疲倦而少吃一餐或减少进食量，应设定好固定的进食时间与分量，避免造成体重下降。

② 皮肤炎。在疗程3～4周后可能于治疗范围有皮肤红痒反应，这时需注意洗澡水温不要太高，并避免使用肥皂过度清洁或使用毛巾摩擦，可以毛巾轻拍去除水分后再涂抹保湿乳液或请医师开药处理红痒问题。

③ 腹泻。在疗程2～3周后，因肠道受辐射照射，可能使肠道蠕动过快，造成腹泻。饮食调理请参照上方腹泻饮食注意事项。

3. 手术治疗

大肠为人体消化系统的终点，在小肠消化与吸收营养成分后，剩余的食物残渣、无法被吸收之物质与水分就需要大肠再做处理。而大肠的主要功能包含水分的再吸收、电解质的吸收、粪便成形与暂存。因此，术后为了使大肠能有充分的休养，尽量减少让大肠工作的饮食模式就非常重要。

（1）手术治疗前饮食原则：在整个大肠癌治疗期间，从手术治疗前就需要调整饮食内容，尽量减少肠道的负担，同时也补足身体所需的营养，以更健康的身体进行治疗。此阶段建议可以与营养师先行讨论术后饮食计划，包含可能会进行手术切除的肠段、是否会建立造口等，及早准备适当的饮食内容。

（2）手术治疗后饮食原则：当医师指示可以开始进食后，先从少量水分开始，接着选择清流质饮食。

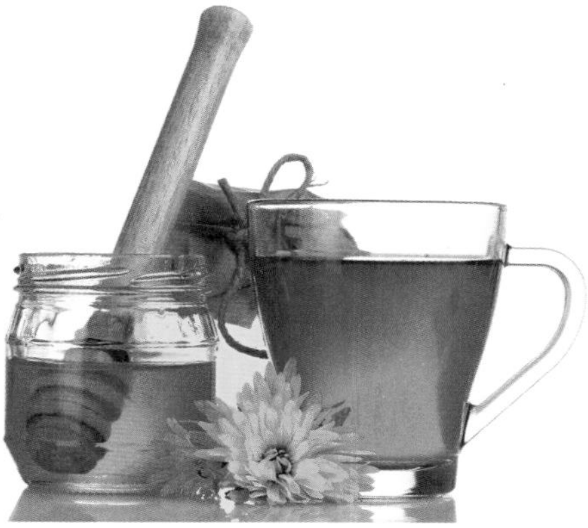
图5-5 清流质食物

清流质饮食：指的是完全无渣的清澈液体，不会产生气体或刺激肠道蠕动，并且能使肠道中的残渣减至最少的一种饮食。如米汤、无油清汤、运动饮料、过滤无渣的果汁、蜂蜜水或糖水。

注意事项：清流饮食为术后1～2天短暂使用，刚开始时应少量多次，每3～4小时摄取30～50 ml，再视患者适应状况逐渐增加分量。因为无法提供足够营养，若适应状况良好可及早尝试下一阶段饮食。

（3）术后恢复期饮食原则：当清流饮食适应状况良好，紧接着可转换为温和饮食，并注意转换初期需避免易产气的食物。

① 温和饮食：指食物质地柔软、不含粗纤维、低刺激性的易消化食物，以减少肠道负担及食物消化后的残渣，以减少粪便量，使肠道能充分休养。

除了食物选择原则外，烹调方式也相当重要，使用蒸、煮、卤、炖的方式可使食物较软嫩，在制作肉类时也可以使用以切碎的肉末，拌上一些生粉与蛋汁可以使肉类更易于消化吸收。而食物炸过后会变得坚硬，不适合术后患者食用。

温和饮食能提供均衡且足够的营养，长时间摄取也不会造成营养不良。

② 温和饮食食物选择，如表5-2所示。

表5-2 温和饮食选择表

食物种类	可 食 用	避 免 食 用
全谷根茎类	不含麸皮的精制谷类及其制品、面粉制品 例如，白米饭、白面包或馒头、米粉、冬粉、面条	谷类的麸皮、豆类的外皮及高纤谷类与根茎类 例如，全麦类、糙米、糯米、年糕、红薯、芋头
豆鱼肉蛋类	嫩而无筋的瘦肉。例如：鸡、鸭、鱼、猪、牛肉、海鲜、蛋 加工后的豆类。 例如，豆腐、豆干、生豆包、豆花、豆浆	过老、不易咬碎或带筋的肉类、油炸肉品 例如：牛筋、蹄筋、鱿鱼。煎蛋、烹调过久的硬蛋、铁蛋 未加工的豆类、黄豆、毛豆
蔬菜类	嫩而纤维低的蔬菜、瓜果类	蔬菜中的粗组织、粗梗、茎部、老叶、未烹调的生鲜蔬菜 例如，笋、芹菜。

（续表）

食物种类	可　食　用	避　免　食　用
水果类	去皮、去籽、甜度及酸度适中的水果	过甜或过酸、含皮及籽、粗纤维过多的水果例如，芭乐、菠萝、荔枝、柳丁、奇异果、小番茄
低脂乳品类	无	各种奶类及乳制品、调味乳、炼乳
油脂与坚果种子类	一般油脂	各种坚果类
调味品	盐、酱油	辣椒、胡椒、咖喱、沙茶酱、蒜头

③ 产气食物：指的是在小肠不易消化吸收的食物，在进入大肠后可被大肠内的细菌发酵利用而产生气体，容易造成胀气、排气。这类食物通常含有较多可作为细菌养分的果糖或多糖、膳食纤维，例如：各式奶类、未加工豆类、红薯、芋头、土豆、柚子等。

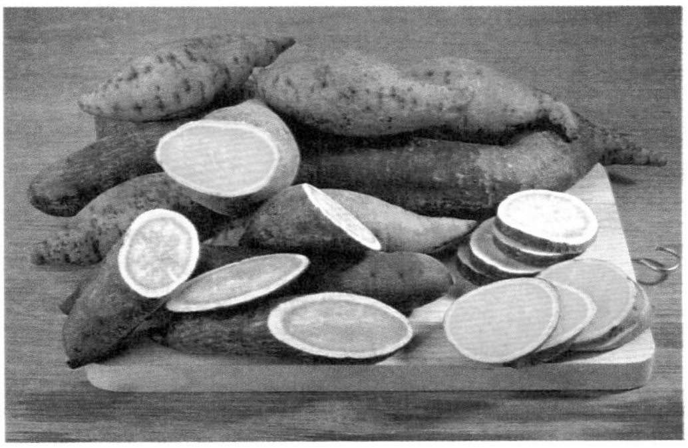

图5-6　产气食物——红薯

④ 注意事项：转换至恢复期仍应以“少量多餐”为原则，各类食物都须避免一次吃下太多，将平日一餐的分量分为2～3次进食，并将食物充分咀嚼再吞下。准备食物及饭前务必清洁双手及器具，避免患者术后感染。观察患者适应状况逐渐增加分量。

（4）出院后饮食原则：

出院后仍应采用温和饮食原则，避免产气、刺激性食物，并观察患者适应状况，逐渐进展为软质、有少量纤维的饮食。此阶段建议与营养师共同讨论术后恢复饮食计划，拟定所需热量及营养成分目标。

① 软质饮食：指的是接近介于温和与正常饮食之间，质地软、含少量或中量纤维的饮食。食物选择与温和饮食大致相同，但可尝试含少量纤维的食物。

② 均衡饮食：依照设定的热量目标均衡摄取六大类食物，若一开始觉得分量太多可将一天热量平分6餐（3次正餐加上3次点心），少量多次地摄取。例如，每日热量目标为2 000 kcal，平分6餐则每餐只需摄取约350 kcal。

③ 拟订定时饮食时间：对术后需要修复肠道切除的患者而言，营养摄取量是相当重要的，为了确保每天都能吃进该吃的热量与营养目标，可事先计划好规律进食的时间以及简单的饮食内容记录，如此定时定量的规律饮食，除了能让身体及早获得足够营养之外，也能使肠道重新适应。

④ 维持理想体重：癌症手术后可能因恢复期食欲缺乏而导致体重流失，因此需定期量体重并做记录，维持体重在理想范围。

⑤ 高蛋白：癌症术后患者需要高品质的蛋白质来源，此时建议以高生物价的动物性蛋白质为主。例如，鸡蛋、瘦鱼肉、去皮鸡肉、瘦牛肉及瘦猪肉，每天至少需有2/3的蛋白质来自这些动物性食物，其余1/3可选择植物性的蛋白质，例如，豆腐、豆浆、毛豆。

⑥ 调整饮食习惯：如果患者本身吃素，在恢复期并不建议继续采用全素饮食，应改为蛋奶素，并鼓励患者摄取少量鱼肉。当正餐蛋白质摄取量不足时，可以牛奶或豆浆、高蛋白营养品作为餐间点心或取代水分，直接当作水分补充品，以确保能补充足够蛋白质。

⑦ 注意水分摄取：结肠原本就是水分吸收的主要肠段，因此大肠癌术后特别需要注意水分与电解质之补充。出院后建议将水分摄取与排出量一并做记录，若有出现腹泻、水泻等情形，需要视排泄状况将流失的水分补充回来，避免脱水和电解质失衡，千万不可因为想要延缓腹泻就减少水分摄取。

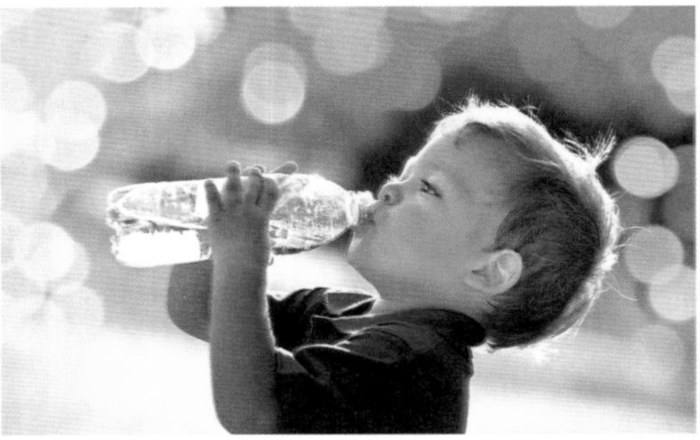

图5-7 摄取水分

（5）建立人工肛门后饮食注意事项：

如同上述提到，自清流饮食开始，转换至温和饮食并注意避免易产气、有气味的食物，例如，洋葱、蒜头、韭菜，减少人工肛门排气可能造成的不便。各类食物都须避免一次吃下太多，将平日一餐的分量分为2～3次进食并将食物充分咀嚼再吞下。

当发生腹泻、水泻时，除了需注意水分补充外，也可适量食用苹果泥来减缓稀水便情形。若摄取茶、咖啡或酒精，除了会刺激肠道外，也会因利尿作用反而增加水分排出，应避免摄取。

饮食拟订计划范例：

年　月　日　目前体重			水　分	
餐　次	时　间	饮食日记	摄取量	排出量
早　餐	7：00			
早点心	9：00			
午　餐	12：00			
午点心	15：00			
晚　餐	18：00			
晚点心	21：00			

三、治疗结束后饮食原则

在所有大肠癌的疗程（包含手术、化疗、放射治疗）结束后，为避免复发率的上升，与预防原则相同，在均衡饮食的基础上再加强摄取预防癌症发生的保护性食物是主要的饮食原则。

1. 均衡健康的饮食

（1）足够的蔬菜与水果。摄取多种丰富的蔬菜与水果。研究指出每日摄取较多蔬果对于大肠癌有保护作用，特别是深绿色蔬菜，国外文献特别建议可选择西兰花、菠菜，其中含丰富的抗氧化成分、维生素与矿物质。

蔬果分量依据每人年龄及性别不尽相同，可参考先前“均衡摄取六大类食物的建议份数”，其中蔬菜的分量可以尽量达到3份以上，水果则至少需有2份。而蔬果颜色大致可分为红、黄、绿、黑、白等，不同颜色所含的维生素、矿物质、纤维及植化素不尽相同，所以可尽量选择不同颜色的蔬果。

① 蔬菜分量：一份大约是一个普通饭碗的量，生菜约100 g，煮熟后约占碗的八分满。

② 水果分量：水果类约一颗拳头大小，或约占碗的八分满。

（2）全麦谷类与荚豆类。将白面粉、白米饭等精制谷物食品替换成

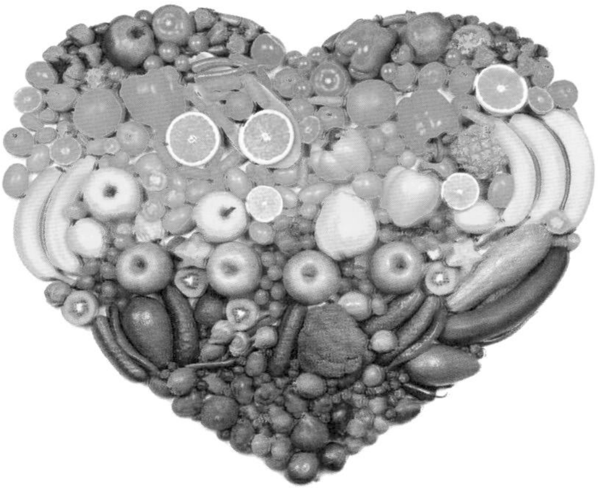

图5-8　各种颜色蔬果

全谷类，如燕麦、糙米、黎麦（红黎）、全麦面包，也可将高水溶性纤维的荚豆类，适量加入饮食计划中，并且使用天然不过度的烹调方式。这边可以注意的是，因为精制过的谷类在加工过程中已有许多营养价值流失，并且有较少的膳食纤维与较高的升糖性，且也有研究发现大量精制糖摄取会增加大肠癌风险，所以像一些精制谷类。例如，糕饼、蛋糕、各式饼类都要避免食用。

（3）适量摄取奶类。世界癌症研究基金会（World Cancer Research Fund）与美国癌症研究机构（The American Institute for Cancer Research, AICR）曾于2007年提出牛奶有预防大肠癌的效用。关键在牛奶中丰富的钙质和维生素D，研究指出钙质具有抑制息肉生长与癌化的作用，而维生素D可抑制结肠中癌细胞的生长，但因牛奶饱和脂肪含量高，过量饮用反而可能使致癌概率增加，因此建议每日摄取1.5～2份（每份240 ml），并且选择低脂或脱脂牛奶。

（4）减少红肉与加工肉品的摄取。美国癌症研究机构于2015年参考《柳叶刀肿瘤学》（*Lancet Oncology*）的文献指出，每天摄取每100 g红肉（包括牛肉、猪肉、羊肉），会增加17%的罹癌风险，而若是每天摄取50 g加工红肉，则会增加18%的罹癌风险，并且将红肉归类于人类的可能致癌物。

但因红肉具有丰富的营养与优质的蛋白质，因此建议每人每周可以摄取低脂（瘦肉）之红肉500 g，相当于平均每天70 g。而肉品加工过程可能使致癌物质生成，因此不建议摄取，特别是又经过煎、炸、烧烤等高温处理的肉类。其他蛋白质丰富的肉类有属于白肉的家禽、鱼肉、海鲜，还有豆类及低脂奶类，都可以当作红肉的替代来源。

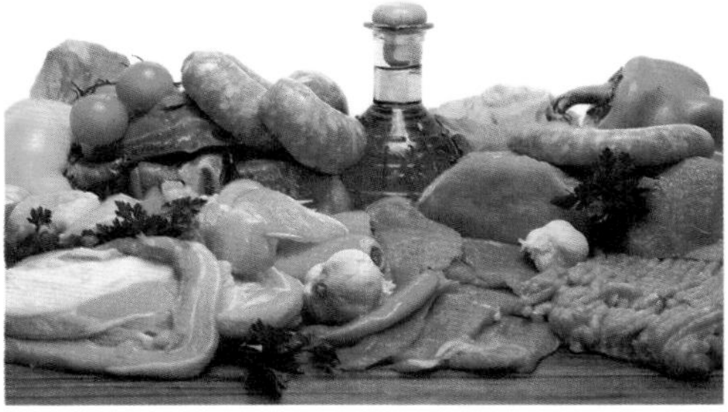

图5-9 红肉与加工肉品

（5）足够的水分。充足的水分的可以使肠道消化顺畅，同时帮助粪便的成形，使食物残渣或毒素与肠壁接触的时间减少。建议每日应摄取6～8杯水（包含食物中的水分、汤品、茶类），相当于2 000 ml的水量。

（6）避免摄取反式脂肪、减少饱和脂肪。研究中发现反式脂肪和饱和脂肪皆与大肠癌相关，此处的反式脂肪主要是指经过氢化程式所生产的部分氢化植物油，也就是人造奶油（黄油），通常会使用在蛋糕、饼干、传统糕饼及油炸食品中，而饱和脂肪是指在室温下为固体的油脂，像是猪油、猪皮、牛油、奶油等。将饱和性油脂以不饱和性的植物油取代是较好的选择，像是橄榄油、芥花油、苦茶油、亚麻子油等。

2. 增加保护性营养成分的摄取

（1）钙质：研究显示钙质可降低大肠癌的风险。钙质能保护肠内细胞，避免被消化期间产生的有毒的致癌物质伤害。钙存在于许多食物。如，奶类及乳制品、传统板豆腐、绿叶蔬菜、小鱼干。成年人建议每日需从食物中摄取1 000 mg钙。

（2）维生素D：研究显示维生素D在预防大肠癌有重要作用，同时它也辅助钙质的吸收。维生素D存在蛋黄、牛奶及深海鱼类中，人体皮肤暴露于阳光下时也由可由经由一连串反应自行合成。成年人建议每天1 000 IU的维生素D来自食物，并且每天需有15 min以上的阳光照射，但注意在阳光下的时间不要过久，长时间的曝晒会增加皮肤癌的风险。

（3）膳食纤维：研究显示来自全谷类、蔬果的纤维可以降低大肠癌风险。其中水溶性纤维是果胶和植物胶的成分，具有黏性，可被大肠菌发酵并当作肠道中有益菌的养分，帮助有益肠菌的生长，维持肠道的健康。同时它的高水溶性在大肠中吸收水分后可以增加粪便的体积，帮助粪便成型，而非水溶性纤维能被肠菌发酵的比例较少，主要作用为增加粪便体积。膳食纤维对大肠癌的保护作用在于能吸收肠中的有毒物与致癌物质，使这些有害物质与粪便快速、容易地通过肠道排出，减少其和肠壁接触的时间。另外，水溶性纤维也能成年人建议每日从食物中摄取20～35 g的纤维，可参考下表选用高膳食纤维食物。

高纤维食物（每100 g有3 g以上膳食纤维）	
全谷根茎类	糙米、全麦土司、燕麦、小米、玉米、栗子、莲藕、莲子、绿豆、红豆、花豆
豆　类	黄豆、黑豆、毛豆、小方豆干
蔬菜类	鲜香菇、鲜草菇、金针菇、牛蒡、西兰花、四季豆、红薯叶、黑木耳、红凤菜
水果类	芭乐、圣女番茄、柳丁、带皮苹果
坚果种子类	核桃、开心果、杏仁果、花生、松子、黑芝麻

（4）Omega-3（ω-3）脂肪酸。ω-3脂肪酸是一种不饱和脂肪酸，存在深海鱼、坚果和部分植物油中，如菜籽油、亚麻籽油、大豆油中发现的一种不饱和脂肪酸。ω-3脂肪酸能减少发炎反应，包括结肠炎，因此可降低大肠癌的风险，但要注意的是，过量反而可能促进发炎并增加癌症风险。因

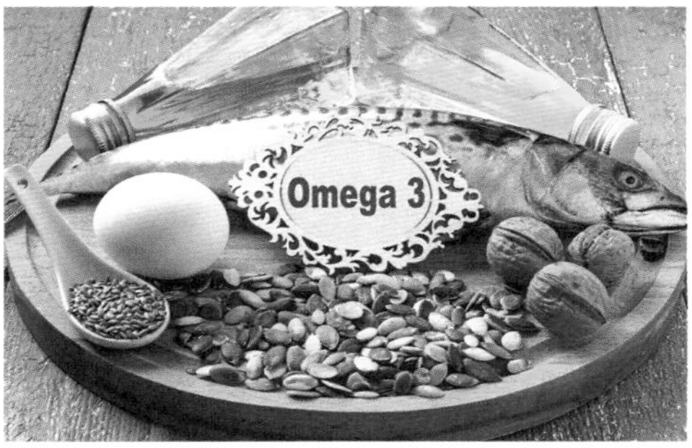

图5-10　富含ω-3脂肪酸的食物

此建议成年人除了使用植物油烹调外，每周适量摄取两份深海鱼类（有2～3 g ω-3脂肪酸），或选择每日摄取1份坚果种子即可。

四、实证——大肠癌患者接受营养支持成效

一篇在2012刊载于《美国临床营养学杂志》（*AJCN*）的论文设计了一项实验，将大肠癌患者随机分配3组，其中第1组给予个别的营养咨询和指导，第2组则是不介入营养咨询，只给他们营养补充品，而第3组则是不介入营养咨询也没有使用补充品。结果发现在进行放射性治疗时同时给予营养咨询和指导能显著有效地减少放射性治疗带来的急性毒性，并改善饮食摄取与营养状况，同时也改善了生活品质，这些好处在介入后仍持续保持了3个月。

研究进一步追踪平均长达6.5年的追踪期对存活率、长期毒性与生活品质发现：

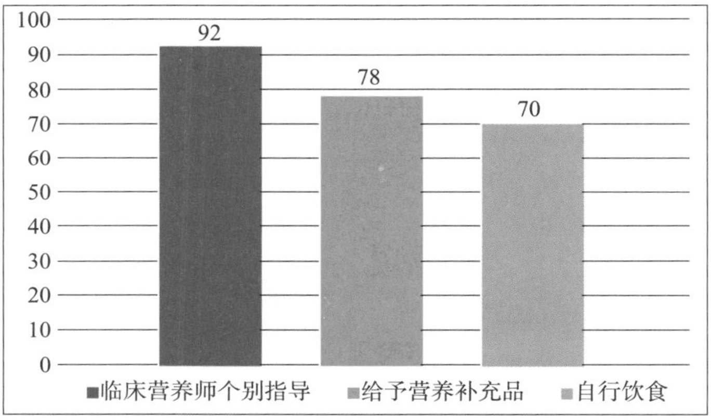

图5-11　平均存活率/%

1. 平均存活率

第1组存活率为92%，存活时间约为7.3年。

第2组存活率为78%，存活时间约为6.5年。

第3组存活率为70%，存活时间约为4.9年。

2. 营养与饮食状况

营养恶化在第2组和第3组显得较高。在第1组有91%患者保持着适当的营养状态，患者的饮食热量与蛋白质摄取符合建议参考值，并且也有遵守先前个别规定的饮食建议量，并会根据疾病症状调整饮食内容。而饮食摄取在第2组和第3组显著低于建议参考值，第3组甚至发现没有任何患者有保持住好的营养状况。

3. 晚期放疗毒性

比较晚期放疗引起的毒性作用发现，最常见的有持续性的胀气、腹胀感、腹泻，这些症状在第2组和第3组都比第1组更频繁、更早出现。第2组和第3组皆有17位（分别占59%与65%）出现放疗毒性症状，而发生比率都显著高于第1组的3位（9%）。

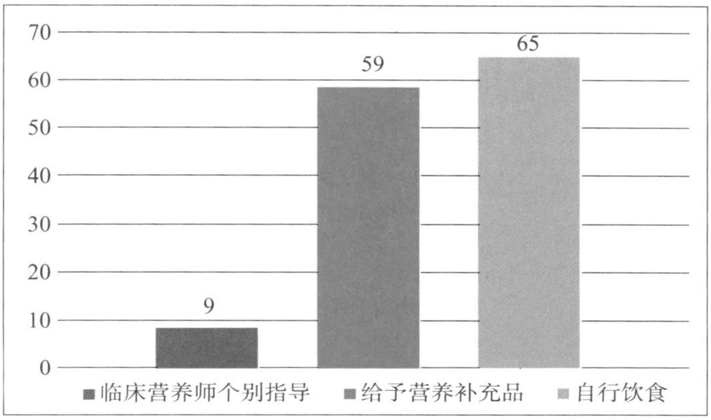

图5-12　放疗毒性导致不良反应发生率/%

4. 生活品质

比较生活品质发现第2组和第3组显著比第1组差。

从这篇研究中可以发现较严重的放疗毒性、较差的生活品质及较低的存活率都与营养与饮食的恶化有关。因此，饮食营养不良、生活品质差可以预期会有较短的存活率以及较严重的晚期放疗毒性作用。值得注意的是，研究中所使用的饮食指导是以均衡饮食的一般食物作为饮食处方，并根据个别营养需求设计，其中的食物组成更是以患者平时的饮食内容为基础，尽可能接近患者平时食物喜好、进食状况、食物摄取量的设计来做调整。因此，从研究中也可以得知维持大肠癌良好的营养状态，并不是给予患者一份全新的处方菜单，或是患者自己四处寻求参考别人的饮食内容，而是需要个体化的设计，以平时饮食状况为基础，不断地根据疾病状况与营养师共同讨论并调整饮食，才能达到最佳的营养状态，并改善癌症疗程带来的不良反应，改善生活品质与最终存活率。

文献来源

Ravasco P, Monteiro-Grillo I, Camilo M. Individualized nutrition intervention is of major benefit to colorectal cancer patients：long-term follow-up of a randomized controlled trial of nutritional therapy[J]. Am J Clin Nutr, 2012, 96：1346-1353.

【大肠癌的营养治疗案例】

刘女士，48岁，母亲有大肠息肉病史、祖父也于晚年诊断出大肠癌。5个月前患者开始经常便秘、解血便与直肠疼痛，但无体重减轻，当时刘女士认为是痔疮并无特别在意。直到一个月前刘女士出现仍持续解血便与黏膜状物质，排便习惯从便秘转变为腹泻，前来就诊经大肠镜检查发现于肛门边缘有突起物，并且在降结肠及远端直肠有息肉，进一步检查发现其为恶性腺瘤，因此确诊为大肠癌第3期。

患者身高158 cm，体重一个月内由63 kg下降至54 kg，食欲缺乏。

1. 目前治疗方案

已接受微创手术切除左侧结肠、直肠与肛门，并设置永久性人工肛门（造口），目前已开始接受每周一次的化学治疗，预计两周后会再执行下一次化学治疗。

2. 发生不良反应

造口持续腹泻、食欲差、贫血。

3. 血液生化测值

项　目	数　值	正常值	单　位
ALB（白蛋白）	32（较低）	40.0～55.0	g/L
HGB（血红蛋白）	99（较低）	120～160	g/L
WBC（白细胞计数）	3.48（较低）	4.0～10.0	$\times 10^9$/L
Urea（尿素）	4.8	3.1～8.0	mmol/L
CRE（肌酐）	81	57.0～97.0	μmol/L
PHOS（磷）	0.77（较低）	0.85～1.51	mmol/L
K^+（钾）	3.0（较低）	3.5～5.3	mmol/L
Fe（铁）	9.6（较低）	10.6～36.7	umol/L
TransFE（转铁蛋白）	183（较低）	200～400	mg/dL

（续表）

项　　目	数　　值	正 常 值	单　　位
ALT（丙氨酸氨基转移酶）	48	9.0～50.0	IU/L
AST（天冬氨酸氨基转移酶）	22	15.0～40.0	IU/L

4. 近日饮食状况

食欲差，口干，造口持续腹泻，吃什么拉什么，因担心无法控制排便而更不敢吃。

早　餐	午　餐	晚　餐
• 咸粥 • 肉松2匙或煎蛋1个 • 青菜一些	• 白米饭一碗 • 炒牛肉或猪肉两口 • 青菜一些 • 人参枸杞鸡汤（只喝汤）	• 白米粥一大碗 • 炒猪肉或煎鱼两口 • 煎蛋1个 • 青菜一些 • 鲈鱼汤（只喝汤）

5. 进食量评估

项　　目	摄 取 量
碳水化合物	120～130 g/d
蛋白质	40～50 g/d
脂　肪	40～50 g/d
总热量	1 000～1 200 kcal/d

6. 营养评估

（1）身体质量指数（BMI）：21.6 kg/m^2（正常）。

（2）理想体重：54.9 kg ± 5.5 kg。

（3）体重下降百分比：一个月下降9 kg（14%）（严重体重减轻）。

（4）评估总热量需求：1 600～1800 kcal/d。

（5）评估蛋白质需求：65～80 g/d。

（6）营养相关问题：热量摄取不足、蛋白质摄取不足、白蛋白过低、白细胞计数过低、血钾与血磷过低、口干、恶心、食欲缺乏。

（7）主观整体营养评估（SGA）：C（重度营养不良）。

（8）患者整体营养状况评估（PG-SGA）：18分（急需营养介入）。

国际通用癌症患者营养评估表PG-SGA计分建议与处理：
0～1分：目前不需介入、但在治疗过程中需定期评估
2～3分：针对胃肠症状或检验值给予饮食宣教
4～8分：需医师、护理师或营养师介入来矫正疾病症状
≥9分：显示目前患者急需营养介入

7. 临床营养师指导

（1）癌症饮食原则指导（高热量、高蛋白均衡饮食）。

（2）热量与蛋白质摄取皆不足，导致白蛋白、白细胞计数与血钾过低，腹泻问题同时加重水分及电解质流失，故指导增加热量与蛋白质之软质饮食以补足营养。

患者所需

总热量：1 600～1 800 kcal/d
蛋白质：65～80 g/d

目前摄取

总热量：1 000～1 200 kcal/d
蛋白质：40～50 g/d

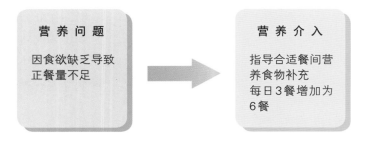

（3）指导少量多餐：

营养问题

因食欲缺乏导致正餐量不足

→

营养介入

指导合适餐间营养食物补充
每日3餐增加为6餐

（4）增加热量方法指导：

营养问题

食欲缺乏导致进食量下降

→

营养介入

说明增加油脂与营养密度技巧
在进食分量不变的情况下增加营养摄取

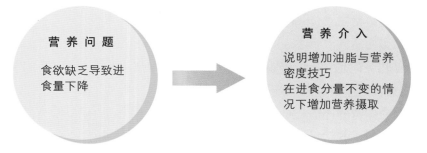

（5）指导软质饮食

营养问题

因为肠胃道结构改变导致容易腹泻

→

营养介入

说明软质饮食原则
选择少量纤维、减少刺激肠胃蠕动
适时补充水分与电解质

（6）口干、恶心及白细胞计数过低饮食原则指导。

（7）建议通过定时灌洗训练造口排便。

（8）设计个体化癌症高蛋白高热量7日营养处方：

热　量	蛋　白　质	碳水化合物	脂　肪
1 600 kcal/d	65 g/d	240 g/d	60 g/d

8. 7日个体化营养处方

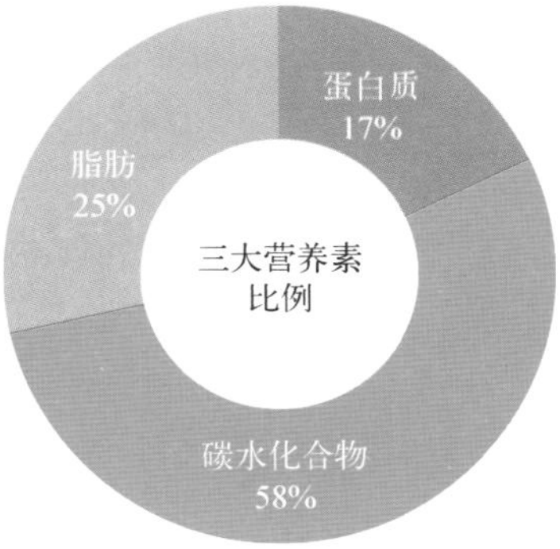

每餐热量及三大营养成分比例：

	早　餐	早　点	午　餐	午　点	晚　餐	晚　点
热量/kcal	360	210	430	270	360	60
蛋白质/%	21	11	20	9	21	0
碳水化合物/%	39	86	47	89	39	100
脂肪/%	38	0	31	0	38	0

	第 1 天			第 2 天			第 3 天			第 4 天		
		食　材	分　量		食　材	分　量		食　材	分　量		食　材	分　量
早餐	萝卜豆腐粥	米 老豆腐 胡萝卜丝 白菜 白胡椒 植物油	40 g 80 g 酌量 50 g 酌量 5 g	咸香鱼片粥	米 绞肉 卷心菜 香菇 白胡椒 植物油	40 g 60 g 50 g 10 g 酌量 5 g	黄瓜牛肉粥	米 黄瓜 牛肉片 白胡椒 植物油	40 g 50 g 60 g 酌量 5 g	鱼片粥	米 鱼片 青菜叶 萝卜丝 白胡椒 植物油	40 g 60 g 50 g 酌量 酌量 5 g
早点	山东大馒头	大馒头 （红曲）	90 g	白面包	白面包	75 g	蒸萝卜糕	萝卜糕	150 g	山东大馒头	大馒头 （黑芝麻）	90 g
午餐	素面 山东烧鸡 烫软质蔬菜	干面条 去骨鸡腿 小黄瓜 白醋 香油 冬瓜	60 g 70 g 20 g 酌量 5 g 100 g	白米饭 扒白菜卷 烫软质蔬菜	白米 瘦猪肉 白菜 黑醋 香油 大黄瓜	60 g 60 g 50 g 酌量 5 g 50 g	素面 茄子烧肉片 烫软质蔬菜	干面条 茄子 瘦猪肉片 植物油 红薯叶 （去梗）	60 g 50 g 60 g 5 g 50 g	打卤面 清蒸鱼 烫软质蔬菜	干面条 西红柿 鸡蛋 植物油 鱼 香菇 汤匙菜 （嫩叶）	60 g 50 g 1个 （55 g） 5 g 60 g 酌量 50 g
午点	山东大馒头 软质水果	大馒头 （红曲） 提子	90 g 1碗 （130 g）	小米粥 软质水果	白米 小米 红西瓜	50 g 10 g 1碗 （250 g）	白面条 软质水果	白面条 调味料 香蕉	75 g 酌量 1根 （95 g）	山东大馒头 软质水果	大馒头 （黑芝麻） 香瓜	90 g 1碗 （165 g）
晚餐	白米饭 炖牛肉 烫软质蔬菜	白米 牛肉片 西红柿 植物油 蒲瓜	40 g 70 g 30 g 5 g 50 g	蛤蜊鸡汤面	干面条 蛤蜊 鸡肉 老姜 植物油 菠菜	40 g 30 g 60 g 酌量 5 g 100 g	米粉 萝卜炖排骨 烫软质蔬菜	干米粉 猪排骨 白萝卜 植物油 白苋菜	40 g 50 g 50 g 5 g 50 g	白米饭 香烤鱼 红烧冬瓜 烫软质蔬菜	白米 三文鱼 （去皮只 吃肉） 冬瓜 干香菇 胡萝卜丝 莴苣	40 g 60 g 50 g 10 g 酌量 50 g
晚点	软质水果	木瓜	1碗 （120 g）	软质水果	香瓜	1碗 （165 g）	软质水果	提子	1碗 （130 g）	软质水果	红西瓜	1碗 （250 g）

此份菜单是以温和饮食原则为基础，注意须避免产气、刺激性食物，并观察患者适应状况，若适应良好可以逐渐进展为软质饮食、有少量纤维的饮食。

此阶段建议随时与营养师共同讨论术后恢复饮食计划，拟定所需热量及营养成分目标。

时令蔬菜：需选择嫩而纤维质低的蔬菜及瓜果类，一般蔬菜去掉梗部、茎部和老叶也可食用。

软质水果：选择去皮、去籽、低纤维、甜度及酸度适中的水果。

第 5 天			第 6 天			第 7 天			
	食　材	分　量		食　材	分　量		食　材	分　量	
鸡蛋瘦肉粥	米 猪瘦肉末 鸡蛋 白胡椒 植物油	40 g 30 g 1个 酌量 5 g	白菜肉丝粥	米 白菜 瘦猪肉丝 白胡椒 植物油	40g 50 g 60 g 酌量 5 g	香菇鸡肉粥	米 鸡胸肉 玉米粒 胡萝卜 白胡椒 植物油	40 g 60 g 30 g 酌量 酌量 5 g	早餐
原味苏打饼干	苏打饼干	60 g	小餐包	小餐包	3个 （约75 g）	山东大馒头	大馒头 （白馒头）	90 g	早点
蒸豆腐皮粉丝 烫软质蔬菜	粉丝 生豆腐皮 绞肉 对虾 植物油 蒲瓜	60 g 30 g 20 g 3只 5 g 50 g	素面 滑蛋牛肉 烫软质蔬菜	干面条 牛肉片 鸡蛋 植物油 丝瓜	60 g 30 g 1个 5 g 100 g	打卤面 杏鲍菇肉末 烫软质蔬菜	干面条 猪肉末 杏鲍菇 植物油 菠菜	60 g 30 g 50 g 5 g 50 g	午餐
小米粥 软质水果	白米 小米 木瓜	50 g 10 g 1碗 （120 g）	蒸萝卜糕 软质水果	萝卜糕 香瓜	150 g 1碗 （165 g）	山东大馒头 软质水果	大馒头 （白馒头） 香蕉	90 g 1根（95 g）	午点
白米饭 家常木须肉 烫软质蔬菜	白米 里脊肉 鸡蛋 木耳 植物油 红薯叶 （去梗）	40 g 30 g 1个 10 g 5 g 50 g	白米饭 醋熘鱼片 烫软质蔬菜	白米 鱼片 胡萝卜 小黄瓜 白醋 植物油 冬瓜	40 g 70 g 酌量 10 g 酌量 5 g 50 g	白米饭 蒸鸡蛋羹 烫软质蔬菜	白米 鸡蛋 肉末 胡萝卜 香油 白苋菜	40 g 1个（55 g） 20 g 酌量 5 g 50 g	晚餐
软质水果	红西瓜	1碗 （250 g）	软质水果	提子	1碗 （130 g）	软质水果	木瓜	1碗 （120 g）	晚点

9. 营养指导结果

3周后刘女士已结束第2次化疗，并再次找临床营养师进行营养指导追踪。目前体重为56 kg（增加2 kg），刘女士表示上周接受第2次化学治疗后仍有恶心感，但食欲改善许多，可以依照营养师设计的处方吃完，有时还能吃些额外的点心。腹泻次数也有减少，并感觉体力增加，目前有做造口排便的训练，已渐渐可以控制定时排便，治疗信心增加许多，不会再因为担心造口排便而不敢吃东西。

（1）3周后回医院抽血报告结果：

项　目	营养介入前	营养介入后	正常值	单　位
ALB（白蛋白）	32（较低）	42	40.0～55.0	g/L
HGB（血红蛋白）	99（较低）	118（较低）	120～160	g/L
WBC（白细胞计数）	3.48（较低）	4.61	4.0～10.0	$\times 10^9$/L
Urea（尿素）	4.8	5.6	3.1～8.0	mmol/L
CRE（肌酐）	81	65	57.0～97.0	μmol/L
PHOS（磷）	0.77（较低）	0.93	0.85～1.51	mmol/L
K^+（钾）	3.0（较低）	4	3.5～5.3	mmol/L
Fe（铁）	9.6（较低）	9.6（较低）	10.6～36.7	μmol/L
TransFE（转铁蛋白）	183（较低）	200	200～400	mg/dL
ALT（丙氨酸氨基转移酶）	48	45	9.0～50.0	IU/L
AST（天冬氨酸氨基转移酶）	22	24	15.0～40.0	IU/L

（2）营养介入：

刘女士虽然食欲恢复，饮食摄取状况佳，但仍有贫血情形，故加强指导增加含铁肉类与其他食物的选择，并且依据体重与活动状态改变，再次评估营养需求，并修正营养处方以符合目前的治疗方案与个人整体状况。

提醒：本篇文章营养治疗案例提及的内容（包含营养师评估、指导、菜单），并非适合所有癌症患者，请勿自行参照执行。因每位患者状况不同，建议咨询临床营养师为您制订专属营养处方。

【撰文营养师介绍】

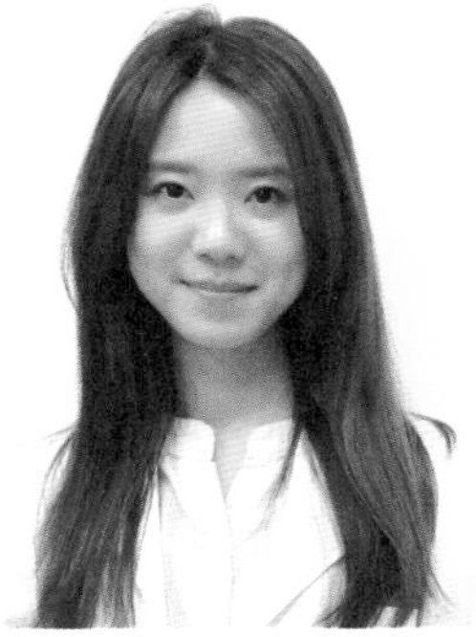

欧子瑄

经历：

中国台湾台北市立万芳医院　临床营养师

学历：

中国台湾台北医学大学　保健营养学系

证照：

中国台湾注册营养师

中国台湾营养学会　肾脏专科营养师

第六章
乳腺癌与营养治疗

第一节　乳腺癌简介

一、乳腺癌的分类

以下是最常见的乳腺癌：

(1) 乳管原位癌：这是最早期的乳腺癌（零期）。这种癌症局限在乳腺管内而且没有经乳管壁进入到乳房的间质组织。几乎所有的患者均可以被治愈，而发现乳管原位癌最好的方法为乳房摄影检查。

(2) 乳小叶原位癌：这种癌症局限在乳小叶之内，虽然并未扩散，乳小叶原位癌却

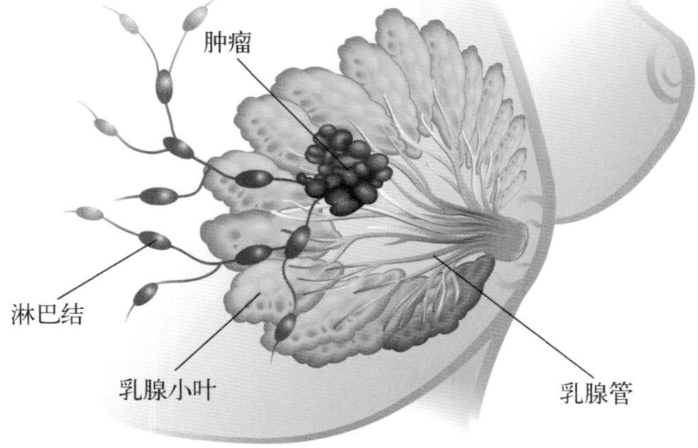

图6-1　乳腺癌

会增加妇女在往后罹患浸润性乳腺癌的风险。因此，患有乳小叶原位癌的妇女必须每年做2～3次的身体检查及每年1次乳房摄影检查，及乳房超声辅助诊断。

（3）浸润性乳管癌：这种癌症发生于乳管，它们会穿过乳管壁侵犯乳房之间质组织，并进一步扩散到身体其他的器官。浸润性乳管癌是最常见的乳腺癌，几乎占了乳腺癌的80%。

（4）浸润性乳小叶癌：这种癌症发生于乳小叶，它们比较会多发或是另一侧乳房也易有乳腺癌，10%～15%的浸润性乳腺癌属于这一类。

（5）其他数种较不常见的乳腺癌，包括发炎性乳腺癌、髓状癌、黏液癌、乳头柏哲德症、叶状肿瘤及管状癌等。其治疗方式须比照浸润性乳腺癌的治疗。

二、乳腺癌的流行病学

癌症造成的健康负担在中国正在增加。近年来，西化的生活方式使中国的肥胖率增加与活动量减少，可能与乳腺癌的发生率上升相关。

根据《2015中国癌症统计资料》，推测2015年中国癌症新增病例429万人，女性新增约178万人，乳腺癌在女性最常见肿瘤中发生率居第1位（占所有女性癌症的15%），45岁以下的女性癌症死亡原因中，乳腺癌是最主要的原因；女性的乳腺癌病死率正在逐年上升，可谓是中国女性的第一大杀手疾病。

在中国乳腺癌是女性的第一大杀手疾病，近10年乳腺癌发病率呈3%～4%的上升率。

中国的发患者群趋于年轻化，确诊年龄中位数中国为49岁，美国为64岁。中国30～49岁女性最常被诊断出乳腺癌。

乳腺癌患者就诊时，Ⅰ期（初期）乳腺癌患者比例为19.2%，Ⅱ期（中期）乳腺癌患者比例为54.7%，Ⅲ期（晚期）乳腺癌患者比例为22.8%，Ⅳ（末期）比例为3.3%。根据北京地区的统计资料，只有5%的乳腺癌患者是通过筛查发现的。

在中国乳腺癌的发病率城市高于农村，前者大约是后者的2倍，发病率由高到低依次为沿海、中部、西部，沿海经济相对发达的地区发病率高。在我国乳腺癌发现和确诊期晚，60%左右的患者被确诊时，病情发展已经处于晚期。

三、乳腺癌的致病原因

（1）有乳腺癌患者之家庭，尤其是母亲或姐妹等亲属曾患乳腺癌。

（2）未曾生育或30岁以上才生育第一胎者。

（3）月经初潮较早（11岁以下）或绝经较晚（55岁以后）者。

（4）曾患一侧乳腺癌者。

（5）曾频繁患良性乳房肿瘤者。

（6）饮食偏向高脂肪食物者、酗酒者。

以上高危人群者，必须每个月定期做乳房自我检查，若发现异常硬块，应立即求医。

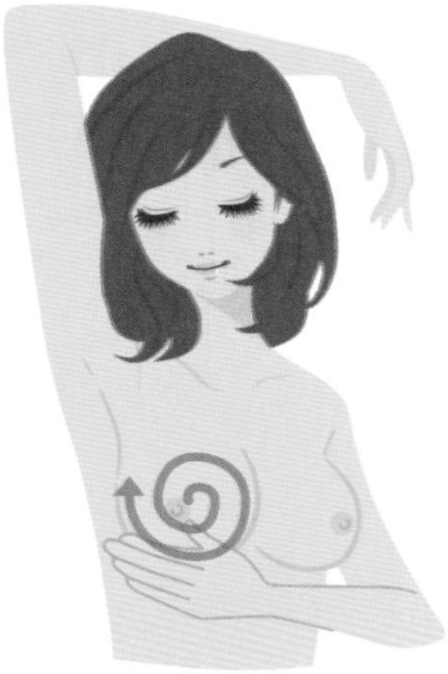

图6-2　乳房早期自我检查

乳房早期自我检查

20岁以上年龄的女性应主动坚持乳腺癌的早期自我检测，如图6-2所示。请按照下面的步骤进行乳房自我检查。

（1）平躺下，在右肩下放置一条毛巾或枕头，将右手举高过头。用左手检查右侧乳房；反之亦然。

（2）五指并拢用手指掌面呈环形按压整个乳房。采用轻、中、用力3种按压手法检查每处乳腺组织。使用同样的方法检查左侧乳房。将手臂放在稳固的平面上，用同样的方法检查双侧腋下。

（3）如果您发现乳房的任何改变，如肿块、乳头有分泌物或者其他任何异常，请尽快联系医生进行相关的专科检查。乳腺癌早期检测是进行有效治疗的关键。

四、乳腺癌的症状与警示

注意以下的迹象：

（1）乳房：

- 形状或大小改变，两侧触感具不同的软硬度；
- 局部乳房皮肤凹陷（手举高较易观察比较）；
- 皮肤变厚或触摸到单侧的乳房硬块。

（2）乳头：

- 乳头虽可见，但下陷；
- 出现硬块或局部皮肤变硬、变厚；
- 乳头渗出血迹或咖啡色液体。

（3）手臂：

腋下摸到肿块，单侧乳房感觉疼痛通常与乳腺癌无关。许多健康的妇女在月经来潮之前都会觉得肿胀及敏感。某些种类的良性乳房肿瘤也会疼痛。

五、乳腺癌的预防

1. 维持理想体重

体重与健康有密切关系，体重过重容易引起糖尿病、高血压和心血管疾病等慢性病，而且肥胖是肿瘤的危险因数，特别是乳腺癌。

理想体重的计算：身体质量指数(body mass index, BMI)演算法：

BMI=体重(kg)/[身高(m)]^2，

正常BMI：18.5～24

理想体重范围=22×[身高(m)]^2±10%

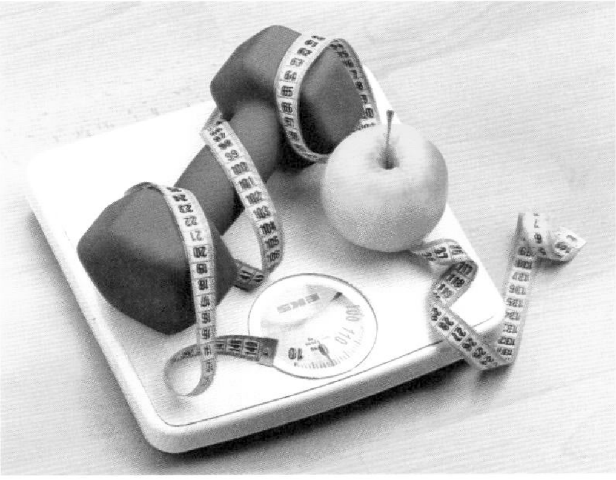

图6-3　饮食、运动、维持理想体重

2. 均衡摄食各类食物

没有一种食物含有人体需要的所有营养成分，为了使身体能够充分获得各种营养成分，必须均衡摄食各类食物，不可偏食且每天都应摄取全谷根茎类、豆鱼肉蛋类、低脂乳品类、蔬菜类、水果类及油脂与坚果种子类的食物。食物的选用，多选用新鲜食物为原则。

3. 避免高脂肪饮食

高脂肪饮食为乳腺癌的危险因素，因此需要注意食材的选择、烹调方式的调整来避免油脂摄取过多。

4. 尽量选用高膳食纤维的食物

含丰富膳食纤维质的食物可预防及改善便秘，可降低血胆固醇，有助于预防心血管疾病；并可减少乳腺癌的概率。

5. 饮酒要节制

有研究指出，饮酒过量会增加乳腺癌的发生率，因为酒精会促进激素的分泌与活性，因而增加乳腺癌的发生与复发。因此男性每日不超过2份酒精当量，女性每日不超过1份酒精当量。1份酒精当量为30 ml 52度白酒或40 ml白兰地(或威士忌)或70 ml米酒或150 ml红酒或360 ml啤酒。

6. 多喝白开水

水是维持生命的必要物，多喝白开水（6～8杯，1 500～2 000 ml）可以帮助身体废物的排除。

六、乳腺癌的分期

乳腺癌分期的主要目的在确立治疗方式的选择，评估预后及比较不同治疗方式的结果。目前，乳腺癌的分期是依据肿瘤大小（T）、腋下淋巴腺转移与否（N）、远处是否转移（M）等TNM系统来分为：（依据UICC，AJCC 2016分期）

期　别	定　　义
零　期	原位癌，为最早期乳腺癌，癌细胞仍在乳腺管基底层内
第1期	肿瘤直径＜2 cm的浸润癌且腋下淋巴结无癌转移
第2期	肿瘤直径在2～5 cm的浸润癌；或肿瘤直径＜2 cm但腋下淋巴结有癌转移
第3期	局部广泛性乳腺癌，肿瘤直径＞5 cm的浸润癌且腋下淋巴结有任何癌转移或有胸壁皮肤的浸润乳腺癌
第4期	转移性乳腺癌，已有远处器官转移（如肝、肺、骨）等

七、乳腺癌的治疗方式与不良反应

1. 零期乳腺癌（原位癌）

乳房保留手术加上辅助性放射治疗或单纯性全乳房切除术手术。原位癌发生腋下淋巴结癌细胞转移的机会很小（0～3%），故不必做腋下淋巴结清扫术。术后不需辅助性化学治疗，有些原位癌若是雌性激素受体阳性，则建议服用抗激素治疗3～5年，但需定期追踪检查。

2. 第1、2期乳腺癌

腋下淋巴结无癌细胞转移者：

（1）低危险群：

术后可不加辅助性化学治疗，但可给予抗激素治疗，并需定期追踪检查。

乳腺癌直径＜2 cm、细胞核分化良好或激素受体阳性者。

组织学形态良好（如，乳突状癌、管状癌、黏液性癌）且直径≤1.6 cm者，术后不需要做辅助性化疗，但须定期追踪检查。

（2）中危险群：乳腺癌直径介于1～2 cm、细胞核分化良好及激素受体阳性，人类表皮生长因子受体2阴性者，术后以辅助性抗癌激素治疗。

（3）高危险群：包括35岁以下，乳腺癌直径＞2 cm、细胞核分化不良或激素受体阴性，*HER*-2阳性，上述任一状况，术后予以辅助性化学治疗及靶向治疗。若激素受体为阳性，则加上抗癌激素治疗。因乳腺癌的预后与腋下淋巴结转移数目在1～3个、4～9个及10个以上皆大不相同，依其预后所需要的化学治疗也不一样。是否化学治疗应由肿瘤内科医师及其他专科医师来执行或参与，根据文献报道再依患者不同病情给予最恰当的化学治疗，方能收到最好的效果。

3. 局部广泛性乳腺癌

因乳腺癌的肿块太大时，不易切除干净，而导致癌细胞扩散到邻近的腋下、锁骨上淋巴。先给予手术前的化学治疗可能降低远处复发率，且往往可缩小肿瘤而可能接受乳房保留手术。

4. 转移乳腺癌

乳腺癌细胞常经淋巴及血液系统转移至骨骼、肺、胸膜及其他内脏器官。此时治愈机会仍有，但需多种方式治疗（化学药物、靶向药物、抗激素药物），再辅以适当的手术或放射治疗，可缓解病情的急速恶化，生命得以延长，而且生活品质也可维持不错的水平。

第二节 乳腺癌的营养治疗

一、治疗前饮食原则

乳腺癌患者一般手术都会出现失血、术后食欲缺乏、消化吸收功能下降、排便不顺等现象，导致营养吸收不良，会影响术后身体的恢复，所以调整乳腺癌术前饮食，可以帮助治疗顺利进行，同时为患者术后恢复打下良好基础。

（1）摄取足够的碳水化合物食物。足够的碳水化合物可供给乳腺癌患者足够的热量，减少蛋白质消耗。此外，还可增加身体抵抗力，增加热量，以弥补乳腺癌患者术后因进食不足引起的热量消耗。

（2）食用含高蛋白的食物。乳腺癌患者必须摄取足够的蛋白质。如果饮食中缺乏蛋

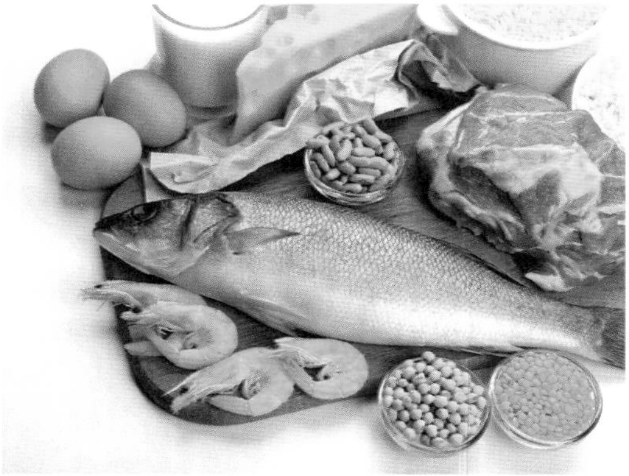

图6-4　高蛋白食物

白质，就会引起营养不良，也容易造成水肿，对乳腺癌术后伤口的愈合和病情恢复不利。高蛋白饮食，也可以缓解因某些疾病引起的蛋白质过度消耗，减少乳腺癌术后并发症，并加速术后的康复。

（3）多吃蔬菜水果。蔬菜水果中的维生素和矿物质，对术后的修复是有帮助的；如维生素A可促进组织再生，加速伤口愈合；维生素K主要参与凝血过程，可减少术中及术后出血。B族维生素缺乏时，会引起代谢障碍，伤口愈合和耐受力均受到影响；维生素C可降低微细血管通透性，减少出血，促进组织再生及伤口愈合。因此，乳腺癌患者术前一定要多吃富含维生素的水果、蔬菜，或是补充综合性维生素。

二、治疗中饮食原则与不良反应应对方式

手术后或接受化学治疗期间，癌症患者在经历消耗体力的治疗后，因为一些生理上的合并症状及心理上的因素，往往引起食欲缺乏、恶心、呕吐、口腔发炎等情形，自然会影响食物的摄取，增加营养不良、愈后不佳的危险性。对于患者可能出现的一些症状，下面将提供适当的饮食建议，有助于改善患者的饮食情况，以提供完整的营养来对抗癌细胞。

1. 饮食原则

（1）高热量、高蛋白的均衡饮食。

（2）摄取高生理价值的蛋白质食物（如：奶类、肉、鱼、蛋、黄豆制品），摄取量占每日蛋白质总量的一半以上。

（3）减少油炸、油煎的烹调方法，以清淡为原则以免影响食欲。

（4）多种类、足量的蔬果摄取，每天至少达各1.5碗的煮熟蔬菜和洗净水果。

（5）食欲缺乏或以流质饮食为主者，可以少量多餐，每天6～8餐。

（6）体能活动可增加身体代谢功能，留住营养、生成肌肉，提高治疗成效，依照个人体能状况调整活动强度、时间与频率，每天至少达30 min。

（7）复诊时，如有不适或营养问题，应立刻咨询医师或营养师。

2. 不良反应应对方式

（1）食欲缺乏、体重减轻。因药物的不良反应、身体上的不适或体力衰弱，而导致食欲缺乏，甚至体重减轻，可让患者：

① 采少量多餐的方式；

② 用餐前放松心情，并做些适度的运动；

③ 吃的时候建议先食用固体食物或少许开胃的食物；

④ 烹调上可经常变化方式及改变菜色，或在烹调时使用温和的调味料，都能帮助患者增加食欲。

⑤ 治疗期间食欲不佳时可多吃高热量食物，如布丁、木瓜、牛奶、冰淇淋、奶昔、蛋糕等以避免体重下降。

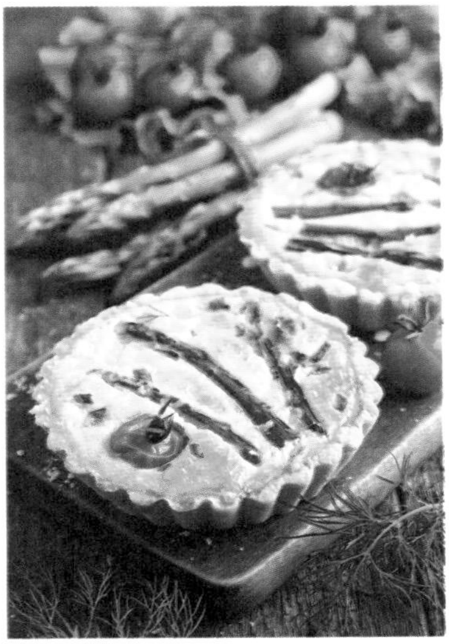

图6-5　高热量点心

（2）恶心、呕吐。发生恶心呕吐，不但会造成患者体力上的消耗，还会使得吃下去的营养成分无法被身体利用，非常可惜，因此建议：

① 采取少量多餐的方式，避免空腹太久和过于饱胀；

② 食物选择上，以清淡、冰冷、具有酸味或咸味较强的食物为主，如柳丁汁或味噌汤，可减轻症状。严重呕吐时，可请医师处方，服用止吐剂；

③ 应避免摄取温度差异太大、太甜及油腻的食物；

④ 要经常注意水分和电解质的平衡；

⑤ 液体补充尽量不要和食物同时进行，若真的要喝水或饮料，应在饭前30～60 min饮用，并以吸管吸吮为宜；

⑥ 在接受放射治疗或化学治疗前2 h应避免进食；

⑦ 起床前后和运动前，都要摄取较干的食物，且运动后勿立即进食。

（3）味觉改变。癌症或治疗所引起的味觉改变，常会造成患者不想吃，或是只吃某些能接受味道的食物，容易造成偏食而营养不良。

① 可选用味道较浓的食材，如香菇、洋葱等；

② 可尝试选用味道较重的调味料，来增加患者接受度；

③ 避免食用苦味强的食物，如芥菜。

（4）口干、口腔溃烂。食物是先经过口腔，再到食管，最后才在肠胃道消化吸收的。如果吃食物会造成口腔的不适，食物的摄取意愿自然会降低。

① 若口干时，可含冰块、咀嚼口香糖、饮用淡茶或高热量饮料；

② 改变食物的质地、提供软质或流质的食物，如果冻、鸡冻、布丁等；

③ 和肉汁、肉汤或饮料一起进食，有助于吞咽，减缓进食时的不适；

④ 应避免太刺激的食物或酒精性饮料；

⑤ 可适时利用吸管避免刺激伤口。

⑥ 由于调味过咸/辣/甜的食物及含酒精饮料或漱口水会加重口干的状况，故建议避免。

（5）腹泻。若腹泻严重，不仅会造成癌症患者的营养不良，而且和呕吐一样，容易引起水分和电解质的不平衡，造成严重脱水。

① 采取少量多餐的方式；

② 要适度地利用食物或运动饮料来补充水分和矿物质；

③ 采用低渣或纤维素较少的食物，减少粪便的体积；

④ 避免会引起腹泻的牛奶及乳制品；

⑤ 可多选用含钾量高的食物，如米汤、去油肉汤、去渣的果菜汁等；

⑥ 避免太过油腻的食物。

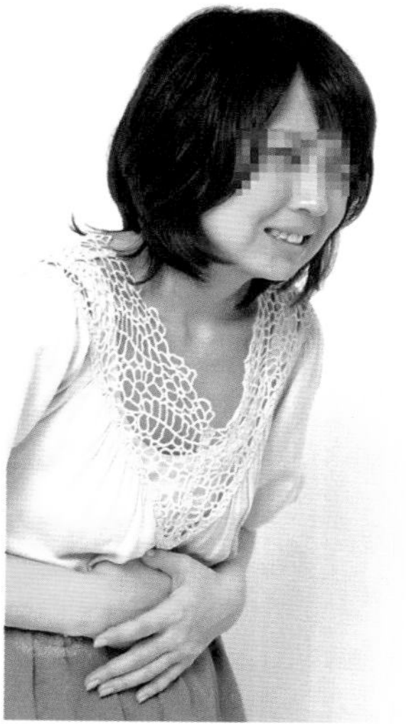

图6-6　腹部不适

（6）便秘。心理压力、进食困难、水分补充不足及治疗的不良反应等，都会造成癌症患者便秘情形，导致代谢的毒素堆积在体内无法排出，使得病情进展。

① 多补充水分，如温开水、柠檬汁、黑枣汁、含渣的果菜汁等；

② 增加高纤维质食物的摄取，如蔬菜、水果、全谷类等；

③ 适度的运动，可帮助肠子蠕动；

④ 最重要的还是要放松心情，身体自然就会放松；

⑤ 养成良好的排便习惯，严重时依医师指示服用软便剂。

（7）贫血。造成贫血的原因有很多种，但癌症患者常常会因为癌细胞的大举攻击，或是治疗过程中的破坏，导致体内缺乏维生素或矿物质而引起贫血。

应事先和医师或营养师沟通，针对个人情况，加以了解引起贫血的原因，再适时地从食物或营养补充品中摄取缺乏的营养成分，改善贫血症状。

（8）白细胞计数下降：

① 补充足量蛋白质类食物，包括奶类、豆制品、鱼类、肉类和蛋类；

② 补充富含维生素A、维生素C、维生素E和B族维生素和矿物质的食物，譬如新鲜的蔬菜和水果；

③ 因免疫力下降，尽量不食生菜生肉，最好选择可以去皮的新鲜水果食用；

④ 注意烹调食物前后及用餐的卫生安全。

（9） 毛发脱落：

① 摄取均衡的饮食；

② 选择无刺激性的洗发水清洗头发；

③ 毛发脱落是短暂的现象，停止化疗后会恢复；

④ 必要时可戴假发、帽子或头巾。

（10）腹胀时，避免食用易产生氮的食物，或是粗糙、多纤维的食物，如豆类、洋葱、土豆、牛奶和碳酸饮料等。

3. 其他饮食注意事项

（1）荤素都有必需的营养存在，只要不偏食，不一定需要吃素，最重要的是要均衡营养。

（2）刺激性的食物应少吃。

（3）化疗期间不建议吃生机饮食，因体力免疫系统较弱，易感染。

（4）化疗期间不建议断食，要均衡营养。

（5）若要服用中药，化疗期间应告知医师，并和医师配合。

（6）不必避讳吃螃蟹、柿子、鸭肉、茄子、南瓜、芋头，这些食物只要新鲜，每一种都具有营养成分，均衡饮食很重要。

三、治疗结束后饮食原则

1. 维持理想体重

研究发现，体重过重为增加乳腺癌风险的因素，所以维持正常体重，减少未来癌症复发概率。

适当热量、蛋白质和多蔬菜、水果的均衡饮食。

体重过重者不宜快速减重，有减重意愿者须咨询营养师，给予适当的营养支援介入，体重减少的合理范围为1个月1～2 kg。

2. 足够的维生素D及钙

研究发现维生素D以及钙的摄取量，跟降低女性乳腺癌的发生有密切的关联。

（1）适量维生素D：人体90%～95%的维生素D可以靠晒太阳补充，适度照射阳光，紫外线会活化身体内的维生素D来帮助钙质的吸收。足够的维生素D及钙每天12 min的日晒，能降低50%的乳腺癌风险。维生素D不但有助健全骨骼，而且能抑制乳腺癌细胞的增生繁殖，并刺激正常乳房细胞分化。研究也发现，血液中维生素D浓度正常的人，得乳腺癌的风险是浓度低的人的一半。而乳腺癌患者摄取维生素D越多，5年存活率也比较高。

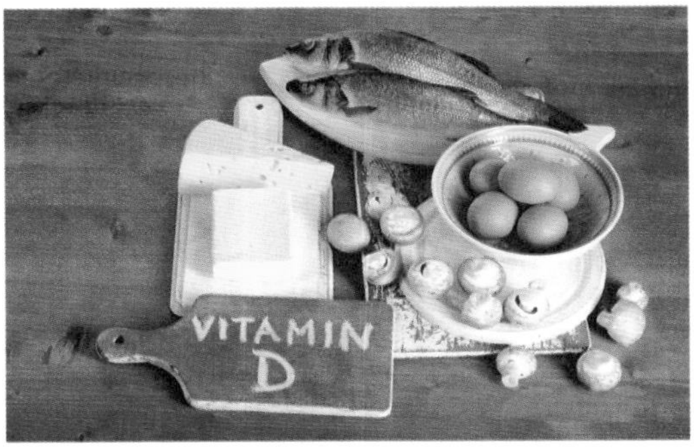

图6-7 富含维生素D的食物

（2）足量的钙质：来源分成动物性及植物性两种。

① 动物性食物：牛奶、酸奶、奶酪、吻仔鱼、小鱼干、干虾米及牡蛎等。

② 植物性食物：豆腐、豆干、黑芝麻、海带、紫菜、九层塔、芥蓝菜、苋菜、黄花菜及卷心菜。

（3）避免钙质流失：选择高钙食物，少喝浓茶、咖啡及碳酸饮料，戒烟，适度日晒。

3. 高纤维素饮食

研究指出，较高纤维素摄取量，降低的乳腺癌发生率达54%；因蔬菜中的纤维素使多吃蔬菜比少吃者可减少48%的乳腺癌发生率。

（1）成人每天建议的纤维摄取量为25～30 g。

（2）膳食纤维素分为水溶性与非水溶性两种，前者包括果胶、树胶等，富含于蔬菜、水果、大麦、豆类、燕麦麸皮等食物，后者包括纤维素、半纤维素、木质素等，富含于蔬菜、水果、全谷类、小麦麸皮等食物。

（3）日常生活以全谷类或杂粮饭代替白米饭，辅以众多种类的蔬菜、水果，即可得到均衡的水溶性与非水溶性的膳食纤维、丰富的维生素与矿物质。

4. 适量优质蛋白质

（1）适量蛋白质：依个人身高体重及疾病治疗状况，决定每日蛋白建议摄取量。

（2）优质蛋白质：黄豆含有丰富的蛋白质、纤维素及大豆异黄酮，因此摄取黄豆制品可增加蛋白质及纤维素的摄取量，并帮助调节女性激素水平。研究也指出，有每天喝豆浆习惯者，会有较低的癌症发生率及复发率，建议适量摄取并从天然食物中摄取较佳。

（3）避免红肉：研究发现，摄取较多红肉者会提高罹患乳腺癌的概率。

5. 低脂饮食

研究指出，平日摄取高脂饮食，尤其是饱和脂肪会使乳腺癌病死率上升，因此

（1）脂肪摄取原则：

① 选用瘦肉：去皮鸡肉、鱼肉（不含鱼腹肉）、鸭肉、猪里脊肉、瘦羊肉、牛肉。

② 烹调时，应多采用清蒸、水煮、清炖、烤、卤、凉拌等方法，避免油炸、煎、炒方式烹调。

③ 肉类卤、炖汤时，应于冷藏后将上层油脂去除，再加热食用。

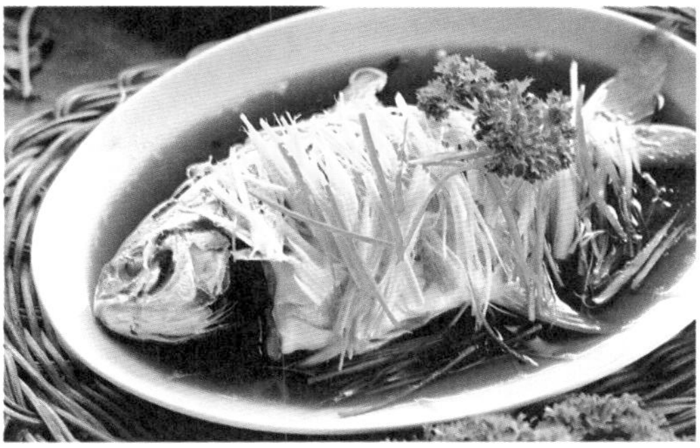

图6-8　清蒸烹调

④ 烤鸡或烤肉的汁及红烧肉的浓汤，均含高量的脂肪，应避免食用。

⑤ 改选低脂或脱脂乳制品。

（2）选择正确的好油

① ω-3不饱和脂肪酸：青占鱼、鳟鱼、金枪鱼及三文鱼等深海鱼；亚麻籽、核桃。

② 选用单元不饱和脂肪酸：橄榄油、花生油、芥花油和茶油等。

③ 避免反式脂肪（黄油）及饱和脂肪（猪油、牛油、红肉、动物性皮脂、棕榈油、椰子油）。

（3）规律运动与维持理想体重，有助于预防复发与增加存活率。

6. 预防骨质疏松

摄取足够的钙质及维生素D，有助于预防、延缓骨质疏松，以下是从饮食中增加钙摄取的小秘诀：

- 制作玉米浓汤或蔬菜浓汤时可以脱脂奶粉代替奶油；
- 白饭上可洒些黑芝麻；
- 冲泡牛奶时可加入芝麻粉；
- 做意大利面时，上面可洒些芝士粉；
- 面包夹芝士片；
- 如有骨质疏松者，可与医师和临床营养师讨论是否额外补充钙片及其使用方式。
- 若因乳糖不耐而无法由牛奶中补充钙质，可改喝无乳糖奶粉、优酪乳、酸奶，或吃奶酪。

四、实证——乳腺癌患者接受营养支持成效

2015年,《营养和饮食科学院杂志》(*Journal of the academy of nutrition and dietetics*)论文探讨有关最近的治疗进展已经使女性转移性乳腺癌存活率显著的增加,针对此人群衡量饮食摄入,身体功能和生活品质等横断面的研究,发现转移性乳腺癌中大多数女性超重或肥胖、不运动,并具有高脂肪和低纤维饮食模式。肥胖被认为是停经后乳腺癌的危险因素。肥胖也与增加乳腺癌复发风险和癌症死亡的风险有关。因此如何面对乳腺癌的治疗及治疗后的防癌复发或预防第2个癌症发生都将是一大挑战。

妇女在被诊断为乳腺癌后往往试图改变自己的生活方式,以改善她们的健康和防止复发,增加体能活动水平可改善她们的健康和较低的乳腺癌复发的风险;2013年,《亚太预防癌症杂志》(*Asian Pacific J Cancer Prev*)有研究显示妇女在被诊断乳腺癌后身体活动较多者有较好的情绪和认知功能,健康饮食和体力活动可提高癌症幸存者的生活品质;该杂志在2014年另一篇探讨患者在乳腺癌诊断后,生活方式的改变(饮食和身体活动)对体重变化之间的关系,其结果是大多数饮食习惯的改变是减少高脂肪食物、红色肉类、猪肉和家禽和高糖食品的摄入,增加鱼、水果、蔬菜和全谷类的摄入量,其中改变全谷物和鱼类的摄入量,与体重变化有相关性,然而这些乳腺癌患者却没

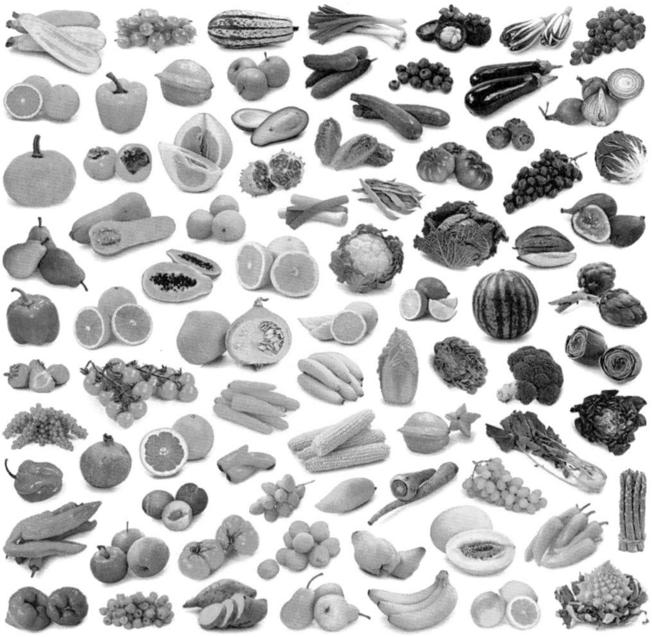

图6-9　多种颜色蔬果

有增加体能活动。

当治疗计划是经历手术及放射治疗或化学治疗或激素疗法来阻断细胞的生长的过程，如何补充营养则是一个重要的课题，饮食多样化的均衡营养，不仅可以遏止癌瘤的生长，还可以加强治疗的作用；放疗或化疗期间调理好饮食、增加营养是完成放疗或化疗的必备条件，饮食的调养应以个人状况来调整，如体重过轻的营养不良患者，最好要以高热量、高蛋白的均衡饮食为补充营养的原则，提供手术后修复伤口及放疗或化疗期间身体的基本需求；对于体重过重或正常的病友，维持足够的均衡营养是确保身体的体力及免疫力最重要的方法。

【乳腺癌的营养治疗案例】

林小姐，54岁，两个月前发现乳腺癌第1期，身高155 cm，体重1个月内由63 kg下降至56 kg，因体重下降速度过快，医师建议咨询临床营养师进行营养指导。

1. 目前治疗方案

做单侧乳房切除，并接受化学治疗。

2. 发生不良反应

易疲劳、食欲缺乏、口腔干燥。

3. 血液生化测值

项　　目	数　　值	正常值	单　　位
ALB（白蛋白）	35（较低）	40.0～55.0	g/L
HGB（血红蛋白）	130	120～160	g/L
WBC（白细胞计数）	3.8（较低）	4.0～10.0	$\times 10^9$/L
Urea（尿素）	3.9	3.1～8.0	mmol/L
CRE（肌酐）	63	57.0～97.0	μmol/L
PHOS（磷）	0.93	0.85～1.51	mmol/L

（续表）

项　目	数　值	正常值	单　位
K^+（钾）	4.6	3.5～5.3	mmol/L
ALT（丙氨酸氨基转移酶）	46	9.0～50.0	IU/L
AST（天冬氨酸氨基转移酶）	36	15.0～40.0	IU/L

4. 近日饮食状况

患者食欲不好吃得较少。

早　餐	午　餐	晚　餐
• 泡麦片	• 米饭半碗 • 炒蛋或豆腐各一些 • 青菜一些 • 萝卜贡丸汤或没喝汤（没吃贡丸）	• 白饭半碗或阳春面一碗 • 卤蛋一个 • 青菜少数

5. 进食量评估

项　目	摄取量
碳水化合物	115～160 g/d
蛋白质	34～37 g/d
脂肪	35～37 g/d
总热量	945～1 020 kcal/d

6. 营养评估

（1）身体质量指数（BMI）：23.3 kg/m^2（正常）。

（2）理想体重：52.8 kg ± 5.3 kg。

（3）体重下降百分比：

一个月下降7 kg（11%）（严重体重减轻）。

（4）评估总热量需求：1 800～1 900 kcal/d。

（5）评估蛋白质需求：70～80 g/d。

（6）营养相关问题：

热量摄取不足、蛋白质摄取不足、白蛋白过低、白细胞计数过低、口腔干燥、食欲缺乏。

（7）主观整体营养评估（SGA）：B（中度营养不良）。

（8）患者整体营养状况评估（PG-SGA）：18分（急需营养介入）。

国际通用癌症患者营养评估表PG-SGA计分建议与处理：
0～1分：目前不需介入、但在治疗过程中需定期评估
2～3分：针对胃肠症状或检验值给予饮食宣教
4～8分：需医师、护理师或营养师介入来矫正疾病症状
≥9分：显示目前患者急需营养介入

7. 临床营养师指导

（1）癌症饮食原则指导（高热量、高蛋白均衡饮食）。

（2）热量与蛋白质摄取皆不足，导致白蛋白、白细胞计数过低，故指导增加热量与蛋白质的饮食以补足营养。

患者所需
总热量：1 800～1 900 kcal/d
蛋白质：70～80 g/d

目前摄取
总热量：945～1 020 kcal/d
蛋白质：34～37 g/d

（3）指导少量多餐：

营 养 问 题
因食欲缺乏导致正餐量不足

→

营 养 介 入
指导合适餐间营养食物补充
每日3餐增加为6餐

（4）增加热量方法指导：

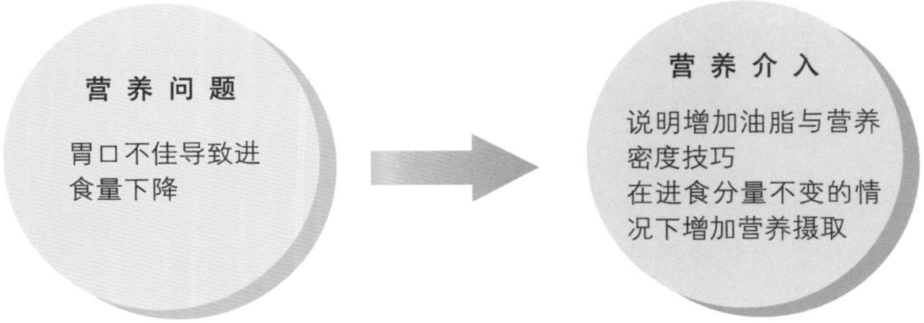

（5）口干及白细胞计数过低饮食原则指导（详见前述不良反应饮食对策）。

（6）建议增加活动量，并指导个人每日活动计划：建议每日3餐后慢走30 min。增加活动量可以促进消化与增进食欲，以达到帮助食欲恢复的功能。

（7）设计个体化癌症高蛋白高热量7日营养处方：

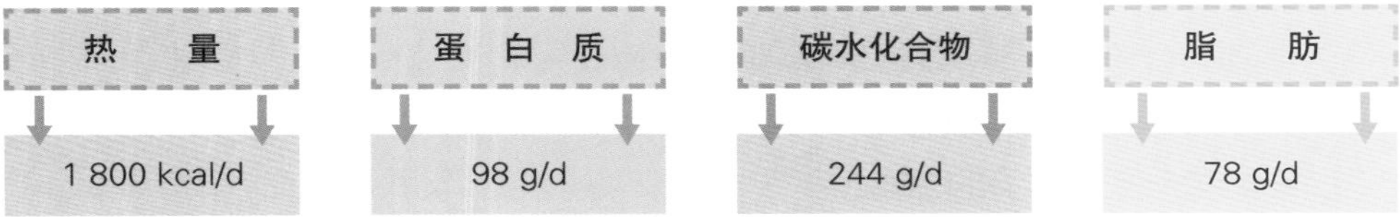

8. 7日个体化营养处方

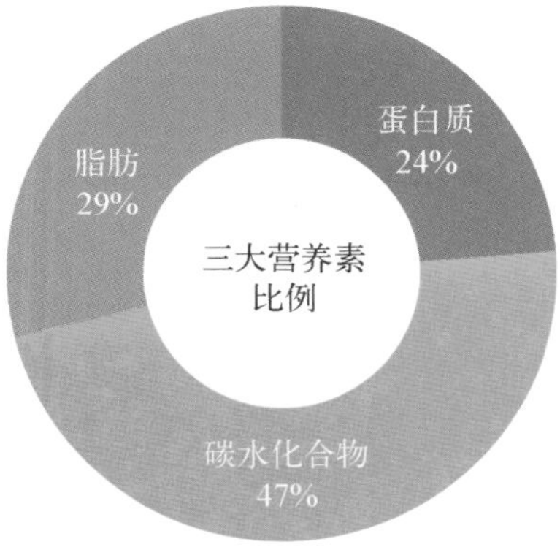

每餐热量及三大营养成分比例：

	早　餐	早　点	午　餐	午　点	晚　餐	晚　点
热量/kcal	420	140	668	80	503	60
蛋白质/%	26	23	22	40	23	0

（续表）

	早　餐	早　点	午　餐	午　点	晚　餐	晚　点
碳水化合物/%	44	77	43	60	42	100
脂肪/%	30	0	35	0	35	0

7日营养菜单如本书P144、P145所示。

9. 营养指导结果

1个月后再找临床营养师进行营养指导追踪：目前体重为58 kg（增加2 kg），林小姐表示食欲改善，几乎可以将营养师设计的处方吃完，感觉体力增加，人也比较不会疲惫，自觉心情愉悦，面对接下来的治疗更有信心。

（1）1个月后回医院实验室检查测值：

项　　目	营养介入前	营养介入后	正 常 值	单　　位
ALB（白蛋白）	35（较低）	43	40.0～55.0	g/L
HGB（血红蛋白）	130（较低）	142	120～160	g/L
WBC（白细胞计数）	3.8（较低）	4.3	4.0～10.0	$\times 10^9$/L
Urea（尿素）	3.9（较低）	5.8	3.1～8.0	mmol/L
CRE（肌酐）	63（较低）	70	57.0～97.0	μmol/L
PHOS（磷）	0.93（较低）	1.32	0.85～1.51	mmol/L
K^+（钾）	4.6	4.5	3.5～5.3	mmol/L
ALT（丙氨酸氨基转移酶）	46	46	9.0～50.0	IU/L
AST（天冬氨酸氨基转移酶）	36	37	15.0～40.0	IU/L

（2）营养介入：

因林小姐食欲与活动力状态改变，故进行再次评估营养需求，并修正营养处方以符合目前的治疗方案与个人整体状况。

提醒：本章营养治疗案例提及的内容（包含营养师评估、指导、菜单），并非适合所有癌症患者，请勿自行参照执行。因每位患者状况不同，建议咨询临床营养师为您制订专属营养处方。

	第 1 天			第 2 天			第 3 天			第 4 天		
		食材	分量		食材	分量		食材	分量		食材	分量
早餐	银鱼粥	银鱼 白饭 植物油	70 g 200 g 5 g	鸡肉面	细面条 鸡胸肉 木耳 红萝卜	80 g 75 g 15 g 15 g	皮蛋瘦肉粥 炒时蔬	皮蛋 猪肉末 白饭 香油 季节青菜	1个(60 g) 35 g 200 g 5 g 100 g	西红柿猪肉面	面条(熟) 西红柿 大白菜 洋葱 秀珍菇 油 猪肉末	240 g 70 g 酌量 酌量 酌量 10 g 60 g
早点	酸奶 水果	酸奶 苹果	200 g 1碗(120 g)	薏苡仁牛奶	低脂牛奶 薏仁粉	240 ml 20 g	芝麻糊	低脂牛奶 芝麻粉	240 ml 240 ml	花生奶露	花生酱 低脂牛奶	20 g 20 g
午餐	白米饭 京酱肉丝 炒时蔬	白饭 猪肉 葱 油 季节青菜 植物油	200 g 100 g 50 g 10 g 100 g 10 g	酸辣汤饺 炒时蔬	水饺 鸡蛋 豆腐 竹笋 油 季节青菜 植物油	10个 1个(55 g) 100 g 50 g 10 g 50 g 5 g	鸡肉滑蛋河粉 炒时蔬	河粉 鸡蛋 鸡肉 绿豆芽 胡萝卜 油 季节蔬菜 植物油	140 g 1个(55 g) 60 g 20 g 适量 10 g 100 g 10 g	鲜菇炒饭 炒时蔬	蟹味菇 米 凤尾菇 杏鲍菇 油 季节青菜 植物油 猪肉	20 g 80 g 10 g 10 g 20 g 100 g 10 g 100 g
午点	水果	猕猴桃	1.5个(125 g)	水果	香蕉	1根(95 g)	水果	橘子	1个(190 g)	水果	橙子	1个(170 g)
晚餐	瓠瓜咸粥 酱牛肉 炒时蔬	白饭 猪肉末 瓠瓜 油 牛肉 季节青菜 植物油	200 g 25 g 酌量 5 g 50 g 75 g 5 g	白米饭土豆烧鸡 炒时蔬	白饭 土豆 鸡腿 季节青菜 植物油	200 g 20 g 140 g 75 g 5 g	冬瓜咸粥 炒时蔬	冬瓜 猪肉末 白饭 油 季节青菜 植物油	50 g 100 g 200 g 5 g 100 g 10 g	蛤蜊丝瓜粥 炒时蔬	蛤蜊 丝瓜 白饭 油 姜丝 季节青菜 植物油	140 g 50 g 200 g 5 g 适量 70 g 10 g
晚点	牛奶	低脂牛奶	240 ml	酸奶	酸奶	200 g	牛奶	低脂牛奶	240 ml	酸奶	酸奶	200 g

第 5 天			第 6 天			第 7 天			
	食材	分量		食材	分量		食材	分量	
芋头排骨粥	芋头	40 g	卷心菜粥	白饭	200 g	鱼片粥	白饭	200 g	早餐
	小排	80 g		卷心菜	20 g		鱼片	75 g	
	白饭	200 g		猪肉	60 g		油	5 g	
	油	5 g		油	10 g	炒时蔬	季节青菜	100 g	
炒时蔬	季节青菜	100 g	炒时蔬	季节青菜	100 g		植物油	5 g	
	植物油	10 g		植物油	10 g				
绿豆沙牛奶	绿豆仁	20 g	养生糊	豆浆	240 ml	核桃牛奶	低脂牛奶	240 ml	早点
	低脂牛奶	240 ml		五谷粉	适量		核桃仁	2粒(7 g)	
白米饭	白饭	200 g	咖喱炒米粉	米粉	100 g	鸡丝炒面	面条(熟)	240 g	午餐
花生炒牛肉	牛肉	100 g		虾仁	40 g		鸡肉	70 g	
	油	10 g		油	10 g		卷心菜	适量	
	花生	酌量		绿豆芽	酌量		香菇	适量	
炒时蔬	季节青菜	100 g		甜椒	酌量		胡萝卜	适量	
	植物油	5 g		洋葱	酌量		油	10 g	
				植物油	10 g	炒时蔬	季节青菜	100 g	
			炒时蔬	季节青菜	75 g		植物油	10 g	
				植物油	5 g				
水果	苹果	1碗(120 g)	水果	樱桃	10个(85 g)	水果	猕猴桃	1.5个(125 g)	午点
白米饭	白饭	200 g	白饭	白饭	200 g	猪肝粥	猪肝	80 g	晚餐
香煎鳕鱼	鳕鱼	150 g	三杯鸡	鸡腿块	140 g		菠菜	适量	
	油	10 g		油	10 g		白饭	200 g	
炒时蔬	季节青菜	100 g	炒时蔬	季节青菜	100 g		油	5 g	
	植物油	10 g		植物油	10 g	炒时蔬	季节青菜	100 g	
							植物油	5 g	
豆浆	豆浆	240 ml	牛奶	低脂牛奶	240 ml	酸奶	酸奶	200 g	晚点

【撰文营养师介绍】

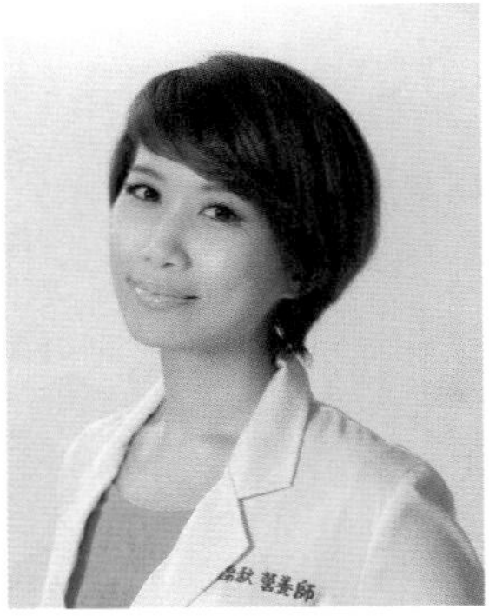

李锦秋

经历：

中国台湾泰安医院临床营养师

中国台湾双和医院临床营养师

学历：

中国台湾静宜大学　食品营养学系

证照：

中国台湾注册营养师

中国台湾糖尿病宣教学会　糖尿病宣教师

第七章
头颈部癌症与营养治疗

第一节　头颈部癌症简介

一、头颈部癌症的分类

头颈部癌症是指发生在人体口、咽、喉和颈部等组织上的恶性肿瘤；主要是由上呼吸道黏膜所长出来的癌症，包括鼻腔、鼻窦、鼻咽、喉、口腔、口咽、下咽及唾液腺等部位的癌症，95%源自鳞状上皮细胞癌，其余则为淋巴癌、腺癌、肉癌等，但数量相对少许多。通常头颈部癌症在治疗后除了容易局部复发外，也较易同时在食管等其他部位产生第2种癌症。由于头颈部包含重要的呼吸、吞咽、发声等重要功能，一旦患病会对生活品质造成极大的影响。

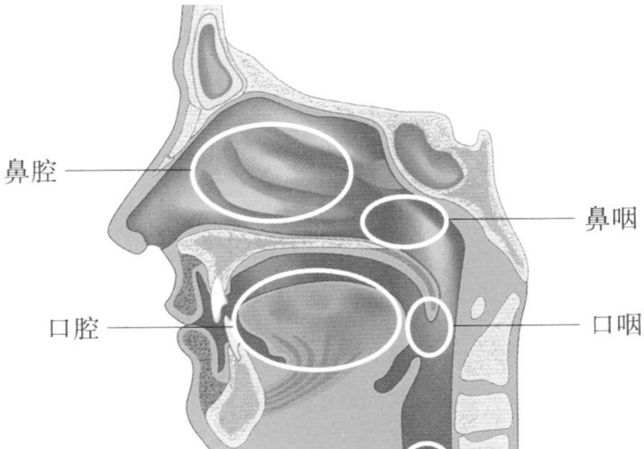

图7-1　头颈部位

二、头颈部癌症的流行病学

在中国台湾的头颈部癌症患者中，以口腔癌的比例最高，占60%～70%，其次为口咽癌及下咽癌，分别各占10%。

三、头颈部癌症的致病原因

（1）遗传，有家族病史（如：染色体的缺陷、抑癌基因的不活化）。

（2）性别：男性罹患概率为女性2～3倍。

（3）年龄：40岁以上。

（4）生活习惯（如：抽烟、喝酒、嚼槟榔）：根据研究资料显示，有超过75%的头颈部癌症患者有抽烟、喝酒的习惯。早在1988年《癌症研究》（*Cancer Res*）提出，抽烟及喝酒被证实可能会造成头颈部癌症，而且有累加的效果。若患者每天抽一包烟，则罹患头颈部癌症的概率为未抽烟者的2倍；若每天喝酒，其罹患概率也为未喝酒者的2～3倍；但若患者每天抽烟及喝酒超过20年，则罹患头颈部癌症的概率将大幅增高到近40倍。

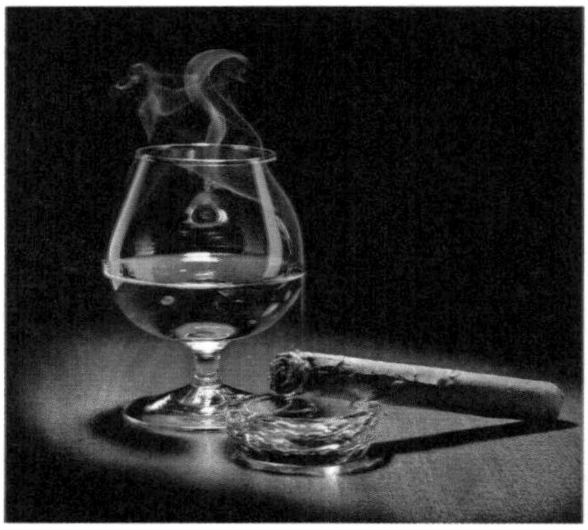

图7-2　抽烟、喝酒

资料来源

Blot W J, McLaughlin J K, Winn D M, et al. Smoking and Drinking in Relation to Oral and Pharyngeal Cancer[J]. Cancer Res, 1988, 48: 3282-3287.

（5）环境或工作环境造成。吸入石棉、木粉、油漆烟雾、皮革灰尘等化学物质，则可能增加头颈部癌症的风险。

（6）病毒感染（人类乳突病毒human paillomavirus、EB病毒Epstein-Barr virus）。有研究指出，人类乳突状病毒与EB病毒会造成头颈部癌症的发生。

人类乳突病毒是一种环状的病毒，具高度的感染性，这种类型的病毒常常会感染人类表皮与黏膜组织，因而产生多样的病变。感染人类乳突状病毒的人较易罹患口咽癌，其传染途径多半通过性行为所引起（如口交）。人类乳突病毒种类很多，最常见的为造成口咽癌的HPV 16和HPV 18型。

EB病毒容易造成鼻咽癌，主要是口腔接触感染所造成。根据世界卫生组织将鼻咽癌分为Ⅰ型：角化鳞状细胞癌；Ⅱa型：分化不良型（低度分化）；Ⅱb型：未分化型。研究显示，低度分化及未分化型的鼻咽癌与EB病毒关系最为密切，而这两种类型的鼻咽癌正是中国人最好发的种类。

（7）营养不良：长期的营养不良，可能会造成维生素及矿物质的缺乏，进而增加罹癌的风险。

（8）饮食习惯：头颈部癌症中的鼻咽癌在亚洲和北非的部分地区比在欧洲更常见。这有可能是亚洲人饮食中较常食用腌制食物，如盐腌的肉品，这些食物含亚硝胺致癌物质，可能损害DNA。

（9）口腔卫生不良已被认为可能是增加头颈部癌症风险的因素之一。

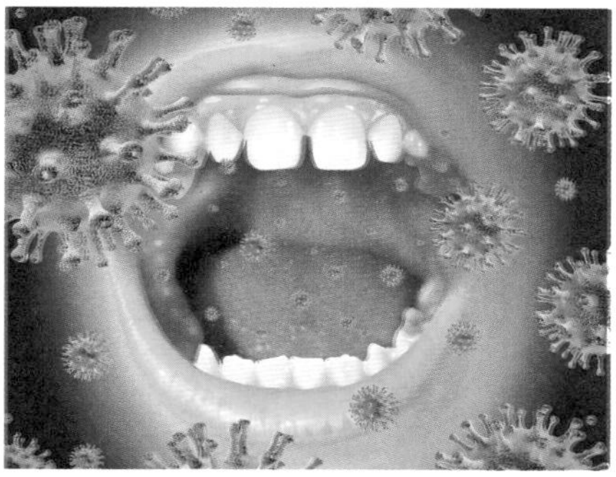
图7-3　口腔卫生不良

（10）过度日晒，尤其是唇部区域及颈部皮肤。

（11）大麻使用，有研究显示，使用大麻的人有较高罹患头颈部癌症的风险。

四、头颈部癌症的症状与警示

（1）口腔癌、口咽癌：正常的口腔、口咽黏膜为柔软的组织，但如果发生癌前病变或原位癌时，黏膜可能会变厚，出现不明凸起的白斑或黏膜变薄，以及略微溃烂的红斑与口腔溃疡难以愈合等。而一旦变成癌症则常伴随转移的颈部淋巴肿块，偶尔出现带血的唾液。早期通常不会觉得疼痛，因此常错失早期诊断、早期治疗的时机。当发现唾液中带有血丝、口咽腔内有红、白斑点或有两星期以上不易愈合的溃疡同时合并颈部不明肿块时，请立即就医检查。

（2）鼻咽癌：通常伴随着上颈部淋巴结肿大，一开始可能会产生耳鸣、重听、耳闷或耳痛的现象，主要是由中耳腔和鼻咽经耳咽管相通，当鼻咽腔的肿瘤往两侧生长时，造成耳咽管的功能不良，出现中耳积水、发炎情形。当肿瘤向前生长时会阻塞鼻腔引起鼻塞，肿瘤变大后则容易出现溃疡、出血，而产生带有血丝的黏稠鼻涕。若肿瘤持续往上生长，则会侵犯到中枢神经及十二对脑神经，进而造成失明、复视、脸部麻痹、头痛等症状。上述症状可能一个或多个症状同时出现，但也有患者只出现颈部淋巴结肿大，无这些不适症状，从而忽略及早就医。

（3）喉癌：常见症状有声音沙哑、吞咽疼痛、吞咽困难等，晚期则会出现呼吸困难的症状。

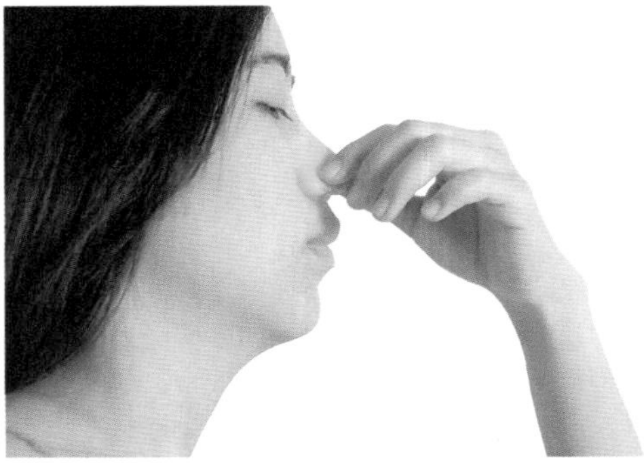

图7-4　鼻塞

（4）鼻腔及鼻旁窦癌：鼻腔及鼻旁窦癌的早期症状不明显。最常见的单侧鼻塞、鼻涕有血丝，和一般的鼻炎、鼻旁窦炎症状类似，但若鼻分泌物带血丝断断续续持续一两个星期，最好去耳鼻喉科彻底检查一下。此外，颜面的疼痛，感觉异常也是常见的症状之一。

（5）下咽癌：早期症状不明显，病程进展却相当快，许多患者初次就诊时就已经出现声音沙哑、颈部肿块、吞咽困难、呼吸困难等晚期症状了。因此，需特别留意下述两点早期症状：

① 咽喉部疼痛持续超过2周，甚至疼痛加剧，这些疼痛也会连带着传至耳朵。

② 咽部异物感，同时合并有吞咽困难。

头颈部癌症的早期症状并不明显又无特异性，因此容易被患者本身忽略，进而延误就医，综合以上各种头颈部癌症的常见症状，我们归纳以下几项警示，希望能凭借此让民众对头颈部癌症有更多的认识，达到早期诊断、早期治疗的目的。

（1）颈部肿块。

（2）口咽腔内出现超过两星期的溃疡、白斑。

（3）声音沙哑。

（4）鼻塞、反复性流鼻血。

（5）单侧重听、单耳积水、耳鸣、耳痛。

（6）无感冒、上呼吸道感染等，却出现持续性喉咙痛、耳朵痛。

（7）吞咽时有异物感。

五、头颈部癌症的预防

（1）改变生活习惯，避免饮酒、抽烟、嚼槟榔。

（2）均衡饮食。

（3）保持口腔清洁。

（4）减少盐腌制品食用。

（5）避免多位性伴侣，以减少HPV感染机会。

（6）注意防晒，避免过度日晒。

（7）若因疾病需求使用大麻者，请与医生讨论。

六、头颈部癌症的分期

根据美国癌症分期联合委员会（American Joint Committee on Cancer, AJCC）所制定的分类准则，以TNM 3项来分期：

T	为肿瘤大小及扩散范围
N	为颈部淋巴腺大小、数目及单、双或对侧转移
M	为远端转移，通常指癌细胞已扩散至头颈部以下部位，包括肺部、肝脏、骨头等，已有远端转移

头颈部癌症可依原发肿瘤的大小、是否有淋巴结侵犯及是否有远端转移分成4期，其中第4期又可分为IVA、IVB及IVC 3期。

通常第1、2期是为早期（early stage），经由手术切除或放射治疗极有可能痊愈。

第3期至ⅣB期称为局部进展阶段（locally advanced stage），须经由手术、化学治疗、放射治疗等多团队共同合作，才有机会痊愈。若为第ⅣC期，通常合并有远处转移，如肺或骨转移，治疗则以化学治疗为主，其预后也最差。

七、头颈部癌症的治疗方式与不良反应

常见治疗方式	不　良　反　应
手术治疗（切除）	依肿瘤位置及大小可能切除部分组织而影响外观、说话能力、进食吞咽、呼吸等情形
放射治疗	容易口干、口腔黏膜、食管黏膜炎，有时会合并真菌感染、放射性皮肤炎、味觉、嗅觉改变、骨头放射性坏死、听力降低、牙齿问题、吞咽异物感、喉咙干、疲倦
	放射线对咀嚼肌及颞腭关节易造成纤维化，无法张口、影响进食、影响发声说话
	淋巴水肿，患者主诉脸部较肿，特别是在下巴处，早晨起床时最明显
药物治疗（常用化疗药物：cisplatin/5FU）	恶心呕吐、食欲缺乏、腹泻、便秘、白细胞计数降低、疲倦、脱发、腹泻、急性肾损伤、听觉下降等

头颈部癌症患者由肿瘤部位的影响，在诊断前就可能因为口腔疼痛、张口困难，影响咀嚼、吞咽，使得进食量减少，在诊断时体重就已经有减轻情形，若再加上治疗期间所产生的不适症状，就有可能使摄食情况更差，造成严重的营养不良问题。有研究显示患

者因治疗期间不良反应体重平均减轻约6.5 kg（约10%体重）。根据统计约有20%的癌症患者死于营养不良而非癌症本身，而最普遍发生头颈部癌症及上消化道癌症患者。因此，如何在治疗前提高营养状况，并在治疗期间维持良好营养摄取，使治疗能顺利完成并提升治愈概率，是头颈部癌症患者必须了解的重要课题。

第二节　头颈部位癌症的营养治疗

一、治疗前饮食原则

患者应均衡高蛋白高热量饮食，保证足够的营养摄取以迎接手术、化疗、放疗或靶向治疗。

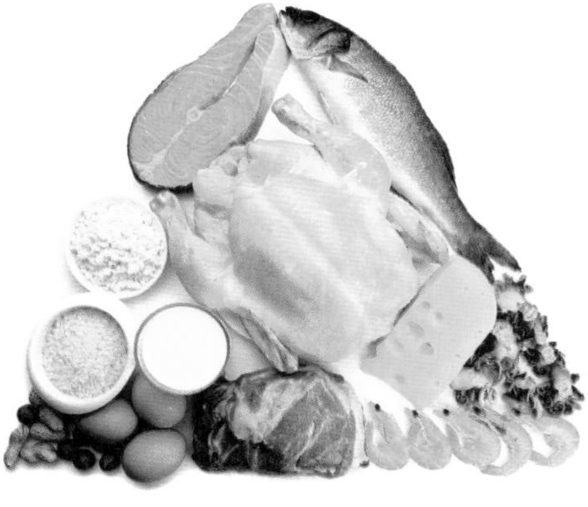

图7-5　蛋白质来源

1. 主要热量来源

全谷根茎类：米饭、面包、馒头、玉米、面条、红薯和芋头等。

油脂类：各类植物油、腰果、开心果、花生、芝麻、核桃等。

2. 主要蛋白质来源

豆鱼肉蛋类：牛、羊、猪、鸡、鱼、鸡蛋、鸭蛋、黄豆及黄豆制品如豆腐、豆浆等。

低脂乳品类：牛奶、酸奶、芝士等。

二、治疗中饮食原则与不良反应应对方法

常见治疗方式	饮食相关不良反应
手术治疗（切除）	进食吞咽困难
放射治疗	口干、口腔黏膜、食管黏膜炎、味觉改变、牙齿问题、吞咽困难
药物治疗	恶心呕吐、食欲缺乏、腹泻、便秘、白细胞计数降低、疲倦

治疗期间的饮食原则应以均衡高蛋白高热量饮食并配合进食情形改变食物质地，以下为治疗不良反应应对方法。

1. 口干

（1）吃过东西一定要漱口。

（2）小口喝水保持口腔湿润。

（3）口含糖果、八仙果、嚼口香糖。

（4）避免调味太浓（甜、咸、酸、辣）。

（5）改变食物的选择及制备方式：选用质软或细碎的食物或将食物拌入汤汁或以勾芡方式烹制。

（6）避免用口呼吸，并使用护唇膏以保持嘴唇的湿润。

（7）晚上睡觉可以戴口罩。

（8）若情形较为严重可适度使用人工唾液。

2. 黏膜炎—口腔黏膜溃疡

（1）均衡饮食可以帮助伤口愈合。

（2）避免刺激伤口，故酒、酸性强、调味浓、腌制、温度过高、刺激性饮料尽量避免使用。

（3）食物温度以温冷为宜，不宜太烫，可放凉至室温后再食用。

（4）选择细碎、软质、滑润形态的食物，软质食物如：绞肉、蒸蛋，小鱼、豆腐或嫩菜叶、瓜类、勾芡食物等。

（5）可使用吸管或汤匙协助进食，避开溃疡处。

（6）因溃疡伤口可能造成摄食减少，故建议少量多餐。

（7）改变食物制备方式，采用半流质饮食。例如，正餐：咸稀饭、面条（细面、面线等）、馄饨等。点心：蒸蛋、布丁、豆花、牛奶麦片、芝麻糊、冰淇淋或营养品等。

（8）可补充B族维生素、谷氨酰胺。谷氨酰胺正常情况下人体可自行合成，但放射治疗及化疗口腔黏膜破损，需求增加，其补充可改善口腔黏膜溃烂、增进肠道黏膜伤口愈合，每天建议量需根据个人病情不同，由营养师评估后补充。

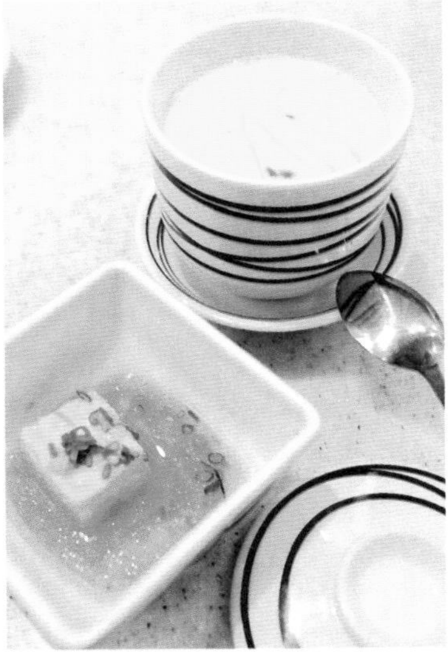

图7-6　蒸蛋、豆腐

3. 黏膜炎—食管炎

（1）选择质软细碎的食物。

（2）以勾芡方式烹调。

（3）肉汁、肉汤同时进食可帮助吞咽（保湿）。

（4）食物制成较滑的形态如果冻、肉冻。

4. 味觉改变

（1）经常变换食物质地、菜色的搭配及烹调方法等以增强嗅觉上的刺激，弥补味觉的不足。

（2）选用味道较浓的食品。例如，香菇、洋葱。

（3）治疗会增加对苦的敏感，所以避免食用苦味强的食物，如芥菜、苦瓜。

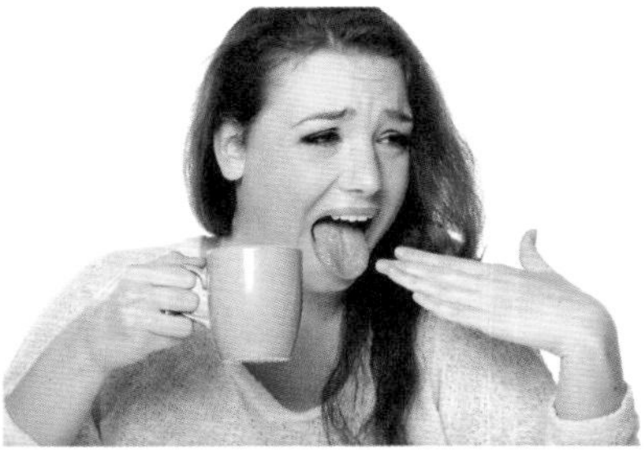

图7-7 味觉改变

（4）为了增加患者对肉类的接受度，在烹调前，可先用少许辛香料、果汁浸泡处理或混入其他食物中供应。

（5）若觉得肉类具有苦味，可采用冷盘方式或搭配浓调味料来降低苦味，也可用蛋、乳制品、豆类、豆制品取代，来增加蛋白质的摄取量。

5. 食欲缺乏

（1）先进食热量、蛋白质较高的食物。

（2）少量多餐，增加餐间点心。例如：从一天三餐，增加至一天六餐。

（3）增加食物营养密度，像是鲜奶或豆浆里加些坚果粉、糙米粉；面包涂果酱；清汤改成浓汤形式；白饭换成炒饭、烩饭或是焗烤类等。

（4）尽量减少患者自己烹调食物。

（5）尝试各种温和的调味料，依个人喜好选择具有天然特殊气味的食材或中药材，如：黄芪、红枣、枸杞、当归等烹调，经常变化烹调方式，注意色、香、味的调配以增加食欲。

（6）优先选择喜爱的食物，可将高蛋白和高热量的营养补充品添加在其中。

（7）避免吃油炸、过油腻和易产气的食物。

（8）用餐前，先做适度活动或吃少许开胃食物以增加食欲。

（9）用餐时，选择舒适的环境，并保持轻松愉快的心情。

（10）必要时请医生处方用促进食欲的药物。

6. 吞咽困难

（1）少量多餐，选择软质、滑润、细碎或泥状的食物。
（2）以勾芡方式烹调。
（3）肉汁、肉汤同时进食可帮助吞咽（保湿）。
（4）利用增稠剂改变食物质地，如：婴儿米粉、婴儿麦粉、各类谷粉、生粉等。
（5）若食用较干食物，如面包、饼干、蛋糕、谷片等可加入牛奶、果汁或在浓汤里泡软再吃。
（6）进食前喝几滴柠檬汁，也可喝冰水或含冰块，这样会刺激吞咽的反射动作。
（7）症状严重者考虑改用管饲灌食。

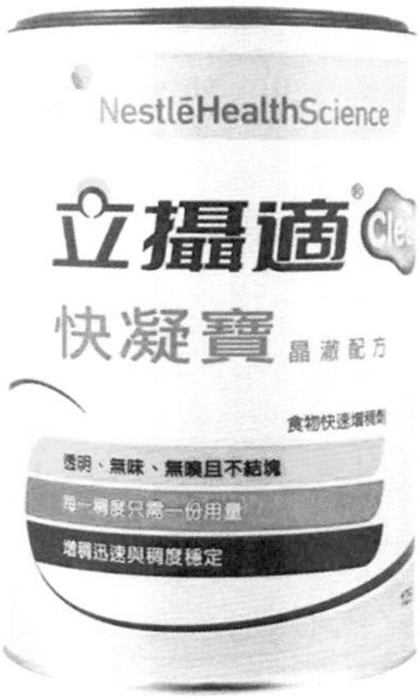

图7-8　食物增稠配方

7. 恶心、呕吐

（1）可饮用清淡、冰冷的饮料。
（2）少量多餐，避免空腹时间过长或一次吃得过饱。
（3）避免太甜或太油腻的食物。
（4）避免同时摄食冷、热的食物，否则易刺激呕吐。
（5）在起床前后及运动前吃较干的食物，如饼干或面包可抑制恶心，运动后勿立即进食。
（6）饮料最好在饭前30～60 min饮用。
（7）在接受放射或化学治疗前2 h内应避免进食，以防止呕吐。
（8）饭后可适度休息，但勿平躺。
（9）远离有油烟味或异味的地方。

8. 腹泻

（1）可请医师开处方用立止泻药物。
（2）注意水分及电解质的补充。
（3）避免摄取太油腻和太甜的食物。若严重腹泻，考虑暂时给予清流饮食。如：米汤、去油清汤、果汁等。
（4）急性腹泻后可先采温和低渣饮食。
主食：白米饭、面条、白面包。
豆鱼肉蛋类：水煮蛋、去脂鸡肉、蒸鱼肉、瘦肉。
（5）避免奶类及乳制品。
（6）避免吃含有山梨醇的相关制品。

[注：山梨醇为一种甜味剂，常见于无糖口香糖（香口胶）中，食用过量会造成肠胃问题，如腹痛、胀气与腹泻。]

（7）可食用富含果胶的食物，如苹果泥、香蕉等皆有缓泻效果。

（8）适度增加水溶性纤维的摄取，如燕麦、木耳等。

9. 便秘

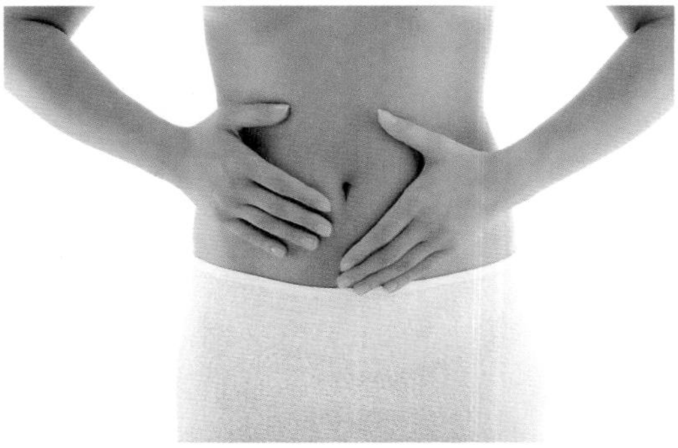

图7-9　按摩腹部

（1）摄取高纤维饮食。如：蔬菜、水果、全谷类（糙米、薏苡仁、燕麦、根茎类）、干豆类（黄豆、毛豆、红豆、绿豆等）、坚果类（开心果、杏仁果、腰果等）等。

（2）足够水分摄取。

（3）按摩、运动，增加肠道蠕动。

（4）可适度食用轻泻作用食物，如黑枣汁。

10. 白细胞计数低下

（1）注意卫生安全，制备食物前后或进餐前清洁、洗手。

（2）保存食物：热食60℃以上，冷食4℃以下。

（3）解冻食物须在冰箱或微波炉中进行，并立即烹煮，勿在室温中放置过久。

（4）剩余食物：尽速冷藏，食用前需加热处理，并在24 h内吃完。

（5）只吃煮熟之食物。避免生食或烹煮不完全之食物。水果需先削皮后食用。

（6）饮用煮沸过的水，避免喝生水。

在治疗期间，因不良反应造成摄食情形极差或术后无法由口进食时，建议可先暂时由管饲灌食介入，以避免体重过度减轻，造成营养不良甚至中断治疗。待治疗结束后或不良反应症状缓解后，再恢复由口摄食。

三、治疗结束后饮食原则

1. 恢复期的营养支持

（1）视进食状况调整食物质地，若一开始无法吃一般质地的食物，可以先从流质、剁碎、软食饮食开始。

（2）依进食量调整用餐餐次：若进食情形佳则可维持3次正餐，但若进食少或仍以流质为主，则需少量多餐。

（3）均衡多样化饮食，避免摄取单一食物。

2. 调整生活习惯

避免抽烟、饮酒、嚼槟榔，减少经常摄取刺激性食物。

四、实证——头颈部癌症患者接受营养支持成效

66位头颈癌患者的临床回顾文件，33位在接受化放疗前先接受早期营养师指导，另外33位患者在接受化放疗前未接受营养师指导，比较两组患者的结果并进行分析。

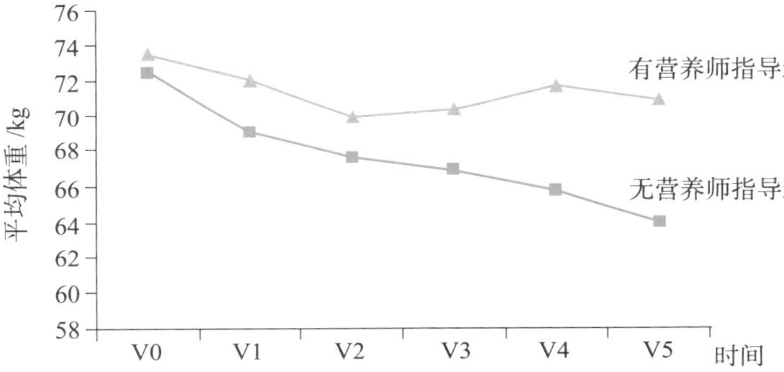

图7-10　有无营养师指导比较

V0：化放疗前，V1化放疗第4周，V2化放疗结束，V3化放疗结束后1个月，V4化放疗结束后3个月，V5化放疗结束后6个月

有营养师指导组最主要体重下降期间是在化放疗结束后(-4.6%)，后续追踪有回升；而无营养师指导则组是持续下降至化放疗结束6个月后。而在化放疗结束后6个月，两组体重变化有显著差异($P<0.05$)。

项　　目	有营养师指导	无营养师指导	有营养师指导差异
因化疗不良反应中断化疗比率	30.3%	63.6%	显著较低
因化疗不良反应延长化疗天数	4.4 ± 5.2 d	7.6 ± 6.5 d	显著较短
患者因口腔黏膜炎住院比率	16.1%	41.4%	显著较低

本表为比较有营养师指导与无营养师指导在治疗耐受度与结果，数值以均值 ± 标准差（mean ± standard deviation）(SD)表示。

资料来源

Paccagnella A, Morello M, Da Mosto MC, et al. Early nutritional intervention improves treatment tolerance and outcomes in head and neck cancer patients undergoing concurrent chemoradiotherapy. , Support Care Cancer, 2010, 18:837–845.

头颈部癌症的营养治疗案例

黄太太，55岁，无不良嗜好，2个月前因时常出现耳痛、耳鸣、头痛症状而就医，发现是鼻咽癌第3期，身高162 cm，体重大约62 kg，原本食欲都很正常，但最近开始受治疗的不良反应影响而食欲缺乏，医师建议咨询临床营养师进行营养指导。

1. 目前治疗方案

放射治疗及化学治疗，目前已接受化学治疗1周以及放射治疗2周，下周后会再执行下一次化学治疗，放射治疗持续进行。

2. 发生不良反应

食欲缺乏、口腔黏膜破损、口腔干燥、易疲劳。

3. 血液生化测值

项　目	数　值	正 常 值	单　位
ALB（白蛋白）	38（较低）	40.0～55.0	g/L
HGB（血红蛋白）	125	120～160	g/L
WBC（白细胞计数）	3.15（较低）	4.0～10.0	$\times 10^9$/L
Urea（尿素）	5.6	3.1～8.0	mmol/L
CRE（肌酐）	83	57.0～97.0	μ mol/L
PHOS（磷）	1.22	0.85～1.51	mmol/L
K^+（钾）	3.6	3.5～5.3	mmol/L
ALT（丙氨酸氨基转移酶）	47	9.0～50.0	IU/L
AST（天冬氨酸氨基转移酶）	34	15.0～40.0	IU/L

4. 近日饮食状况

治疗后开始食欲不好且口腔黏膜也有些溃疡，故吃得较少。

早　餐	午　餐	午　点	晚　餐
• 萝卜糕1块 • 豆浆1杯	• 咸粥一大碗或面条一大碗（加青菜、蛋1个） • 卤猪肉1块	• 橘子1个	• 米饭八分满或面条1碗 • 炒青菜、煎豆腐一大块 • 清蒸鱼1块 • 鸡汤（只喝汤没吃肉）

5. 进食量评估

项　　目	摄　取　量
碳水化合物	110～130 g/d
蛋白质	46～54 g/d
脂　肪	32～36 g/d
总热量	900～1 100 kcal/d

6. 营养评估

（1）身体质量指数（BMI）：23.6 kg/m^2（正常）。

（2）理想体重：57.7 kg ± 5.8 kg。

（3）评估总热量需求：1 850～2 000 kcal/d。

（4）评估蛋白质需求：87～99 g/d。

（5）营养相关问题：热量摄取不足、蛋白质摄取不足、白蛋白过低、白细胞计数过低、口干、口腔黏膜破损、食欲缺乏。

（6）主观整体营养评估（SGA）：B（中度营养不良）。

（7）患者整体营养状况评估（PG-SGA）：16分（急需营养介入）。

国际通用癌症患者营养评估表PG-SGA计分建议与处理：
0～1分：目前不需介入、但在治疗过程中需定期评估
2～3分：针对胃肠症状或检验值给予饮食宣教
4～8分：需医师、护理师或营养师介入来矫正疾病症状
≥9分：显示目前患者急需营养介入

7. 临床营养师指导

（1）癌症饮食原则指导（高热量、高蛋白均衡饮食）

（2）热量与蛋白质摄取皆不足，导致白蛋白、白细胞计数过低，故指导增加热量与蛋白 质的饮食以补足营养。

患者所需

总热量：1 850～2 000 kcal/d
蛋白质：87～99 g/d

目前摄取

总热量：900～1 100 kcal/d
蛋白质：46～54 g/d

（3）指导少量多餐：

营 养 问 题

因食欲缺乏导致正餐量不足

→

营 养 介 入

指导合适餐间营养食物补充
由每日4餐增加为6餐

（4）增加热量方法指导：

营 养 问 题

胃口不佳导致进食量下降

→

营 养 介 入

说明增加油脂与营养密度技巧
在进食分量不变的情况下增加营养摄取

营 养 问 题

口腔黏膜破损导致进食量下降

→

营 养 介 入

改变食物的质地
选择细碎、软质、滑润形态的食物
增加进食量

（5）白细胞计数过低饮食原则指导（详见前不良反应饮食对策）。

（6）口干饮食原则指导（详见前不良反应饮食对策）。

（7）建议增加身体活动量，并指导个人每日活动计划：建议每日三餐后慢走30 min，增加活动量可以促进消化与增进食欲，以达到帮助食欲恢复的功能。

（8）设计个体化癌症高蛋白高热量7日营养处方：

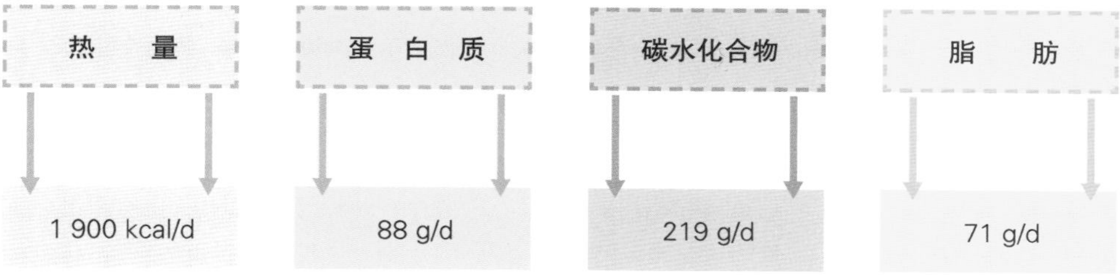

8. 7日个体化营养处方

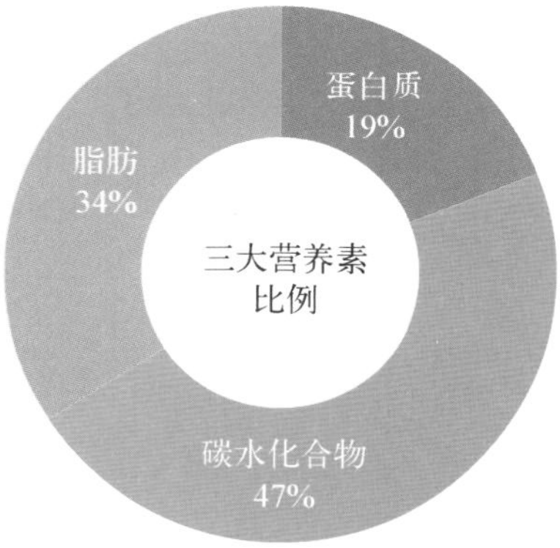

每餐热量及三大营养成分比例：

项　目	早　餐	早　点	午　餐	午　点	晚　餐	晚　点
热量/kcal	443	120	525	130	525	180
蛋白质/%	19	27	19	6	19	18
碳水化合物/%	43	40	40	92	40	60
脂肪/%	37	30	39	0	39	20

	第 1 天			第 2 天			第 3 天			第 4 天		
		食 材	分 量		食 材	分 量		食 材	分 量		食 材	分 量
早餐	鲜蔬面	面条（熟） 百页、豆 腐 香菇 西兰花 黄花菜 植物油	180 g 50 g 10 g 35 g 5 g 5 g	鸡肉面	面条（干） 鸡胸肉 木耳 胡萝卜 植物油	60 g 80 g 40 g 10 g 10 g	鸡蛋豆腐 粥 炒时蔬	鸡蛋 老豆腐 米 蔬菜 植物油 季节青菜 植物油	一个 （55 g） 160 g （4格） 60 g 50 g 5 g 50 g 5 g	鲜鱼面	鱼肉片 面条（干） 蔬菜 植物油	80 g 60 g 50 g 5 g
早点	花生牛奶	花生粉 低脂牛奶	10 g 240 ml	牛奶	低脂牛奶	240 ml	酸奶	酸奶	200 g	芝麻牛奶	低脂牛奶 芝麻粉	240 ml 10 g
午餐	北菇鸡煲 仔饭 炒时蔬	鸡腿肉 米 香菇 季节青菜 植物油	100 g 80 g 酌量 100 g 10 g	鲜肉馄饨 炒时蔬	鲜肉馄饨 季节青菜 植物油	12个 （420 g） 100 g 10 g	鸡肉野菇 炖饭 炒时蔬	鸡腿肉 香菇 金针菇 凤尾菇 洋葱 米 奶油 季节青菜 植物油	100 g 酌量 15 g 15 g 20 g 80 g 10 g 100 g 5 g	西红柿牛 肉烩饭 炒时蔬	牛肉 米 青葱 西红柿 蛋 植物油 季节青菜 植物油	90 g 80 g 酌量 50 g 1个 （55 g） 5 g 100 g 5 g
午点	水果	橘子	一个 （190 g）	水果	甜瓜	一碗 （165 g）	水果	樱桃	85 g	水果	猕猴桃	160 g
晚餐	瓠瓜咸粥 酱牛肉 炒时蔬	饭 猪肉末 瓠瓜 油 牛肉 季节青菜 植物油	150 g 20 g 50 g 5 g 70 g 100 g 5 g	芋头肉末 粥 红烧鱼块 烫青菜	芋头 猪肉末 米 油 鱼块 油 季节青菜 酱油膏	30 g 20 g 50 g 5 g 50 g 5 g 100 g 酌量	猪肝粥 炒时蔬	米 猪肝 菠菜 植物油 季节青菜 植物油	60 g 100 g 50 g 5 g 100 g 5 g	猪肉水饺 炒时蔬	水饺 季节青菜 植物油	12个 （150 g） 100 g 10 g
晚点	苹果酸奶	酸奶 苹果	240 ml 130 g	木瓜牛奶	低脂牛奶 木瓜	240 ml 120 g	香蕉牛奶	低脂牛奶 香蕉	240 ml 95 g	水果丁酸 奶	酸奶 综合水果	240 ml 100～ 150 g

第 5 天			第 6 天			第 7 天			
	食　材	分　量		食　材	分　量		食　材	分　量	
皮蛋瘦肉粥	皮蛋	1个(60 g)	枸杞百页粥	米	60 g	鸡蛋肉片汤面	鸡蛋	55 g	早餐
	猪肉末	35 g		百叶/豆皮	35 g		猪肉片	35 g	
	米	60 g		肉松	35 g		面条(熟)	180 g	
	香油	5 g		枸杞	酌量		蔬菜	50 g	
炒时蔬	季节青菜	100 g		油	5 g		植物油	5 g	
	植物油	5 g	炒时蔬	季节青菜	50 g				
				植物油	5 g				
红豆牛奶	低脂牛奶	240 ml	酸奶水果	酸奶	240 ml	核桃牛奶	低脂牛奶	240 ml	早点
	红豆	20 g		提子	130 g		核桃仁	2粒(7 g)	
干炒牛河	牛肉片	100 g	猪肉蛋包饭	猪肉	50 g	金枪西红柿粥	米	80 g	午餐
	河粉	120 g		洋葱	20 g		猪肉末	35 g	
	油	10 g		青豆	酌量		金枪鱼罐	30 g	
	绿豆芽	25 g		饭	200 g		西红柿	30 g	
	韭黄	10 g		蛋	1个(55 g)		大白菜	20 g	
	洋葱	10 g		葱	酌量		油	5 g	
	葱	5 g		蒜	酌量	炒时蔬	蔬菜	100 g	
炒时蔬	季节青菜	100 g		番茄酱	酌量		植物油	5 g	
	植物油	5 g		油	5 g				
			炒时蔬	季节青菜	100 g				
				植物油	5 g				
水果	梨	200 g	水果	菠萝	130 g	水果	桔子	一个(190 g)	午点
酱烧土豆饭	鸡腿	100 g	蛤蜊丝瓜粥	蛤蜊	120 g	大卤汤饺	猪肉	10 g	晚餐
	土豆	50 g		丝瓜	50 g		水饺	110 g	
	米	60 g		米	60 g		蛋	55 g	
	洋葱	5 g		油	5 g		胡萝卜	10 g	
	胡萝卜	50 g	炒时蔬	季节青菜	100 g		木耳	10 g	
	油	5 g		植物油	5 g		香菇	5 g	
炒时蔬	季节青菜	50 g					油	5 g	
	植物油	5 g				炒时蔬	季节青菜	80 g	
							植物油	5 g	
香草酸奶	酸奶	200 ml	牛奶	低脂牛奶	240 ml	苹果牛奶	低脂牛奶	240 ml	晚点
							苹果	130 g	

9. 营养指导结果

1个月后再次找临床营养师进行营养指导追踪：目前体重维持62 kg，黄太太表示接受第2次化学治疗后不良反应稍微比第1次缓和，食欲较为改善，营养师设计的处方将近九成可以吃完，感觉精神及体力变好，天气好时，每天会去散步30 min，增加身体活动。

（1）1个月后回医院实验室检查测值：

项　　目	营养介入前	营养介入后	正 常 值	单　位
ALB（白蛋白）	38（较低）	47	40.0～55.0	g/L
HGB（血红蛋白）	125	145	120～160	g/L
WBC（白细胞计数）	3.15（较低）	4.82	4.0～10.0	$\times 10^9$/L
Urea（尿素）	5.6	6	3.1～8.0	mmol/L
CRE（肌酐）	83	82	57.0～97.0	μmol/L
PHOS（磷）	1.22	1.23	0.85～1.51	mmol/L
K^+（钾）	3.6	4.5	3.5～5.3	mmol/L
ALT（丙氨酸氨基转移酶）	47	46	9.0～50.0	IU/L
AST（天冬氨酸氨基转移酶）	34	35	15.0～40.0	IU/L

（2）营养介入：因黄太太食欲与活动力状态改变，故进行再次评估其营养需求，并修正营养处方以符合目前的治疗方案与个人整体状况。

提醒：本篇文章营养治疗案例提及的内容（包含营养师评估、指导、菜单），并非适合所有癌症患者，请勿自行参照执行。因每位患者状况不同，建议咨询临床营养师为您制订专属营养处方。

【撰文营养师介绍】

罗于姗

经历：

中国台湾台北市立万芳医院　临床营养师

学历：

中国台湾私立实践大学　食品营养与保健学系

证照：

中国台湾注册营养师

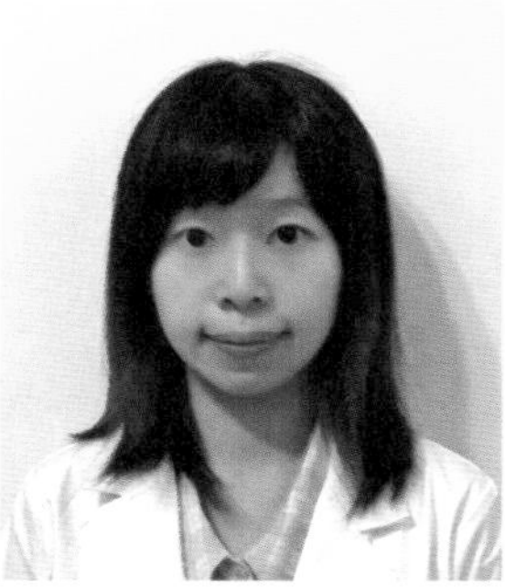

资料来源

财团法人中国台湾癌症临床研究发展基金会

中国台湾癌症防治网

中国台湾台北市营养师公会104年度癌症专业人员训练课程手册

第八章
子宫颈癌与营养治疗

第一节 子宫颈癌简介

子宫颈癌是女性子宫常见的一项疾病，当子宫连接阴道处这个子宫颈部位的健康细胞因基因突变、遗传或病毒感染等因素，便可能导致子宫颈癌。一般而言，健康细胞的生长、繁殖、死亡过程有一定的速度，但癌细胞的生长和繁殖并不遵循这个正常速度，而且癌细胞并不会通过正常细胞死亡途径走向死亡，而是会不断地不正常繁殖，并尽可能吸取身体所有的养分，甚至因此威胁到其他细胞生长，身体也开始出现不健康的警示。

一、子宫颈癌的分类

1. 鳞状细胞癌（squamous cell carcinoma）

此类癌细胞从原本用于保护子宫颈外部的扁平细胞开始形成，多数的子宫颈癌属于鳞状细胞癌。

2. 腺癌（adenocarcinoma）

腺癌多从柱状或杯状细胞开始，但此类子宫颈癌较为少见。

二、子宫颈癌的流行病学

子宫颈癌在全球女性罹患的癌症种类中排名第2，2010年中国的一份癌症发生率及病死率的调查中显示，子宫颈癌无论发生率或病死率皆在前10位以内，发生率在全部癌症中占据第7位，病死率则为第8位。而好发年龄多在生育年龄至停经前后之间。

三、子宫颈癌的致病原因

（1）人类乳突瘤病毒感染。人类乳突瘤病毒感染是造成子宫颈癌最重要且最常见的原因。目前已经发现约有40种人类乳突瘤病毒会感染肛门及生殖器官区的皮肤或黏膜，其中，与子宫颈癌相关的高危险型有17种。全球约70%的子宫颈癌是因为人类乳突瘤病毒第16及18型所引起。当女性受到人类乳突瘤病毒感染后，免疫系统会启动保护机制，因此多数感染人类乳突瘤病毒是属于暂时性感染，会自行痊愈。但有10%～20%的人，会因某些原因一直持续性感染，经过2～5年，可能就会产生癌前病变第1级；再过5年左右，可能就会产生癌前病变第2或第3级，甚至再10年左右可能就会产生所谓的子宫颈侵袭癌。

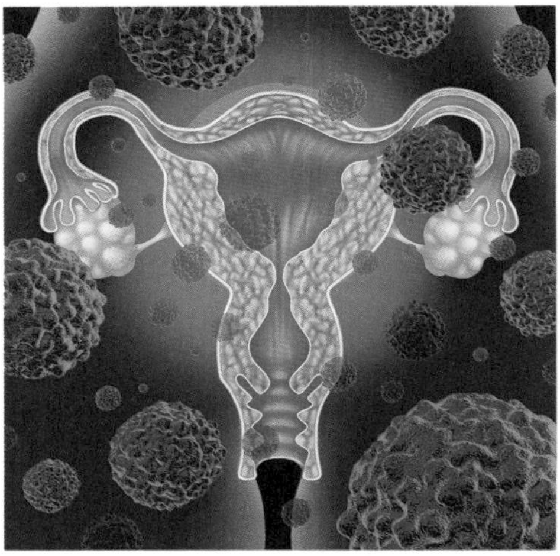
图8-1　子宫颈癌

（2）生育子女多。

（3）多位性伴侣。

（4）早期性行为。

（5）免疫系统功能低下。

（6）抽烟。

四、子宫颈癌的症状

早期子宫颈癌往往没有任何警示，当出现症状（例如，有持续性阴道分泌物，阴道分泌物出现恶臭或血水，性行为后或性行为期间阴道出血，停经后阴道仍出现出血，骨盆疼痛，性行为期间感到疼痛等），此时多已经不是早期阶段。当子宫颈癌的肿瘤溃烂时，会有一股如鱼尸腐烂般的特殊臭味，在患者身旁便可闻到，部分患者会出现腰侧或臀部疼痛、血尿或肛门出血等问题，可能是肿瘤侵犯到神经、膀胱、直肠等处所引起。因此，倘若不明原因下出现上述情形，都建议患者尽早向专业医师寻求咨询。

五、子宫颈癌的预防

30岁以上妇女建议定期做子宫颈涂片检查，早婚、生育子女多或性伴侣较多等危险人群更应该特别留意，早期发现并早期治疗可降低60%～90%的子宫颈癌病死率。注射子宫颈癌疫苗可预防部分人类乳突瘤病毒感染造成的子宫颈癌。

子宫颈癌筛检用传统的涂片检查每一年做一次，或者采用液态薄层细胞学检验可每2年做一次，若是连续3年检查结果正常，可建议每隔3年再定期做一次子宫颈涂片检查。若涂片有非典型鳞状细胞变化，建议3～6个月内再做涂片或人类乳突瘤病毒检测。若涂片已有轻度癌前病变，或重度癌前病变、不明腺体细胞变化等，则建议接受阴道镜检查及切片检查。

1. 子宫颈涂片检查小档案

以扩阴器扩张阴道，再以刷子轻轻刮取子宫颈剥落的细胞，将检体涂抹于玻片后，于显微镜下观察是否有癌前病变病灶。

检查前须注意：

(1) 不要冲洗阴道。

(2) 避免泡澡。

(3) 不可以使用塞剂。

(4) 前一夜不可有性行为。

(5) 避开月经期间。

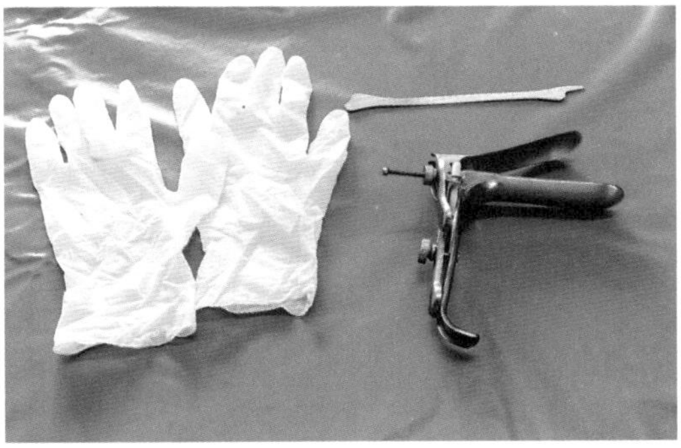

图8-2　妇科检查工具

2. 阴道镜检查小档案

医师在具特殊光源的显微镜下详细检查子宫颈，可以清楚地观察上皮细胞及血管的变化，凭借此正确找出子宫颈抹片异常的部位；若有可疑病灶，也可直接在阴道镜下做直视活体切片，以提高组织学诊断的正确性。

导读
第一章
第二章
第三章
第四章
第五章
第六章
第七章
第八章
第九章
第十章

六、子宫颈癌的分期

分期	第Ⅰ期	第Ⅱ期	第Ⅲ期	第Ⅳ期
	癌变部位局限在子宫颈	肿瘤侵袭已达子宫颈外组织，但未达骨盆壁及阴道下端1/3处	肿瘤侵袭达骨盆壁或阴道下端1/3，或造成肾脏水肿	肿瘤侵袭膀胱或直肠之黏液层，或延展超过真骨盆腔
A	分成A_1、A_2如下	肿瘤侵袭阴道下端，无侵袭到子宫颈旁组织	肿瘤侵袭达阴道下端1/3，未达骨盆壁	肿瘤侵袭至膀胱或直肠之黏液层
A_1	微侵袭癌，水平直径不超过7 mm，基质侵袭不超过基底膜下3 mm	侵袭之肿瘤病灶4 cm以下	没有分A_1A_2	
A_2	水平直径不超过7 mm，基质侵袭基底膜下3～5 mm	侵袭之肿瘤病灶超过4 cm		
B	肉眼可见肿瘤局限在子宫颈或显微病灶范围超过A_1A_2	已有子宫颈旁组织侵袭	肿瘤侵袭达骨盆壁或造成肾脏水肿或无功能肾脏	肿瘤侵袭已超过真骨盆腔
B_1	子宫颈肿瘤直径不超过4 cm	没有分B_1B_2		
B_2	子宫颈肿瘤最大直径超过4 cm			

七、子宫颈癌的治疗方式与不良反应

当筛检结果怀疑是子宫颈癌时，医师会建议患者做进一步检查，如阴道镜检查、切片检查或人类乳突瘤病毒DNA检测，以便确认罹患的确实是子宫颈癌，进而做正确的治疗。若于早期发现，可使用手术切除；当肿瘤已经侵犯到子宫颈或局部扩张，可通过手术、放疗单一项或两者并行以治疗，除了放疗之外，也可能同时加入化疗；倘若患者的年龄、营养状况、其他疾病导致无法开刀时，经医师评估后，可先通过放疗进行控制。当严重程度已超过ⅠB_2以上者，建议须合并膀胱镜与直肠镜检查，确定邻近子宫颈处的器官是否也有转移。当疾病严重程度属于晚期转移癌时，多以化疗进行处理。

无论哪种治疗方法，疗程结束后都需要定期追踪，接受营养咨询以改善生活形态、避免肥胖、戒烟等，才能避免复发。

以下是子宫颈癌常见的治疗方法：

1. 手术治疗

早期子宫颈癌的治疗以手术切除子宫以去除病灶为主，也可避免复发。若同时有阴道癌前病变，也应做适当切除。但手术治疗后部分患者便无法再生育子女，对仍想生育子女者，经医师评估后或许可考虑施行保留子宫的手术，术后密切追踪。

子宫颈癌治疗流程：

1）子宫颈癌ⅠA1期

（1）筋膜外子宫切除。

（2）欲保留生育能力者，可施行子宫颈锥状手术，若子宫颈锥状手术标本发现子宫颈基质的淋巴血管腔已有肿瘤细胞侵入，可施行较小范围根治性子宫切除术及骨盆淋巴结摘除术。

2）子宫颈癌Ⅰ A2期

（1）较小范围根治性子宫切除术及骨盆淋巴结摘除术。

（2）欲保留生育能力者，可施行根治性子宫颈切除术及骨盆淋巴结摘除术。

3）子宫颈癌Ⅰ B1或Ⅱ A期（4 cm或以下）

（1）根治性子宫切除术及骨盆淋巴结摘除术。

（2）骨盆放射治疗及进阶治疗。

4）子宫颈癌Ⅰ B2或Ⅱ A期（4 cm以上）

（1）根治性子宫切除术及骨盆淋巴结摘除术。

（2）骨盆放射治疗及近接治疗同时合并化疗。手术期间，因神经破坏、组织纤维化、子宫或其他器官切除、骨盆腔底结构破坏等原因，术后也可能产生并发症如下：

① 漏尿、尿失禁；

② 下肢水肿；

③ 便秘；

④ 性功能障碍。

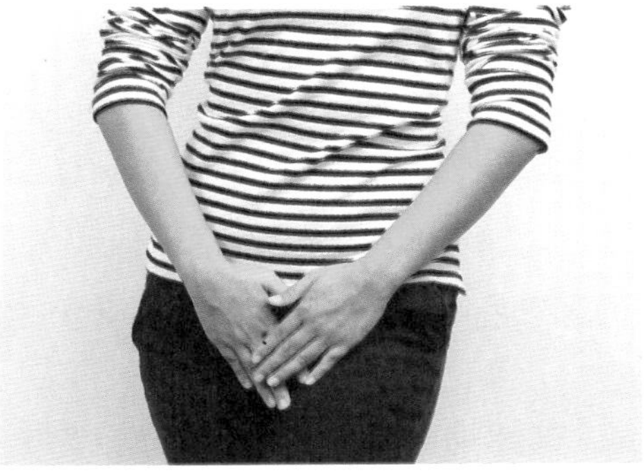

图8-3　漏尿、尿失禁

> 根治性子宫切除术（radical hysterectomy）包括全子宫切除、子宫颈旁组织切除和阴道部分切除。

2. 放射治疗

放射治疗是使用不同辐射热能，针对局部照射以杀死癌细胞，治疗方式可能是单独使用放射治疗，或同时合并化疗及手术。开始时须由医师评估，可能在手术前先进行一段时间放射治疗，或在手术后才开始放射治疗杀死残余癌细胞。但须注意，放射治疗同时也会杀死部分正常细胞，因此尚有生育能力的女性可能会因放射治疗而停经，并开始出现更年期症状，倘若仍想保留生育能力的女性，需在治疗前先与医师讨论目前病况下是否可以保存卵子。

若身体状况不适合手术，也可先采取骨盆放射治疗，以控制疾病进展，若子宫颈最大肿瘤直径＞4 cm，术后会有较高机会须接受放射治疗，一般考虑先采用同时合并放射治疗及化学治疗。

3. 化学治疗

化学治疗（简称化疗）是通过静脉注射药物或口服药物以抑制肿瘤细胞生长，低剂量化疗药物通常会与放射疗法同时进行，高剂量化疗药物则可用于已无法手术或放射治疗的晚期子宫颈癌。但化疗也同样可能造成部分正常细胞死亡，产生全身性或某些器官的不良反应，患者在此期间须特别注意营养是否足够，并做适当的营养补充。

第二节　子宫颈癌的营养治疗

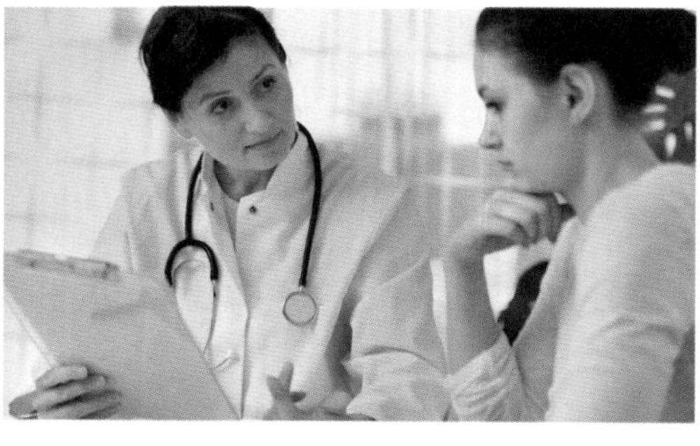

图8-4　临床营养治疗

由于每位患者的疾病严重程度、身高、体重、体能并不相同，因此对于营养的需求量及饮食调整的重点也会有些不同，需要由临床营养师针对每个人的状况进行评估，了解疾病及饮食情形后与患者或主要食物制备者共同讨论，拟定适当的营养指导计划。

一、治疗前饮食原则

手术前的营养治疗方向仍以均衡饮食为主，并尽可能补充足够营养以维持合理体重，若预期后续的治疗不良反应可能容易导致营养摄取困难。例如，会有恶心、呕吐等

导读 第一章 第二章 第三章 第四章 第五章 第六章 第七章 第八章 第九章 第十章

不良反应时，也可能需考虑先适当增加体重，将体力养得更好，以便后续疗程期间不至于体力透支而必须暂停疗程。

二、治疗中饮食原则

如何拟定适当的营养指导计划

一个适当的营养指导计划，通常会包括：

（1）饮食记录。以便营养师评估目前饮食的营养成分摄取是否适当。

（2）饮食计划。先了解各大类食物代表的营养成分，才能帮助自己选择正确食物。

（3）体重监测。测量体重是最简易，但也是最常见的营养评估方法。

（4）营养生化数值监测：包括白蛋白、白细胞计数、淋巴细胞等。

学习将食物分为几个大类别

1. 全谷根茎类

米饭、面食、南瓜、怀山药、土豆、红豆、绿豆、莲子、薏苡仁等食物都属于这一类，在"营养宝塔"分类中位于最底端，代表着每日所需要吃到的"量"是较多的，全谷根茎类食物可以提供人体基本的热量、部分蛋白质、纤维素和其他维生素、矿物质等。通常，越不经过精制加工的全谷类里面所含的营养成分就越丰富。例如，十谷米的营养成分比精白米丰富多样，全麦面包的营养成分较白面包稍多。

2. 豆鱼肉蛋类

豆浆、豆皮、豆腐、豆干等大豆制品，各式鱼肉、海产、鸡蛋、鸭蛋及鸡肉、猪肉、牛肉等，都属于豆鱼肉蛋类，此类食材主要是提供优质蛋白质，能帮助伤口愈合、提升免疫力，以及维持身体代谢等基本功能。在准备进行手术前，可以先以均衡饮食的概念，每天吃适当量的蛋白质，手术后及化、放疗期间，因身体对蛋白质的需求量会大大增加，每天会需要再增加2～5份不等的量，建议可通过营养师咨询后拟定的饮食计划，了解自己蛋白质的需要量为多少。

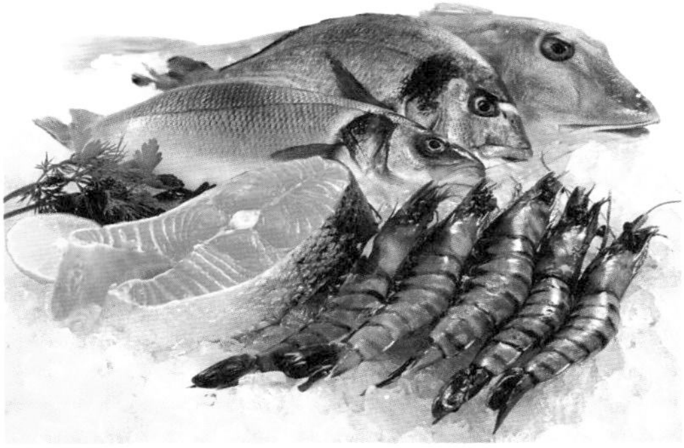

图8-5　豆鱼肉蛋类食物

3. 蔬菜类

各式叶菜类、瓜类、茄子、竹笋、海带、紫菜、菇类等都属于蔬菜类，蔬菜主要提供大量膳食纤维，可以促进肠胃蠕动，帮助解便顺畅，菇类还可以提供多糖等营养成分，建议每餐都可搭配部分青菜，或在粥、肉汤里也放入一些青菜，以吃到足够的膳食纤维。

4. 水果类

苹果、水梨、芭乐、葡萄、橘子等，都属于水果类，水果的营养成分以碳水化合物为主，另外还可以提供丰富维生素C及部分水溶性膳食纤维，在术后伤口愈合期间，首先重要的是足够的热量、蛋白质，其次是可以每天摄取2～3份水果，来补充维生素C以帮助蛋白质利用，利于伤口修复。但若后续须进行化、放疗，可能因药物关系导致免疫力低下，此时需特别注意水果这类生食的食材清洁度，务必洗干净并削皮后再食用，若无法削皮的水果，如草莓等，也务必洗干净后再用饮用水清洗过才食用。

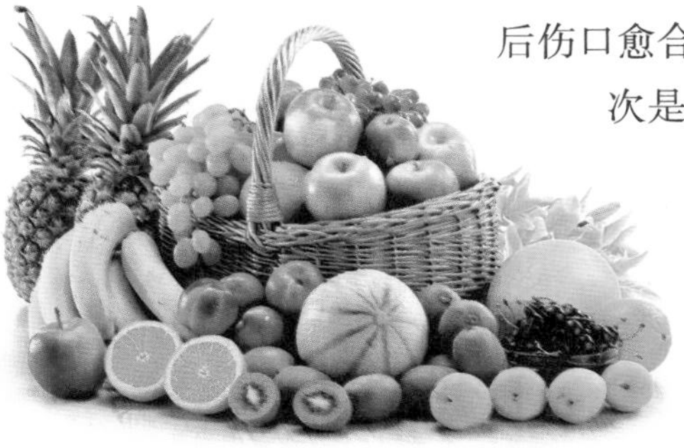

图8-6　新鲜水果

5. 乳制品类

优酪乳、牛乳、奶粉、干酪等都属于乳制品类，与豆鱼肉蛋类同样可以提供大量优质蛋白质，在治疗期间，营养成分需求较高的时候也可增加1～2杯酸奶作为于两餐之间的点心，或在原本的食物上加上1～2片干酪，可增加食入的热量以及蛋白质。一般均衡饮食的原则下，多建议选用低脂乳制品，以免整日的油脂量吃太多，但若患者因治疗或疾病因素，正处于食欲缺乏、进食量减少期间，也可先选用热量密度较高的全脂乳制品来获得足够热量。不过，倘若原本便对乳制品过敏或为乳糖不耐症体质者，便不建议使用此类食物作为营养补充品，以免造成身体不舒服，适得其反。

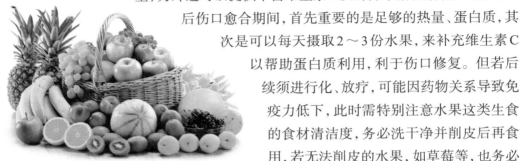

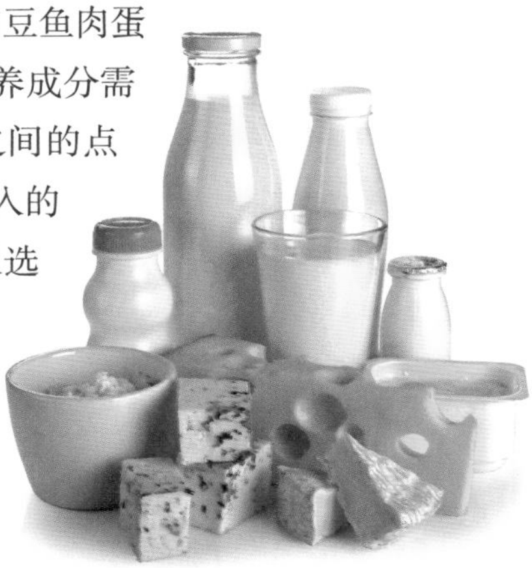

图8-7　乳制品

6. 油脂与坚果种子类

烹调时使用的大豆油、花生油、橄榄油、猪油、牛油，或核桃、腰果、葵花子等坚果种子都属于油脂类，油脂是单位体积下热量密度最高的食物，在吃不下、无法多吃东西时，可以利用油脂来增加部分热量，尽量让体重维持于合理范围。例如，在咸粥内再拌1匙麻油，冲泡奶粉时多拌入2匙坚果粉或黑芝麻粉，都是利用油脂来增加热量密度的好方法。

一个肿瘤治疗期间的饮食计划，可以通过咨询与讨论后，拟定每天各大类食物需要吃的分量，利用表8-1记录，确保自己有补充足够的营养成分。除此之外，也可注意每餐是否有吃到至少3类食物，如将白馒头（属于全谷根茎类）夹蛋（属于高蛋白质类），再搭配一杯蔬果汁（属于蔬菜类、水果类），当食欲低落时，则善用油脂、乳制品提高每一小口的热量密度，或使用营养品补充，让自己有好体力完成全部的疗程。

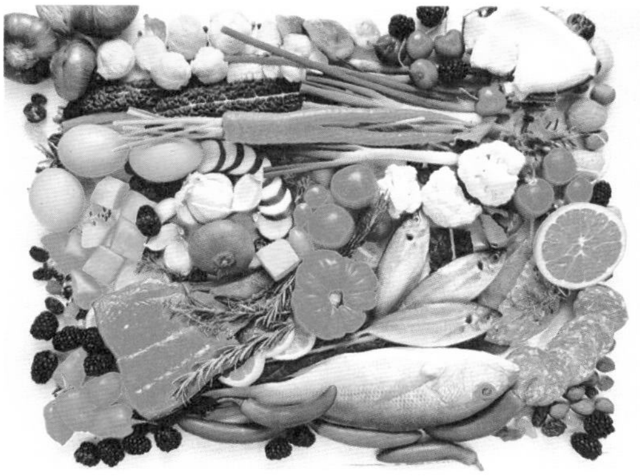

图8-8　摄取各类食物

表8-1　饮食计划表

餐次分配 / 六大类食物	早　餐	餐后点心	午　餐	餐后点心	晚　餐	餐后点心
	份　数					
全谷根茎类						
豆鱼肉蛋类						
蔬 菜 类						
水 果 类						
乳制品类						
油脂与坚果种子类						

营养师小叮咛：

部分患者若在化疗、放疗期间没有食欲，此时可先利用一些高热量高蛋白饮食的技巧，增加每口食物中的热量密度，并多选择优质蛋白质（例如，各式瘦肉、鱼肉、大豆制品、牛奶、优酪乳等），植物性油脂（例如，坚果粉、橄榄油、葵花子油等），利用这些营养价值高的食物来补充足够的营养。

三、治疗结束后饮食原则

落实子宫颈涂片筛检，能让子宫颈癌更容易达到早期发现、早期治疗的目标。也因此子宫颈癌在美国流行病监督及最终结果（surveillance epidemiology and end results, SEER）所公布2007—2013年的存活率可达67.1%。而在疗程结束后，仍建议患者持续遵循均衡饮食原则，并强调“天天五蔬果，疾病远离我”的概念，特别注意每天的蔬果量至少有3份蔬菜，2份水果，新鲜叶菜或瓜类在未烹煮前重量100 g为一份蔬菜，多数水果则可食部分约棒球大小估算为一份。把握这个原则准备日常餐点，并维持体重在理想范围，也就是身体质量指数在18.5～24，更能让自己远离病魔威胁，迈向健康。

注

身体质量指数（BMI）＝体重（kg）÷身高（m）^{2}

四、实证——癌症患者手术前便介入营养支持的重要性

目前，多数的营养支持都着重在手术后，以及化、放疗期间的介入，而2015年的一篇国外研究指出，在手术前便通过营养介入，也能降低手术后发生并发症的概率，让患者有更好的预后。

在这个随机且有对照组的研究中，每位患者经由计算机随机分组，并在纳入研究时进行第1次营养评估，手术前1天也会再次接受营养评估，内容包括6个月内体重是否流失，并检测白蛋白、总蛋白、运铁蛋白、总淋巴细胞数等血液生化数值。而随机分配54位患者作为实验组，实验组会在手术前14天开始使用营养补充品，每天额外补充约700 kcal的热量，蛋白质20 g，另外有48位患者作为对照组，对照组在手术前只需维持原本的饮食习惯即可，全部受试者在进行手术后30天时会再次检测抽血生化数值，并做术后并发症评估。

结果发现，术后复原期间，对照组的并发症发生率明显较术前便已经接受营养治疗的实验组来得高，约有35%的患者有并发症的问题，实验组则约15%的患者产生并发症，并发症多为伤口感染或伤口愈合不良等问题。此外，实验组术后的白蛋白、总蛋白数值不仅较稳定，运铁蛋白和总淋巴球细胞数也能维持于较理想的数值，显示出术前便先介入营养补充，患者经历过手术后仍能保持较好的营养状况。

表8-2　术前便行营养介入，术后各项指标及并发症随机对照

项　目	实验组（营养品支持，54位受试者）			控制组（原本饮食，48位受试者）		
	营养介入前（组平均）	营养介入后（组平均）	备　注	营养介入前（组平均）	营养介入后（组平均）	备　注
体重/kg	68	70	与介入前相比无显著差异，但趋势为增加	74	73	与介入前相比并无显著差异，但趋势皆为降低
运铁蛋白/g/L	2.44	2.51		2. 5	2.19	

（续表）

项　目	实验组（营养品支持，54位受试者）			控制组（原本饮食，48位受试者）		
	营养介入前（组平均）	营养介入后（组平均）	备　注	营养介入前（组平均）	营养介入后（组平均）	备　注
总淋巴细胞数/g/L	1.53	1.65	显著增加	1. 76	1.38	与介入前相比并无显著差异，但趋势皆为降低
血中白蛋白/g/L	38	39		38	34	
血中总蛋白/g/L	70	72		71	67	

	实验组（54位受试者）	控制组（48位受试者）
并发症案例数	8位	17位

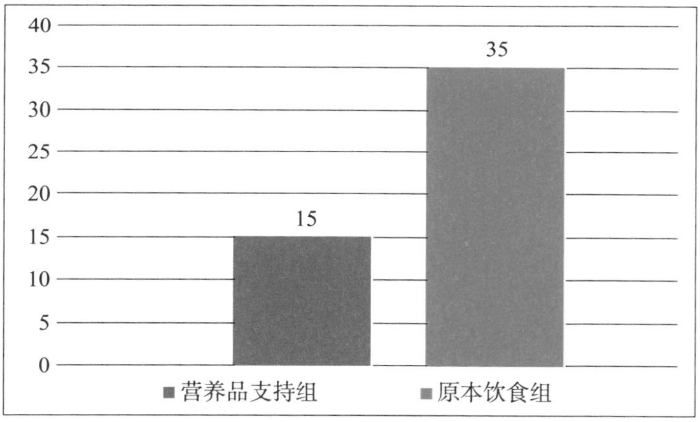

图8-9　并发症发生率/%

资料来源

P. Kabata & T, Jastrzębski Preoperative nutritional support in cancer patients with no clinical signs of malnutrition—prospective randomized controlled trial［J］. Support Care Cancer, 2015, 23: 365–370. DOI 10.1007/s00520-014-2363-4.

【子宫颈癌的营养治疗案例】

黄女士，54岁，因近2个月持续有腹部疼痛及食欲缺乏问题而就医，经检查后发现为子宫颈癌。

患者身高155 cm，体重66 kg。过去体重不清楚。患者主诉入院前1周饮食摄取量比原本摄取量少一半以上，日常生活可自理，近日变得虚弱可缓慢行走，但需别人搀扶以避免跌倒。

1. 目前治疗方案

预计以手术切除肿瘤并合并放射疗法，故入院接受治疗。

2. 发生不良反应

虚弱无力，食欲差。

3. 血液生化检测值

项　目	数　值	正常值	单　位
ALB（白蛋白）	34（较低）	40.0～55.0	g/L
HGB（血红蛋白）	118（较低）	120～150	g/L
WBC（白细胞计数）	15.7（较高）	4.0～10.0	$\times 10^9$/L
LYMPH%（淋巴细胞百分比）	20	20～40	%
Urea（尿素）	6.1	3.1～8.0	mmol/L
CRE（肌酐）	51.3	57.0～97.0	μmol/L
PHOS（磷）	0.81（较低）	0.85～1.51	mmol/L
K^+（钾）	4.1	3.5～5.3	mmol/L
ALT（丙胺酸胺基转移酶）	25	9.0～50.0	IU/L
AST（天东胺酸胺基转移酶）	63（较高）	15.0～40.0	IU/L

4. 近日饮食状况

早　餐

- 萝卜糕约2片
- 甜豆浆1杯
- 备注：近2周偶因食欲差没吃早餐

午　餐

- 饭两口或粥半碗
- 炒青菜约半碗
- 鲈鱼汤半碗（肉吃一小块，多喝汤）

晚　餐

- 果汁约0.5杯
- 蜂蜜蛋糕1片（约8 cm×6 cm×1 cm）

5. 进食量评估

项　　目	每日实际摄取量
总热量	580～830 kcal/d
碳水化合物	68～98 g/d
蛋白质	14～24 g/d
脂　肪	28～38 g/d

6. 营养评估

（1）身体质量指数（BMI）：27.5 kg/m^2（肥胖）。

（2）理想体重：52.9 kg ± 5.3 kg。

（3）体重下降百分比：不详，但体能变差。

（4）评估总热量需求：每日约1 800 kcal。

（5）评估蛋白质需求：每日约81 g。

（6）营养相关问题：热量摄取不足、蛋白质摄取不足、白蛋白过低、白细胞计数过低、食欲缺乏。

（7）主观整体营养评估（SGA）：B（中度营养不良）。

（8）患者整体营养状况评估（PG-SGA）：10分（急需营养介入）。

国际通用癌症患者营养评估表PG-SGA计分建议与处理：
0～1分：目前不需介入、但在治疗过程中需定期评估
2～3分：建议针对肠胃症状或检验值给予饮食宣教
4～8分：需医师、护理师或营养师介入来矫正疾病症状
≥9分：显示目前患者急需营养介入

7. 临床营养师指导

（1）手术前食欲缺乏饮食对策——高热量之技巧。

指导使用油脂类、乳制品、勾芡等方式增加热量密度，在目前可进食的分量下增加营养摄取。以达到需求量七成以上为目标。

饮食调整范例：

	原本饮食内容	经营养师调整后饮食内容
早餐	萝卜糕约2片 甜豆浆1杯 备注：近2周偶因食欲缺乏没吃	萝卜糕加蛋2片 甜豆浆改为全脂奶1杯加坚果粉两匙

（续表）

	原本饮食内容	经营养师调整后饮食内容
午餐	饭2口或粥半碗 炒青菜约半碗 鲈鱼汤半碗（肉吃一小块，多喝汤）	鸡肉烩饭半碗，以勾芡增加部分热量 炒青菜维持半碗 鲈鱼汤，先吃鱼肉2～3块 注：食欲低下时可先吃饭、肉，再吃菜，最后才喝汤，以营养密度较高的食物为主
晚餐	果汁约0.5杯 蜂蜜蛋糕1片（约8 cm×6 cm×1 cm）	海鲜炒饭半碗，以油脂增加部分热量 鸡汤半碗，先吃鸡肉2块 炒青菜半碗

项　目	未介入前摄取量	营养师介入后摄取量
总热量	580～830 kcal	约1 300 kcal（达76% 建议量）
碳水化合物	68～98 g	约125 g（达59% 建议量）
蛋白质	14～24 g	约58 g（达72% 建议量）
脂　肪	28～38 g	约63 g（达90% 建议量）

（2）手术后——高热量、高蛋白质饮食原则。

高蛋白质饮食：了解优质蛋白质食物来源，如鸡蛋、鱼肉、猪肉、牛肉、大豆制品、乳制品等，并依照建议达到每日8份。

（3）设计7日个人特制营养处方：

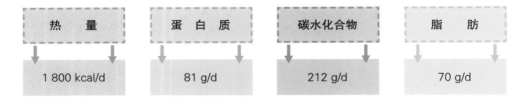

热　量	蛋　白　质	碳水化合物	脂　肪
1 800 kcal/d	81 g/d	212 g/d	70 g/d

8. 7日个体化营养处方

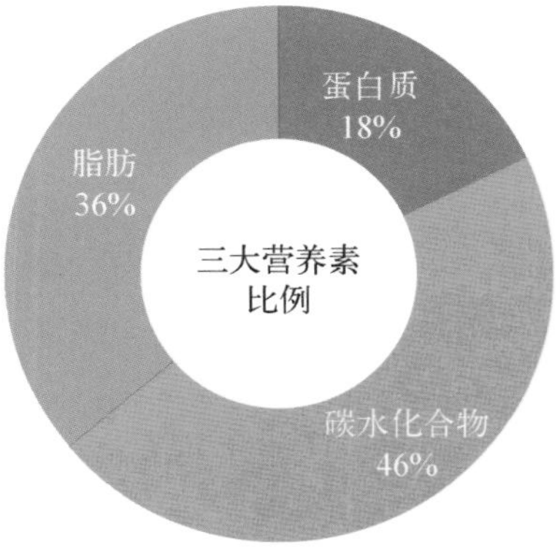

每餐热量及三大营养成分比例：

	早　餐	早　点	午　餐	午　点	晚　餐	晚　点
热量/kcal	405	210	488	60	488	150
蛋白质/%	20	15	18	0	18	21
碳水化合物/%	44	51	43	100	43	32
脂肪/%	33	34	37	0	37	48

7日营养菜单如本书P180、P181所示。

9. 营养指导结果

入院手术前体重为55 kg，待手术后给予术后饮食宣教(高热量高蛋白质饮食原则)，术后3天出院，并定期回门诊进行放射治疗，4周后体重增加至58 kg。患者表示手术后原本的腹胀问题已改善，营养治疗可从原先目标订定在吃下建议热量的七成(约1 300 kcal)增加至全量(1 800 kcal)，体重不再减轻，血液营养相关的生化数值也较增加，体能状况虽仍然较为虚弱，但已有力气生活自理，未来会持续配合医师及营养师的治疗与建议，克服癌症的病痛。

放射治疗第4周血液生化检测值报告

项　　目	营养介入前	营养介入后	正 常 值	单　位
ALB(白蛋白)	34(较低)	36(较低)	40.0～55.0	g/L
HGB(血红蛋白)	118(较低)	130	120～150	g/L
WBC(白细胞计数)	15.7(较高)	5.5	4.0～10.0	$\times 10^9$/L
LYMPH%(淋巴细胞百分比)	20	25	20～40	%
Urea(尿素)	6.1	5	3.1～8.0	mmol/L
CRE(肌酐)	51.3	55.9	57.0～97.0	μmol/L
PHOS(磷)	0.81(较低)	1.21	0.85～1.51	mmol/L
K^+(钾)	4.1	4.3	3.5～5.3	mmol/L
ALT(丙氨酸氨基转移酶)	25	30	9.0～50.0	IU/L
AST(天冬氨酸氨基转移酶)	63(较高)	40	15.0～40.0	IU/L

提醒：本篇文章营养治疗案例提及的内容(包含营养师评估、指导、菜单)，并非适合所有癌症患者，请勿自行参照执行。因每位患者状况不同，建议咨询临床营养师为您制订专属营养处方。

	第 1 天			第 2 天			第 3 天			第 4 天		
		食 材	分 量		食 材	分 量		食 材	分 量		食 材	分 量
早餐	肉包 黑豆浆	肉包 黑豆浆	2个（约160 g） 260 ml	贝果面包 综合坚果豆浆	贝果面包 豆浆 腰果 杏仁果 南瓜子 黑芝麻 糖	1个（约90 g） 260 ml 5 g 5 g 5 g 10 g 5 g	面包 南瓜牛奶西米露	全麦面包 南瓜 低脂牛奶 西米	2片（110 g） 50 g 240 ml 10 g	萝卜糕 豆浆	萝卜糕 油 豆浆 糖	210 g 10 g 260 ml 5 g
早点	木瓜牛奶炖蛋	蛋白 牛奶 木瓜	70 g 120 ml 190 g	综合蔬果汁	紫甘蓝苗 甜菜根 胡萝卜 芭乐 香蕉 苹果 综合坚果 蛋白粉 水	10 g 20 g 25 g 50 g 20 g 100 g 8 g 5 g 200 ml	奶麦粉	麦粉 低脂奶粉 砂糖	20 g 25 g 5 g	奶昔	低脂牛奶 苹果 香蕉	240 ml 50 g 20 g
午餐	白饭 咕噜肉 清烧芦笋 白菜粉丝羊肉汤	饭 猪肉 青椒 红椒 黄椒 油 芦笋 油 粉丝 羊肉	150 g 50 g 10 g 10 g 10 g 5 g 50 g 10 g 20 g 20 g	芝士南瓜蛋包饭 炒青菜 萝卜牛肉汤	米 南瓜 鸡蛋 干酪 季节青菜 油 牛肉 白萝卜 黑木耳	40 g 100 g 55 g 25 g 100 g 5 g 35 g 40 g 10 g	茄汁意大利面 干煸杏鲍菇 青豆浓汤	面条 猪肉末 西红柿 洋葱 植物油 杏鲍菇 扁豆 植物油 土豆 青豆仁 西芹	40 g 10 g 20 g 10 g 5 g 50 g 10 g 5 g 45 g 10 g 10 g	牛肉鲜菇面 菠菜炒山药	细面条 牛肉 时蔬 西红柿 菇 菠菜 山药 油	50 g 70 g 20 g 10 g 10 g 50 g 70 g 5 g
午点	水果	当季水果	1碗（100～150 g）	水果	当季水果	1碗（100～150 g）	水果	当季水果	1碗（100～150 g）	水果	当季水果	1碗（100～150 g）
晚餐	打卤面 地三鲜	面条（熟） 猪肉 鸡蛋 黄花菜 土豆 茄子 青椒 油	120 g 35 g 55 g 5 g 90 g 20 g 20 g 5 g	干贝饭 海带结炖肉 冬瓜汤	米 干贝 胡萝卜 猪肉 海带结 油 冬瓜	75 g 35 g 10 g 50 g 50 g 5 ml 50 g	牡蛎什锦汤面 蚝油芥兰	面条（熟） 牡蛎 猪肉 墨鱼 猪肝 虾仁 芥兰 植物油	180 g 65 g 35 g 10 g 10 g 10 g 100 g 5 g	羊肉炒饭 菱角鸡汤	米 鸡蛋 羊肉 洋葱 芹菜 植物油 鸡肉 菱角 枸杞	75 g 55 g 35 g 10 g 5 g 5 g 35 g 20 g 酌量
晚点	低脂牛奶	牛奶	240 ml	低脂牛奶	牛奶	240 ml	低脂牛奶	牛奶	240 ml	低脂牛奶	牛奶	240 ml

第 5 天			第 6 天			第 7 天			
	食　材	分　量		食　材	分　量		食　材	分　量	
馒头	馒头	1个（90 g）	烧卖	烧卖	10个	法国面包	法国面包	50 g	早餐
麦片奶	麦片	10 g	三文鱼味噌汤	三文鱼	20 g	鸡茸奶油蘑菇汤	鸡胸肉	35 g	
	低脂奶	240 ml		豆腐	55 g		土豆	20 g	
							玉米粒	20 g	
							洋葱	5 g	
							蘑菇	5 g	
							奶油	5 g	
							牛奶	30 ml	
椰汁南瓜露	南瓜	50 g	西瓜牛奶西米露	牛奶	240 ml	珍珠鲜奶茶	珍珠	20 g	早点
	椰浆	酌量		西瓜	210 g		红茶	茶包1包	
	冰糖	5 g		西米	10 g		鲜奶	240 ml	
排骨焖饭	米	75 g	枸杞豆皮粥	米	75 g	葱油拌面	面条（熟）	120 g	午餐
	猪小排	30 g		豆皮	25 g		猪肉	60 g	
	胡萝卜	10 g		肉松	20 g		豆芽菜	20 g	
	香菇	酌量		枸杞	酌量		葱	酌量	
丝瓜炒豆芽	丝瓜	100 g	丝瓜面筋	面筋	20 g		植物油	5 g	
	豆芽	10 g		丝瓜	50 g	青木瓜排骨汤	青木瓜	100 g	
	油	5 g		胡萝卜	10 g		小排	50 g	
干贝竹笋鸡汤	鸡肉	35 g		植物油	5 g				
	干贝	35 g							
	干竹笋	5 g							
水果	当季水果	1碗（100～150 g）	水果	当季水果	1碗（100～150 g）	水果	当季水果	1碗（100～150 g）	午点
三鲜烩饭	米	75 g	猪肉滑蛋河粉	河粉	150 g	西红柿蟹肉粥	米	80 g	晚餐
	猪肉	35 g		鸡蛋	55 g		蟹肉	20 g	
	鱿鱼	10 g		猪肉	35 g		西红柿	20 g	
	虾仁	10 g		绿豆芽	5 g		白木耳	10 g	
	竹笋	10 g		胡萝卜	5 g		西洋芹	10 g	
	植物油	5 g		植物油	5 g	芦笋炒蛤蜊	蛤蜊	110 g	
蒜蓉苋菜	苋菜	100 g	翡翠豆腐羹	豆腐	110 g		芦笋	50 g	
	植物油	5 g		小白菜	50 g		植物油	5 g	
味噌汤	味噌	酌量		火腿	20 g				
低脂牛奶	牛奶	240 ml	低脂牛奶	牛奶	240 ml	低脂牛奶	牛奶	240 ml	晚点

【撰文营养师介绍】

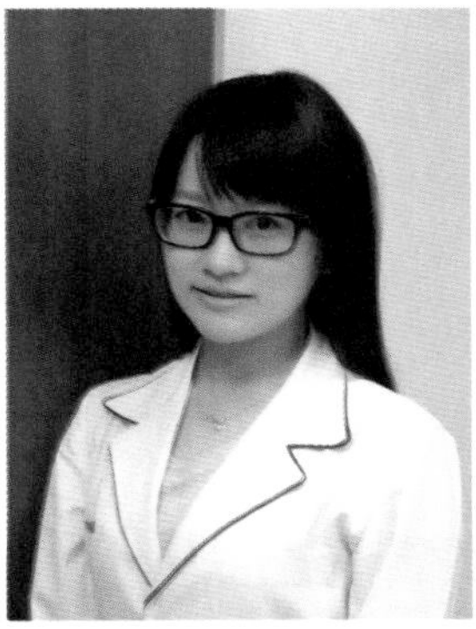

许纯嘉

经历：

中国台湾彰化基督教医院　临床营养师

学历：

中国台湾台北医学大学　保健营养学系

证照：

中国台湾注册营养师

中国台湾糖尿病宣教学会　糖尿病宣教师

中国台湾营养学会　肾脏专科营养师

第九章

甲状腺癌与营养治疗

第一节 甲状腺癌简介

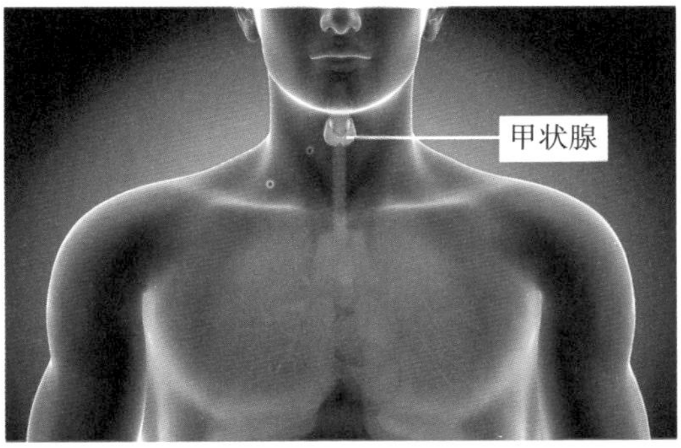

图9-1 甲状腺

甲状腺形状像一只蝴蝶，正好位于打领带的地方，即在甲状软骨下方、气管上方的腺体，属于内分泌器官。负责制造含碘的激素：四碘甲状腺素（tetraiodothyronin，T_4或甲状腺素thyronin）与三碘甲状腺素（triiodothyronin，T_3），这两种激素合称甲状腺素（thyroid hormone）。甲状腺素主要功能是控制身体的新陈代谢，可帮助人体控制心跳速率、血压、体温和基础代谢率。

2000—2011年统计资料：在中国，癌症已成为疾病死因之首，发生率和病死率还在攀升，其中甲状腺癌为女性癌症发病率第6位，尤其30岁以下女性，甲状腺癌是最常被诊断的癌症。

一、甲状腺癌的分类

原发性甲状腺癌有4种类型：分化良好甲状腺癌包括乳突癌、滤泡癌和髓质癌，以及未分化癌。乳突癌是最常见的甲状腺癌类，约占甲状腺癌80%。未分化癌为最快速恶化、致命的癌症之一，目前很难治愈，其他类型的甲状腺癌通常可以治愈。

二、甲状腺癌的流行病学

甲状腺癌是美国第八大癌症，在中国是排在女性癌症第6位，发病率有逐渐上升的趋势，不过病死率不高，若因为致死率不高而轻忽，反而错失黄金治疗期，导致癌细胞复发转移，病情更加恶化，最后才想要治疗就来不及了。

三、甲状腺癌的致病原因

多数原因不明，少部分是未满12岁或青春期曾经接受头颈部辐射的幼童。例如，核灾、原子弹爆炸灾民，容易产生良性甲状腺病变或是甲状腺癌。家族遗传病症也可增加甲状腺癌的风险。例如，家族性甲状腺髓质癌有关的多发性内分泌瘤。有些“慢性(桥本)甲状腺炎”患者可能也与甲状腺恶性淋巴瘤的发生有关。

其他可致甲状腺癌的原因包括：饮食中碘摄取过量与不足、雌性激素刺激、十字花科蔬菜的饮食、烟草、酒精、压力等，这些都有相关的研究报告，但无一致的结论。

四、甲状腺癌的症状与警示

甲状腺癌初期至中期几乎没有症状，大多通过健康检查医师触诊或是接受甲状腺超声检查而发现，也有些患者在肿瘤达到一定大小时自己摸到结节，就医检查后才发现罹病。有明显症状时，大多都已经是甲状腺癌晚期，以下是甲状腺癌的征兆及症状：

(1) 甲状腺局部肿大或摸到硬块：癌症引起的结节，坚硬不平滑，并易和周围组织粘连，触诊时肿瘤的可动性较差，同时容易出现颈部淋巴腺肿大。

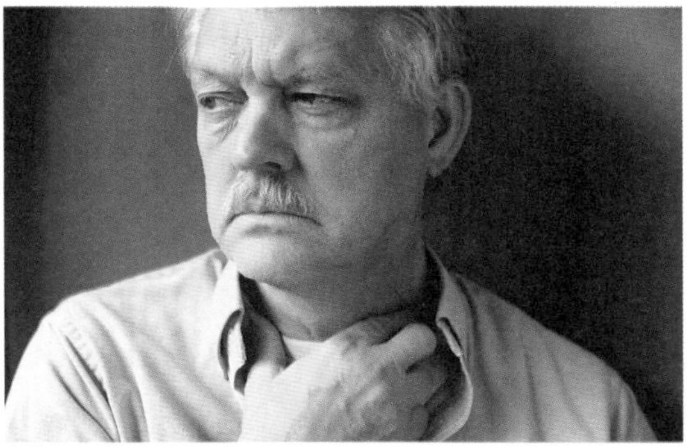

图9-2　颈部不适

(2) 局部压迫性症状：当肿瘤压迫到喉返神经时会出现声音沙哑；侵犯食管时出现吞咽困难、体重减轻；侵犯或压迫到气管时则出现咯血、呼吸困难及胸部不适感觉。

(3) 局部转移之症状：颈部淋巴结的肿大，尤其是乳突癌及髓质癌较易出现颈部淋巴结转移的淋巴结肿大。

（4）远端转移的症状：癌症远端转移至脑部引起头痛及呕吐；转移至肺部或纵隔腔引起咳嗽、咯血及胸部不适；转移至骨头造成病理性骨折并引起疼痛；转移至脊髓引起手脚酸麻或无力等。

五、甲状腺癌的预防

除了避免幼童时不必要辐射暴露，其他并无有效的预防措施，只能建议定期甲状腺检查，家族如有甲状腺癌或肿瘤的成员尤其需特别注意。

六、甲状腺癌的分期

分化型甲状腺癌的TNM分期（AJCC/UICC）

分期	T（primary tumor，原发肿瘤）：肿瘤的大小，分成T1～T4四个分级
Tx	原发肿瘤无法评估
T0	没有原发肿瘤证据
T1	肿瘤直径≤2 cm，在甲状腺包膜内
T1a	肿瘤直径≤1 cm
T1b	1 cm＜肿瘤直径≤2 cm
T2	2 cm＜肿瘤直径≤4 cm，在甲状腺包膜内
T3	肿瘤直径＞4 cm，在甲状腺包膜内，或肿瘤已稍微扩散甲状腺包膜外（minimal extrathyroid extension）。如：侵犯到胸骨甲状肌肉或甲状腺周围软组织
T4a	任何大小的肿瘤超出甲状腺包膜侵入皮下软组织、喉、气管、食管或喉返射神经
T4b	肿瘤侵犯椎前筋膜或包围颈动脉或胸纵隔腔血管
N（regional lymph node，区域淋巴结）：肿瘤是否转移到甲状腺附近的淋巴系统，分成N0、N1两个分级	
Nx	区域淋巴结无法评估
N0	没有区域淋巴结转移
N1	区域淋巴结转移
N1a	区域淋巴结转移至第6区（指两侧甲状腺正下方靠近气管食管的淋巴结）
N1b	区域淋巴结转移至外颈部（第1区到第5区）（单侧，双侧，对侧）或咽后淋巴结或上纵隔腔（第7区）淋巴结

（续表）

M（distant metastasis，远端转移）：癌症肿瘤是否已经转移到身体其他的组织，如肺部或骨骼（继发性或转移性癌）。分两个阶段：M0是尚未扩散、M1是已经扩散	
M = M0	没有远端转移
M1	有远端转移

分级：医生需要知道癌症分级，规划你的治疗计划。

年　龄	分　期	TNM
< 45岁	第1期	任何T，任何N，M0
	第2期	任何T，任何N，M1
≥45岁（看T、N、M分四期）	第1期	T1，N0，M0
	第2期	T2，N0，M0
	第3期	T3，N0，M0；T1～3，N1a，M0
	第4期A	T4a，N0～1a；T1～4a，N1b，M0
	第5期B	T4b，任何N，M0
	第4期C	任何T，任何N，M1

※ 分期系统不用于预测儿科患者可能的疾病过程。

七、甲状腺癌的治疗方式与不良反应

甲状腺癌的治疗，主要分成4个部分：

1. 外科治疗

一旦诊断为甲状腺癌，开刀切除是最佳的治疗方法。依照手术切除的范围，大概可分为“全甲状腺切除”“近全甲状腺切除或次全甲状腺切除”及“小部分甲状腺切除”等（当然也合并广泛颈部淋巴结的切除）。依照肿瘤恶性程度，并须于术后合并作放射性碘治疗。

手术治疗的并发症包括甲状腺旁腺功能低下症（导致血钙过低）及声带麻痹等；这些症状通常可能是暂时性的，但小部分也可能是永久性的。

2. 放射性同位素碘（^{131}I）治疗

吸收碘是甲状腺细胞特有功能，虽然甲状腺癌细胞的吸收能力不如正常甲状腺细胞，但肿瘤细胞仍保有此一功能，即使是分化不良性的甲状腺癌细胞仍然具有像正常甲状腺细胞的60%～80%。所以能有效地将放射性碘带入甲状腺细胞中，而由于放射性碘所释出的β射线在组织中射程仅约2 mm，因此对甲状腺旁正常组织影响不大，对身体其他部位细胞影响极微。放射性碘治疗前，要先停用甲状腺素并严格采取低碘饮食至少2个星期。一般而言，放射性碘治疗对乳突癌及滤泡癌较有效，可作为手术后及并发软组织转移的辅助疗法。但对骨骼转移或肺部大结节性转移的治疗效果较差，至于未分化癌、髓质癌及淋巴癌则对放射性碘治疗无反应。

放射性碘的不良反应不大，一般较常见的有食欲缺乏、恶心、头晕、皮肤瘙痒、前颈部疼痛（放射性甲状腺炎）、唾液腺或胃腺肿胀及骨髓抑制等。但通常这些症状为暂时性，于治疗结束后1～2星期消失。

3. 体外放射治疗

对于极恶性的未分化癌或并骨转移导致剧痛的甲状腺癌，由于对放射性碘反应不良或全无反应，可尝试使用“^{60}CO”（钴-60）直线加速器所产生的放射线热量来破坏、杀伤癌组织，以减缓癌细胞的生长及减轻痛楚。

4. 药物及化学疗法

一般来说，化学疗法对甲状腺癌的治疗效果有限，故甚少采用。目前，对于放射性碘治疗无效的进行性分化良好的甲状腺瘤，已有靶向药物Sorafenib（Nexavar）被核准使用。

5. 随访

在手术及放射性碘治疗后1年内，应每3个月检查一次血中甲状腺素（T_4或游离T_4）、HS-TSH（甲状腺刺激素）及甲状腺球蛋白（Human Thyroglobulin, hTg）浓度。一年后每6个月检查一次，如果一切正常，2年后可以1年才检查1次。值得一提的是血中甲状腺球蛋白浓度可以作为分化良好型甲状腺癌是否复发的指标。如果它的值突然升高的话，应安排全身放射性碘扫描检查，以便察看复发部位及安排适当治疗。至于髓质癌患者则可追踪其血中抑钙素浓度以侦测其癌细胞是否复发及推测其预后。此外，所有患者每年应作一次胸部X线检查以测知其是否发生肺部转移。由于过量补充甲状腺素会造成骨质疏松症的不良反应，因此女性患者每年应检查一次骨质密度。

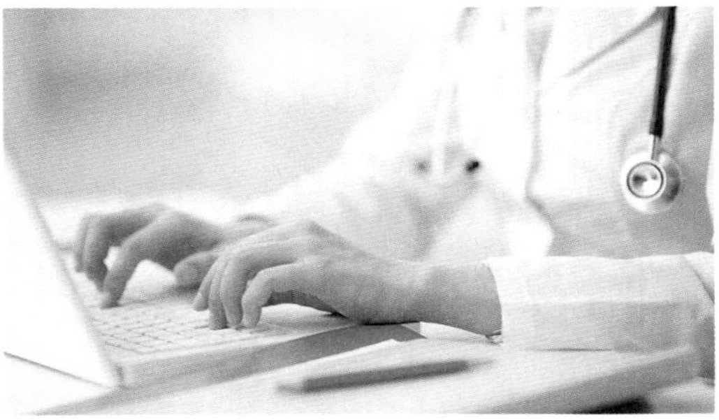

图9-3　定期检查随访

第二节　甲状腺癌的营养治疗

一、放射碘治疗前饮食原则

接受^{131}I治疗之前，为了使促甲状腺激素（thyrotropin, TSH）上升，以及减少身体储存的碘，增加癌细胞对^{131}I的吸收，以达到有效的治疗效果，需停用甲状腺素4～6周，治疗前2周饮食需严格采取低碘饮食直到治疗后和扫描结束。

1. 低碘饮食

因自然界食物都含有碘，并没有无碘饮食，尤其是海洋动、植物含碘量较高，应避免食用。低碘饮食（每日碘摄取小于50 μg）是短时间为了放射碘治疗所采取的饮食，并不适合长期食用，避免摄取高碘（每份食物碘＞20 μg）的食物及饮料，摄取低碘（每份食物碘≤5 μg）的食物以及饮料，购买包装食品时请仔细阅读标示营养成分不含碘酸钾、碘化钾；以及与药师确认患者所服用的药物是否含有碘（综合感冒药，咳嗽药）。

（1）高碘食物。避免食用的食物：

① 含碘盐、海盐，以及使用含碘盐或海盐的任何食物；

② 海鲜以及海产。如：海鱼、贝类、海参、海带、藻锭、石花菜、洋菜、海苔及其它含有这些食材的食物；

③ 乳制品，如牛奶、乳酪、酸奶、奶油、冰淇淋；

④ 腌制的肉制品，如培根、火腿以及罐头制品；

⑤ 蛋黄、全蛋及有使用全蛋的食品，如布丁、美奶滋；

⑥ 烘焙面包、蛋糕、点心，使用含碘的添加物；

⑦ 食物中加有粉红色的色素，如糖渍樱桃和罐头草莓等；

⑧ 蜜饯；

⑨ 大部分的巧克力（含有乳制品）；

⑩ 加含碘盐的调味料，如乌醋、鱼露、番茄酱等；

⑪ 黄豆及黄豆制品，如豆腐、酱油、味精、豆瓣酱；

⑫ 含碘的复方维生素及营养补充品。

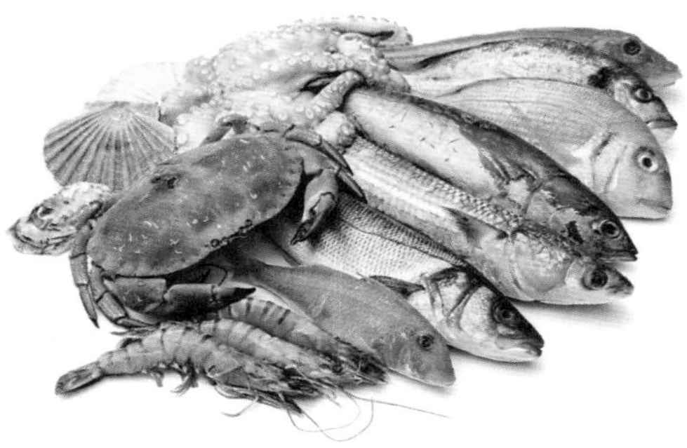

图9-4　各式海鲜

（2）低碘食物，可以放心的摄取的食物：

① 新鲜水果，或是选择使用无添加碘盐的冷冻水果；

② 新鲜蔬菜，避免选择冷冻蔬菜，或是选择使用无添加碘盐的冷冻蔬菜；

③ 无添加盐的坚果；

④ 蛋白；

⑤ 新鲜的猪肉、鸡肉、牛肉、羊肉、鸭肉，一天摄取不超过175 g；

⑥ 无添加盐的全谷类（如白饭、糙米饭、燕麦、红薯、玉米等）、面线、意大利面；

⑦ 自制不含碘添加物的面包、糕饼；

⑧ 所有的油脂类；

⑨ 黑胡椒、香草及植物香料；

⑩ 不含牛奶的茶、咖啡、椰奶、杏仁奶；

⑪ 70%以上的黑巧克力；

⑫ 精制砂糖、蜂蜜、果酱、果冻；

⑬ 购买包装食品时请仔细阅读标示的营养成分。

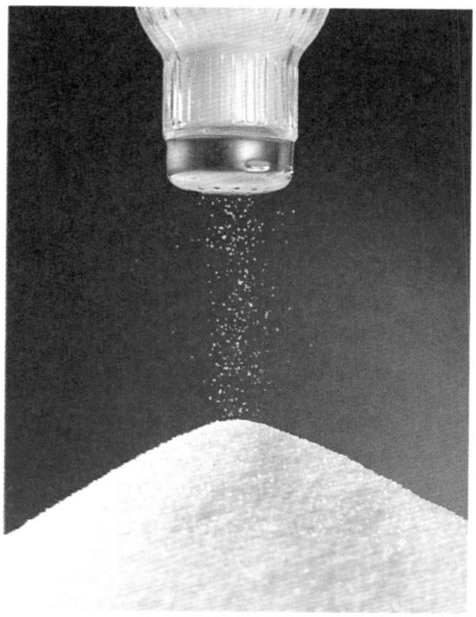

图9-5　使用无碘食盐

烹饪调味使用无加碘食盐取代加碘盐，目前市售加碘盐每10 g含75～120 μg的碘，故建议使用无加碘食盐，尽量不吃加盐的饼干、加工食品、罐头，以及含盐的调味料：酱油、酱油膏、番茄酱、甜面酱等。

2. 低碘饮食参考食谱

早　餐

- 自制面包涂上蜂蜜或果酱
- 新鲜的水果沙拉加自制坚果酱

杏仁、腰果、白芝麻打成粉，加入些许橄榄油、无碘盐再打成酱

- 黑咖啡

午　餐

- 杂粮饭半碗（不含黄豆）
- 煎葱花蛋

2个鸡蛋的蛋白，青葱1根，切成葱花，无碘盐

- 蔬菜浓汤

橄榄油3汤匙；大蒜3瓣，切碎；洋葱2个，切碎；西洋芹菜2根，切碎；胡萝卜1根，切小块；番茄5个，切小块；干罗勒和胡椒；无碘盐

- 水果

晚　餐

- 白饭半碗
- 牛肉咖喱

牛肉，切块；中型土豆1个，去皮切块；洋葱1个，切丁；大蒜2个，切碎；红萝卜1条，去皮切块；咖喱香料粉，依个人口味添加（勿使用咖喱块）；无碘盐

- 烫西兰花
- 水果

3. 外食人群

因很难确认餐厅是否使用无碘盐，以及调节菜色的酱汁、勾芡、烩汁都可能含有含碘盐。因此，不论选择任何餐厅，应从功能表中选择最简单制备的食物，并且特别要求你的食物不要添加盐、酱油、腌泡酱汁或烩汁，仅使用植物油、白醋，或是自己准备无碘盐调味。

二、治疗中饮食原则与不良反应应对方法

这些不良反应需视你放射治疗的剂量及治疗期的长短而定。开始治疗前，医生或放射治疗医生会与你讨论一下可能出现的不良反应。

1. 四肢麻或抽筋

（1）多发生双侧甲状腺全切除的患者。

（2）甲状旁腺功能低下造成低血钙，通常数个月会恢复。

（3）利用乳制品、高钙食材（小鱼干、樱花虾等）、板豆腐等食品补充钙质，若是放射碘治疗前须采用低碘饮食，则建议补充单纯钙片。

（4）避免不正确的饮食限制或偏方，以免引发营养不良。

2. 厌食、恶心

（1）请医师给予止吐药物，改善恶心现象。

（2）避免易引起恶心的食物及环境。

（3）避免太甜的食物，如：糖果、西点、蛋糕。

（4）避免太油腻、油炸、含浓烈辛香料或辣味食物。

（5）避免站在通风不良、较高温或有油烟味的地方进食。

（6）治疗易引起恶心感，避免在治疗前1～2 h内进食。

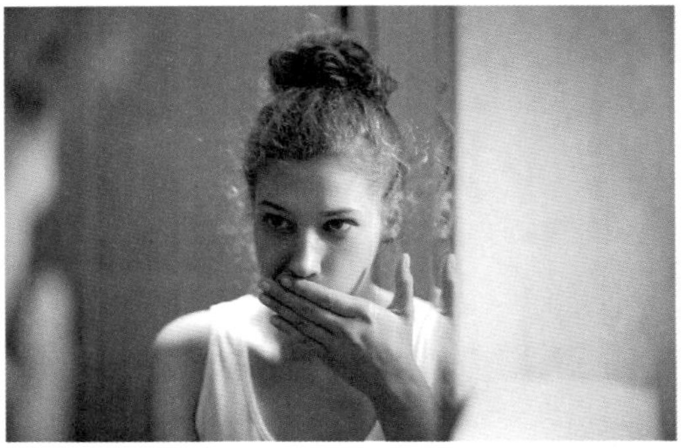

图9-6　厌食、恶心

（7）仔细观察可能造成恶心症状的食物，并避免接触这些食物，多尝试新的食物。

（8）尝试较清淡的食物。如：自制面包、麦片、烤的或煮的去皮鸡肉、蔬菜、水果和蔬果汁。

（9）尽量少量多餐（每日6～8餐）并放慢进食速度。

（10）用餐前后漱口。

（11）吃接近室温或较冰冷的食物。

（12）餐后1 h内不宜过度运动。

（13）衣着宽松舒适。

3. 吞咽困难、口腔疼痛

（1）选择质地软嫩、细碎的食物，如蒸蛋白、冬瓜、软质瓜类蔬菜、稀饭、细面、冬粉、西谷米、红薯、南瓜等。

（2）避免刺激性食物，如酒精性饮料、碳酸饮料、酸味强的果汁、柠檬汁、过烫食物、油炸食物、过硬食物（生菜）。

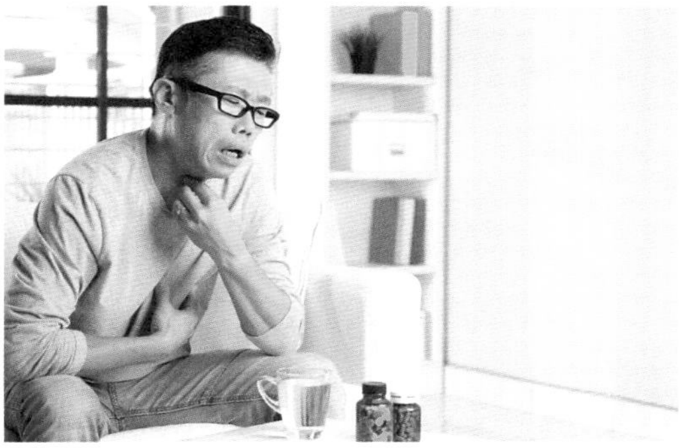

图9-7　吞咽困难

（3）改变食物制备方式，可以将食物剁碎、切细，或是将食物煮软，放至与室温相同后再食用；利用勾芡或加入一些肉汁、肉汤同时进食来帮助吞咽；使用果汁机或食物搅拌器将食物打碎或打成流质。

（4）每天补充谷氨酰胺20～30 g，每次10 g，以冷水或柳橙汁冲泡，可以帮助口腔黏膜的修复。

（5）若有心灼热感的现象，尝试饭后1 h内采坐姿或立姿。

（6）经常漱口，去除口腔遗留的食物残渣及细菌，保持口腔卫生有助伤口愈合。

（7）进食高热量、高蛋白食物以利伤口愈合。

（8）若口干情形严重，请教医师可否开立保护口腔黏膜的产品。

（9）征询医师的许可于进食前使用麻醉性的漱口药水，以减轻进食时引起的疼痛。

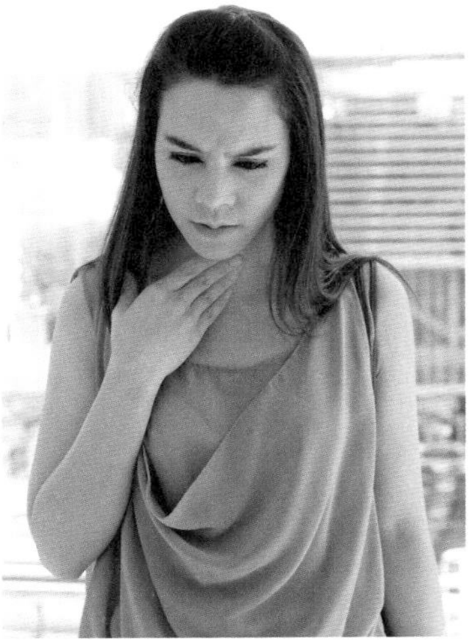

图9-8　喉返神经受损

4. 声音沙哑

暂时性喉返神经受损，影响声带的控制，使得声门闭锁不全，造成声音沙哑，大多6个月左右会恢复。

康复训练：学习喉颈肌肉放松，让声带休息，避免持续性用力说话。

三、治疗结束后饮食原则

(1) 服药后2～4 h禁食，以利放射碘之吸收；治疗后每天喝水1 500～2 000 ml，多上厕所，若有便秘症状，宜服轻泻剂或灌肠，以利辐射排出体外。

(2) 第1天尽量避免固体食物，以减少恶心、呕吐的发生概率。

(3) 1周内，可食用酸梅、柠檬水、维生素C口含锭，以刺激口水分泌，降低辐射线对唾液腺的伤害。

(4) 利用乳制品、高钙食材(小鱼干、樱花虾等)、板豆腐等食品补充钙质。

(5) 补充维生素D。

(6) 勿轻易购买或服用未经科学证明的补品或健康食品，以免花钱又伤身。

(7) 不要听信不正确的饮食偏方，以免造成营养不良。

【甲状腺癌的营养治疗案例】

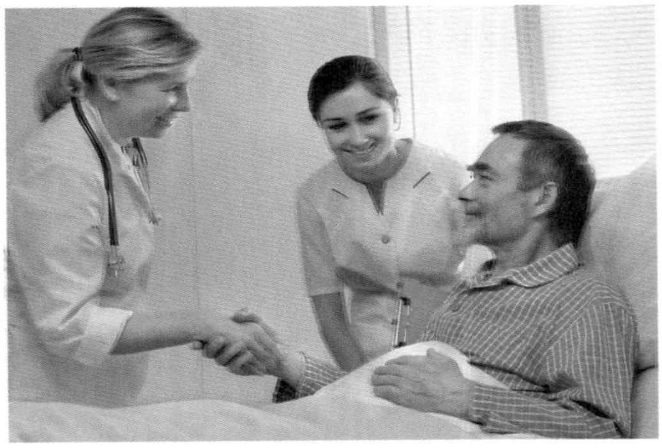

图9-9 营养咨询

张小姐，52岁，摸到脖子突起一个肿块，身高158 cm，体重一个月内由68 kg下降至64 kg，检查后发现是甲状腺癌乳突型，手术治疗后，将要进行^{131}I放射性同位素治疗，医师建议咨询临床营养师进行营养指导。

1. 目前治疗方案

已接受手术切除甲状腺肿瘤及甲状腺全切除，将要开始接受^{131}I放射性同位素治疗。

2. 发生不良反应

精神不集中、易疲劳、食欲缺乏、吞咽困难、口干、味觉改变。

3. 血液生化测值

项　目	数　值	正 常 值	单　位
ALB(白蛋白)	30(较低)	40.0～55.0	g/L
HGB(血红蛋白)	128	120～160	g/L

（续表）

项 目	数 值	正 常 值	单 位
WBC（白细胞计数）	4.2	4.0～10.0	$\times 10^9$/L
Urea（尿素）	4.5	3.1～8.0	mmol/L
CRE（肌酐）	76	57.0～97.0	μmol/L
PHOS（磷）	1.02	0.85～1.51	mmol/L
K^+（钾）	4.2	3.5～5.3	mmol/L
ALT（丙氨酸氨基转移酶）	48	9.0～50.0	IU/L
AST（天冬氨酸氨基转移酶）	22	15.0～40.0	IU/L
FT_3，游离T_3	2.97（较低）	3.10～6.80	pmol/L
FT_4，游离T_4	17.2	12.0～22.0	pmol/L
TSH 促甲状腺激素	3.67	0.27～4.20	nIU/L
TG 甲状腺球蛋白	4.36	3.50～77.00	ng/L

4. 近日饮食状况（食欲不好吃得较少）

早 餐

- 面包2片夹火腿
- 黑咖啡1杯

午 餐

- 米饭八分满或白粥1碗
- 蒸鱼半条
- 青菜一些
- 萝卜排骨汤（排骨两块）

晚 餐

- 炸酱干面2/3碗
- 青菜一些
- 葡萄8个

5. 进食量评估

项 目	摄 取 量
碳水化合物	160～170 g/d
蛋白质	48～50 g/d
脂 肪	48～52 g/d
总热量	1 300～1 400 kcal/d

6. 营养评估

(1) 身体质量指数(BMI): 25.6kg/m^2(过重)。

(2) 理想体重: 54.9 kg ± 5.5 kg。

(3) 体重下降百分比: 一个月下降4 kg(5.9%)(明显体重减轻)。

(4) 评估总热量需求: 1 600～1 900 kcal/d。

(5) 评估蛋白质需求: 76～89 g/d。

(6) 营养相关问题: 热量摄取不足、蛋白质摄取不足、白蛋白过低、体重显著减轻、食欲缺乏、吞咽困难、口干、味觉改变。

(7) 主观整体营养评估(SGA): B(中度营养不良)。

(8) 患者整体营养状况评估(PG-SGA): 8分(需营养师介入)。

> 国际通用癌症患者营养评估表PG-SGA计分建议与处理:
> 0～1分: 目前不需介入、但在治疗过程中需定期评估
> 2～3分: 针对胃肠症状或检验值给予饮食宣教
> 4～8分: 需医师、护理师或营养师介入来矫正疾病症状
> ≥9分: 显示目前患者急需营养介入

7. 临床营养师指导

(1) 癌症饮食原则指导(高热量、高蛋白均衡饮食)。

(2) 热量与蛋白质摄取皆不足,导致白蛋白过低,故指导增加热量与蛋白质的饮食以补足营养。

患者所需

总热量: 1 600～1 900 kcal/d
蛋白质: 76～89 g/d

目前摄取

总热量: 1 300～1 400 kcal/d
蛋白质: 48～50 g/d

(3) 指导少量多餐:

营 养 问 题

因食欲缺乏导致正餐量不足

→

营 养 介 入

✓ 指导合适餐间营养食物补充
✓ 每日3餐增加为5餐
✓ 若感觉疲劳,应休息片刻,待体力恢复后再进食
✓ 尽量少由患者自己烹调油腻食物,油腻味道可能影响食欲

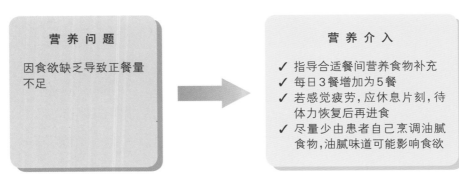

（4）增加热量方法指导：

营养问题

味觉改变导致进食量下降

营养介入

✓ 选用味道较浓的食品。例如：香菇、洋葱

✓ 为增加肉类的接受性，在烹调前，可先用少许酒、果汁浸泡或混入其他食物中供应

✓ 经常变换食物质地、菜色的搭配及烹调方法等以增强嗅觉、视觉上的刺激，弥补味觉的不足

✓ 若觉得肉类具有苦味，可采冷盘方式或用浓调味料来降低苦味

✓ 避免食用苦味强的食物，如芥菜

（5）吞咽困难、口干饮食原则指导（详见之前不良反应饮食对策介绍）。

（6）放射 ^{131}I 治疗与检查期间饮食原则（详见放射碘治疗前饮食原则）。

（7）建议增加活动量，并指导个人每日活动计划：

建议每日三餐后慢走 30 min；

增加活动量可以促进消化与增进食欲，以达到帮助食欲恢复的功能。

（8）设计个体化癌症高蛋白高热量低碘饮食 7 日营养处方：

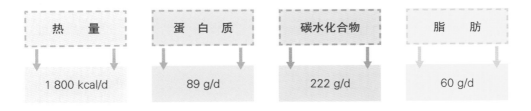

热　量	蛋　白　质	碳水化合物	脂　肪
1 800 kcal/d	89 g/d	222 g/d	60 g/d

8. 7日个体化营养处方

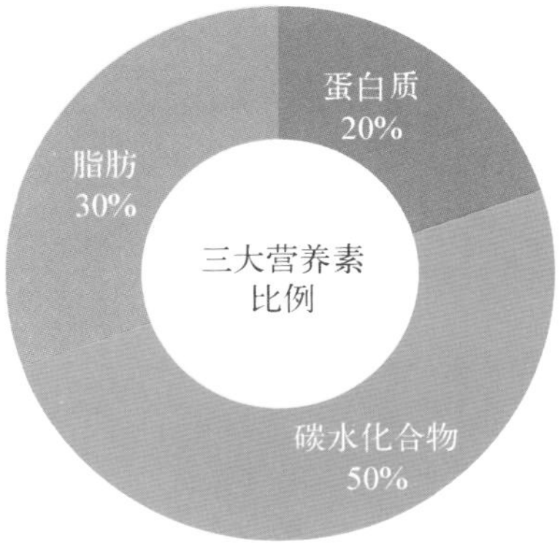

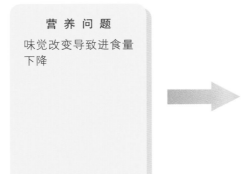

每餐热量及三大营养成分比例：

项　目	早　餐	早　点	午　餐	午　点	晚　餐	晚　点
热量/kcal	285	0	638	130	585	190
蛋白质/%	18	0	22	6	19	21
碳水化合物/%	63	0	33	92	46	57
脂肪/%	16	0	42	0	33	19

7日营养菜单如本书P198、P199所示。

9. 营养指导结果

3周后再次找临床营养师进行营养指导追踪：目前体重为65 kg（增加1 kg），张小姐表示上周接受第一次^{131}I放射性同位素治疗，治疗前清楚知道可以吃的无碘饮食，吃得足够，治疗后感觉体力增加、食欲改善，几乎可以将营养师设计的处方吃完，目前每日固定散步30 min，自觉心情愉悦正面，面对接下来的治疗更有信心。

（1）3周后回医院抽血报告结果：

项　　目	营养介入前	营养介入后	正 常 值	单　　位
ALB（白蛋白）	30（较低）	40	40.0～55.0	g/L
HGB（血红蛋白）	128	139	120～160	g/L
WBC（白细胞计数）	4.2	4.5	4.0～10.0	$\times 10^9$/L
Urea（尿素）	4.5	5	3.1～8.0	mmol/L
CRE（肌酐）	76	92	57.0～97.0	μmol/L
PHOS（磷）	1.02	0.92	0.85～1.51	mmol/L
K^+（钾）	4.2	3.8	3.5～5.3	mmol/L
ALT（丙氨酸氨基转移酶）	48	42	9.0～50.0	IU/L
AST（天冬氨酸氨基转移酶）	22	25	15.0～40.0	IU/L
FT_3，游离T_3	2.97（较低）	4.23	3.10～6.80	pmol/L
FT_4，游离T_4	17.2	20	12.0～22.0	pmol/L
TSH促甲状腺激素	3.67	4.2	0.27～4.20	nIU/L
TG甲状腺球蛋白	4.36	55.2	3.50～77.00	ng/L

（2）营养介入：

因张小姐食欲与活动力状态改变，故进行再次评估营养需求，并修正营养处方以符合目前治疗与个人整体状况。

提醒：本篇文章营养治疗案例提及的内容（包含营养师评估、指导、菜单），并非适合所有癌症患者，请勿自行参照执行。因每位患者状况不同，建议咨询临床营养师为您制定专属营养处方。

【撰文营养师介绍】

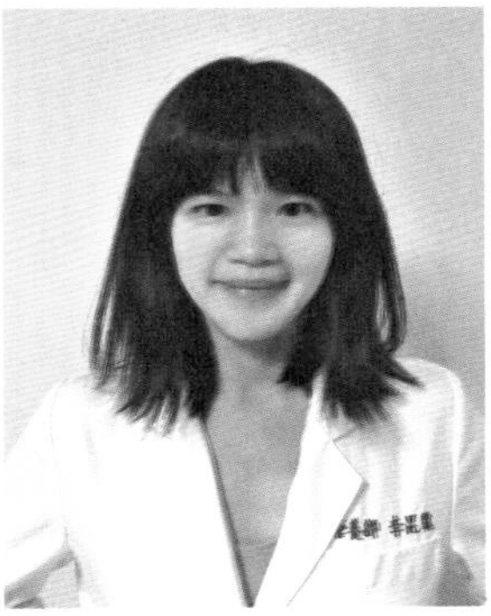

李昆霙

经历：

中国台湾台北市立万芳医院　临床营养师

中国台湾开南大学　兼职讲师

中国台湾台北大学　临床营养师

学历：

中国台湾北医学大学　保健营养学系

证照：

中国台湾注册营养师

中国台湾糖尿病宣教学会　糖尿病宣教师

中国台湾营养学会　肾脏专科营养师

保健食品初级工程师

作品：

临床营养学理论与实务（2015）

	第 1 天			第 2 天			第 3 天			第 4 天		
		食　材	分　量		食　材	分　量		食　材	分　量		食　材	分　量
早餐	馒头夹蛋 杏仁奶	馒头 蛋白 油 杏仁奶	90 g 2个 （70 g） 5 g 200 ml	玉米蛋饼 杏仁茶	蛋饼皮 蛋白 玉米粒 油 杏仁粉 黑芝麻粉 薏仁粉	1张 2个 （70 g） 20 g 5 g 20 g 5 g 5 g	全麦面包 葱花蛋 米糊	自制全麦面包 蛋白 葱花 米糊	75 g 2个 （70 g） 200 ml	鸡肉汉堡 蔬果汁	全麦汉堡包 鸡肉 时蔬 时蔬 胡萝卜 菠萝 苹果 综合坚果	90 g 40 g 酌量 15 g 50 g 50 g 40 g 1大匙 （7～8 g）
午餐	燕麦饭 咖喱牛肉 烫西兰花	燕麦饭 牛肉 洋葱 胡萝卜 咖喱粉 无碘盐 西兰花 无碘盐	150 g 140 g 酌量 酌量 100 g	紫米饭 黄瓜镶肉 茄烧鸡丁 炒时蔬	紫米饭 大黄瓜 绞肉 肉馅配料：葱、姜、木耳、香油、无碘盐 西红柿 鸡胸肉丁 无碘盐 当季蔬菜 油	150 g 100 g 70 g 50 g 70 g 100 g 5 g	燕麦饭 白切鸡 双色肉丝 炒时蔬	燕麦饭 去皮鸡胸 胡椒粉、无碘盐 肉丝 红椒 黄椒 当季蔬菜 油	150 g 105 g 30 g 30 g 30 g 100 g 5 g	荞麦饭 家常炖牛肉 炒时蔬	荞麦饭 牛肉 土豆 胡萝卜 当季蔬菜 油	100 g 140 g 60 g 酌量 100 g 5 g
午点	水果 绿豆薏仁汤	柑 薏苡仁 绿豆	150 g 10 g 10 g	水果 西米芋圆	木瓜 芋圆 西米	190 g 20 g 5 g	水果 银耳莲子露	圣女果 莲子 白木耳 冰糖	23个 （175 g） 20 g 5 g 5 g	水果 紫薯薏仁粥	猕猴桃 紫红薯 薏苡仁 米	120 g 30 g 5 g 5 g
晚餐	白饭 蒜香鸡腿 木耳炒蛋白 炒时蔬	饭（撒黑芝麻） 鸡腿 腌料：蒜末 调味料：无碘盐、黑胡椒粒 蛋白 木耳 当季蔬菜 油	150 g 120 g 2个 （70 g） 40 g 100 g 5 g	红薯饭 法式乡村炖牛肉 烫时蔬	红薯饭 牛肉 洋葱 胡萝卜 蘑菇 当季蔬菜	150 g 105 g 酌量 酌量 酌量 100 g	白饭 香菇蒸肉饼 清烧芦笋	饭（撒黑芝麻） 猪肉末 香菇末 香菜 无碘盐 芦笋 油	150 g 105 g 20 g 100 g 5 g	红薯饭 蜂蜜烤鸡腿 彩椒杏鲍菇炒蛋白 红烧冬瓜	红薯饭 鸡腿 蛋白 彩椒 杏鲍菇 油 冬瓜 油	150 g 120 g 2个 25 g 25 g 5 g 100 g 5 g
晚点	水果 芋头西米	菠萝 芋头 西米 糖	130 g 50 g 10 g 5 g	牛油果椰奶 白面包	椰汁 牛油果 蜂蜜 自制白面包	200 ml 30 g 20 g 30 g	水果 藕粉羹	草莓 藕粉 黑糖	160 g 20 g 20 g	香蕉芝麻糊	香蕉 黑芝麻粉 蜂蜜	90 g 20 g 10 g

第 5 天			第 6 天			第 7 天			
	食　材	分　量		食　材	分　量		食　材	分　量	
蔬菜蛋饼 葡萄蓝莓蔬果汁	蛋饼皮 鸡蛋白 油 苜蓿芽 紫甘蓝苗 蓝莓 葡萄 苹果 综合坚果	1张 2个（70 g） 5 g 酌量 30 g 20 g 20 g 40 g 1大匙（7～8 g）	肉蛋汉堡 红薯叶蔬果汁	汉堡包 里脊肉排 蛋白 时蔬 红薯叶 菠萝 苹果 综合坚果	90 g 70 g 2个（70 g） 酌量 30 g 50 g 40 g 1大匙（7～8 g）	蜂蜜贝果 红枣银耳露	贝果面包 蜂蜜 时蔬 白木耳 红枣 冰糖	90 g 酌量 酌量 50 g 5个 10 g	早餐
薏仁饭 咖喱羊肉 炒三丝 炒时蔬	大薏仁饭 羊肉 土豆块 咖喱粉、无碘盐 胡萝卜丝 猪肉丝 木耳丝 油 当季蔬菜 油	150 g 150 g 20 g 25 g 20 g 10 g 5 g 100 g 5 g	白饭 香煎鸡腿排 韭黄牛肉 炒时蔬	饭（撒黑芝麻） 去骨鸡腿排 无碘盐、黑胡椒粒 牛肉丝 韭黄 油 当季蔬菜 油	150 g 150 g 30 g 50 g 5 g 100 g 5 g	糙米饭 蒜香烤鸡排 丝瓜银芽 炒时蔬	糙米饭 鸡排 丝瓜 银芽 胡萝卜 油 当季蔬菜 油	150 g 105 g 50 g 50 g 5 g 5 g 100 g 5 g	午餐
水果 养生糊	菠萝 十谷粉 核桃 糖	130 g 20 g 2个（7 g） 酌量	水果 芋香薏米粥	番石榴 薏仁 芋头 红枣	180 g 10 g 30 g 2个	水果 绿豆汤	梨 绿豆 芋圆 糖	130 g 20 g 50 g 10 g	午点
玉米饭 冬瓜镶肉 蒜蓉苋菜	玉米饭 猪肉末 冬瓜 苋菜 油	150 g 105 g 100 g 100 g 5 g	红豆饭 西红柿炖牛腩 白灼秋葵	红豆饭 牛里脊肉块 西红柿 意大利香料 秋葵	150 g 105 g 100 g 酌量 100 g	玉米饭 杏鲍菇炖肉 炒时蔬	玉米饭 猪肉 杏鲍菇 蒜头 葱段 无碘盐 卷心菜 胡萝卜 油	150 g 105 g 50 g 酌量 酌量 100 g 5 g 5 g	晚餐
水果 椰汁南瓜露	圣女果 南瓜 椰浆 冰糖	23个（175 g） 50 g 酌量 酌量	水果 姜汁红薯	苹果 红薯 老姜 黑糖	130 g 50 g 酌量 酌量	水果 南瓜小米粥	猕猴桃 南瓜 小米 冰糖	120 g 50 g 10 g 10 g	晚点

第十章
胰腺癌与营养治疗

第一节　胰腺癌简介

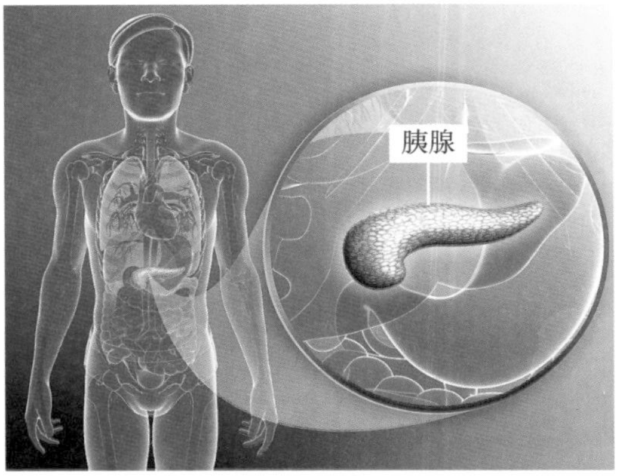

图10-1　人体胰腺

胰腺的形状扁长，横躺在胃的后面及腰椎的前方。胰腺可分为3部分：头部、体部和尾部。头部连接于十二指肠，中央为体部，末端尖细为尾部。

胰腺是同时具有内分泌和外分泌功能的重要器官。外分泌功能：分泌消化酶，释放至小肠中协助碳水化合物、蛋白质和脂肪等三大营养成分的消化与吸收。内分泌功能：分泌数种激素至血液中，其中的胰岛素及升糖激素可以维持血糖的恒定。

一、胰腺癌的分类

胰腺癌依产生癌变的细胞类型分类，95%以上的胰腺癌来自胰腺的外分泌细胞（腺泡和腺管细胞），内分泌肿瘤占胰腺肿瘤1%～2%，其他非上皮细胞癌非常罕见。

1. 胰腺外分泌肿瘤

（1）胰管腺癌。胰管腺癌占胰腺肿瘤的85%～90%，是最常见的胰腺癌，60%～70%发生在胰腺头部，体部占5%～10%，尾部占10%～15%。根据细胞类型可再细分：腺管腺癌、腺鳞状癌、胶状癌、巨细胞癌、多型性癌和肉瘤样癌等。

（2）腺泡细胞癌较罕见，约占胰腺外分泌癌的1%。

（3）胰管内乳突状黏液性肿瘤，是由胰管内长出的肿瘤，会分泌许多黏液。即使最初的组织学表现为良性的腺瘤，也有可能会进展为恶性肿瘤。

2. 胰腺内分泌肿瘤

也叫作胰腺神经内分泌肿瘤。依据其是否会引起激素相关症状，又分为功能性和非功能性两种。

（1）功能性肿瘤：胰岛细胞瘤、升糖素瘤、胃泌素瘤、体抑素瘤、血管活性胜肽瘤。

（2）非功能性肿瘤：胰腺多肽瘤。

二、胰腺癌的流行病学

胰腺癌好发于老年人，发生率随着年龄增加而上升，45岁之前并不常见。男性罹病率较女性高。在美国，非裔美国人患胰腺癌的危险性较其他种族增加28%～59%。

2012年，全球有33.8万个胰腺癌新诊断个案，发生率排名在第12位，全球癌症死因排名第7位。2016年美国癌症的发生率，胰腺癌排名在男性为第11位，在女性则为第9位，癌症死因由第4位上升至第3位。1年存活率约29%，5年存活率约为8%。

三、胰腺癌的致病原因

胰腺癌的致病原因至今尚不明确，一般认为多种因素长期共同作用的结果。根据研究，可能与下列因素有关。

（1）年龄：90%的胰腺癌发生的年龄大于55岁，有70%的患者年龄大于65岁。

（2）性别：男性发生率高于女性。

（3）种族：黑种人较容易罹患胰腺癌。

（4）家族史：有胰腺癌家族患者的人，发生胰腺癌的概率比平常人高。

（5）遗传：遗传性慢性胰腺炎或是肠道多发性乳头状瘤的Peutz-jeghers综合征等均有可能导致胰腺癌的发生。K-*ras*致癌基因的突变与胰腺癌有较高关联，研究发现胰腺癌细胞约有90%呈现K-*ras*阳性表现。

（6）吸烟：是目前确认与胰腺癌最具相关性的危险因素，吸烟者罹患胰腺癌的概率较不吸烟者高出2～3倍。随着吸烟量增加，风险越大；即使戒烟后，罹患胰腺

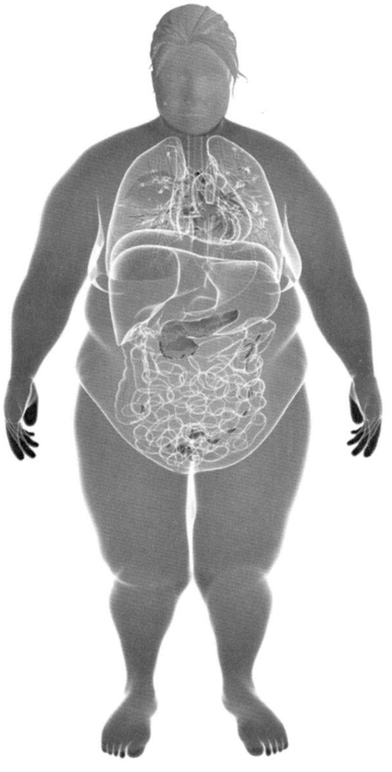

图10-2　肥胖、过重

癌的风险仍须15年才会接近非吸烟者。

（7）肥胖：肥胖及过重者有较高的风险。

（8）饮食：研究显示蔬菜及水果摄取不足、摄取较多的红肉或动物性脂肪，与胰腺癌的发生有相关性。

（9）酒精：酗酒被认为会导致慢性胰腺炎，进而增加罹患胰腺癌的风险。

（10）糖尿病：研究显示60%～80%的胰腺癌患者合并有糖尿病。大部分的个案其胰腺癌的确诊时间约略在糖尿病初诊断后2年内。

（11）慢性胰腺炎：部分研究显示，慢性胰腺炎的患者会增加罹患胰腺癌的风险。

（12）化学药品：长年接触杀虫剂、石油或染料或各种溶剂者较易罹患胰腺癌。

（13）其他：幽门螺杆菌感染、曾经接受部分胃切除或胆囊切除手术者。

四、胰腺癌的症状与警示

胰腺癌早期几乎没有任何症状，如有症状出现时也与其他寻常肠胃道疾病症状类似。如：食欲缺乏、腹胀或腹部闷痛，因此容易被忽略，直到疾病较严重症状较明显时才被诊断出来。胰腺癌3个常见症状有腹痛、体重减轻及黄疸；其余常见恶心呕吐、食欲缺乏。发生在胰腺头部的胰腺癌，常因肿瘤压迫到胆总管，造成阻塞性黄疸而被发现，因此通常有手术治愈的机会。至于发生在体部及尾部的胰腺癌，通常很难早期发现。

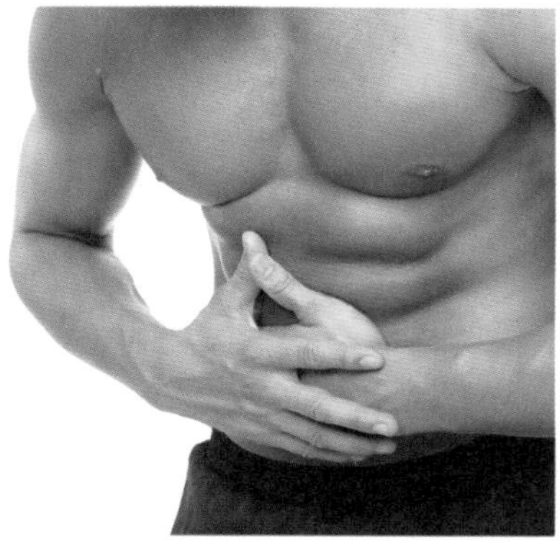

图10-3　腹痛

胰腺癌的典型病征：

（1）上腹疼痛最为常见，有时疼痛会放射至背部；由于癌细胞侵犯到上腹部的神经丛，因此会出现上腹痛及背痛，多数疼痛随病程进展逐渐加重。典型腹痛常在仰卧平躺时加重，坐起或前倾弯腰、屈膝时可感到稍微缓解。

（2）明显的体重减轻：患者因食欲缺乏、少量进食后就有饱胀感、进食引起腹部不适而减轻进食，以及消化、吸收异常有关。

（3）黄疸：皮肤发黄、巩膜变黄、尿液呈现茶色、皮肤发痒，甚至有发热、畏寒的症状。最常见原因是胰腺头部的肿瘤压迫到胆总管，或者是肿瘤广泛转移到肝脏所致。

（4）持续性腹泻或粪便呈灰白色油性外观且恶臭，是因肿瘤破坏胰腺外分泌功能。

（5）近期发生的糖尿病、血糖控制不良：约有5%的胰腺癌患者，在发现癌症的前2年会有糖尿病症状。所以若是没有糖尿病家族史的人突发糖尿病的情形，可以视为是可能罹患此病的警告前兆之一。

五、胰腺癌的预防

生活方式的改变，有助于降低胰腺癌的风险。

（1）改变生活习惯：戒烟、避免二手烟。避免酗酒，喝酒造成慢性胰腺炎会加重发生胰腺炎的机会。建立规律运动习惯，运动可以帮助预防胰腺癌。

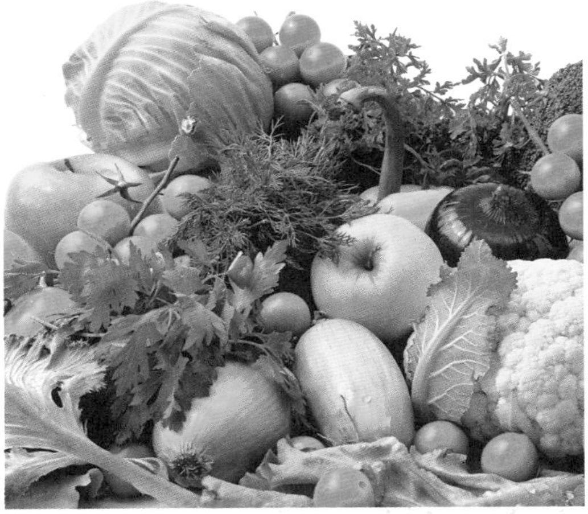

图10-4　各类蔬果

（2）改变饮食形态：① 研究显示，增加饮食中的蔬菜水果，多摄取食物中的抗氧化营养成分如维生素A、维生素C、维生素E，植化素及镁、钾等矿物质，有预防胰腺癌的效果。② 增加饮食中硒的摄取，可以降低胰腺癌的发生率，由补充剂来增加硒的摄取则无法有此正面的效益。含硒量丰富的食物有：海鲜、肉类、肝脏、谷类、豆类、洋葱、大蒜、啤酒酵母、小麦胚芽、芦笋、蘑菇等。③ 多摄取鱼肉中的二十二碳六烯酸（DHA）有益于预防胰腺癌的发生，但必须为非油炸的烹调方式，且不建议使用补充剂补充DHA。④ 避免食用加工肉品，如香肠、火腿、腊肉等。

（3）尽量不要接触杀虫剂及除草剂，必要时应采取防护措施。

（4）定期接受健康检查：40岁以上，有胰腺炎、胰腺癌、糖尿病等疾病家族史的人，要定期接受健康检查。

六、胰腺癌的分期

癌症的分期一般是依肿瘤大小、淋巴结是否有转移，以及远端器官是否有肿瘤转来做决定。根据2010年美国癌症医学会（AJCC第七版）所提出的胰腺癌分期为以下5期：

第0期：即所谓原位癌。

第1期：肿瘤局限在胰腺部位，没有发生局部淋巴结转移或是远处器官转移。依照肿瘤大小可再分为ⅠA期（肿瘤最大直径≤2 cm）及ⅠB期（肿瘤最大直径>2 cm）

第2期：肿瘤已扩散到附近的组织或器官，但还未侵犯到腹腔动脉或上肠系膜动脉，也无远处器官转移。可依淋巴结是否转移再分成ⅡA期（尚未有局部淋巴结转移）以及ⅡB期（有局部淋巴结转移）

第3期：肿瘤已侵犯到腹腔动脉或是上肠系膜动脉，可能有局部淋巴转移，但无远处器官转移

第4期：已发生远处器官转移。

七、胰腺癌的治疗方式与不良反应

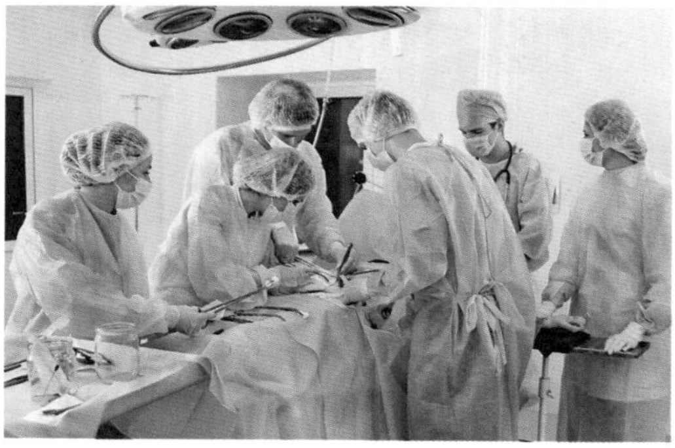

图10-5　手术治疗

（一）手术治疗

手术治疗是目前胰腺癌患者长期存活的最佳选择。是否能够手术切除，主要还是视肿瘤的大小及是否转移。15%～20%的患者可接受手术，因大部分的患者在确诊时，肿瘤已经转移，无法接受手术治疗。

1. 根治性手术治疗

（1）胰头十二指肠切除术（Whipple operation）：针对胰腺头部或壶腹周围的癌症。会将胰头、部分胃部、部分十二指肠、胆总管、胆囊及附近的淋巴结切除。

（2）改良型标准胰十二指肠切除术，称为保留幽门胰十二指肠切除术，优点为保存较多胃储存和消化功能，可减少倾倒综合征的产生，有利改善患者的营养状态和生活品质。

（3）远端胰腺切除术和脾脏切除术：针对肿瘤位于体或尾部，只切除远（尾）端部

分的胰腺，脾脏通常会一起移除。

（4）全胰切除术：会造成胰腺分泌功能全部丧失，严重影响营养及代谢方面的问题。

2. 缓解性手术

当肿瘤已转移不适合以手术切除，则以胆管绕道手术、经皮下穿刺胆管引流术、胃空肠吻合术、内镜放置胆管内支架、胰管内支架或肠道内支架、内脏神经切断术等，来缓解患者的疼痛、黄疸或进食困难等症状，以改善患者的生活品质。

3. 腹腔镜手术

诊断性腹腔镜手术，应用于无法接受手术患者的病理取样检查，或术前不明确是否癌肿瘤已扩散的患者。

4. 手术的不良反应

手术后的并发症包括：

（1）胃排空障碍或胃肠蠕动慢，致局部肠阻塞。

（2）胰液渗漏或胰瘘管。

（3）胆汁渗漏。

（4）腹内感染或脓疡。

（5）术后出血。

（6）伤口感染。

（7）糖尿病或胰岛素不足。定期测量血糖，了解血糖变化。

（8）长期影响：营养吸收不良、脂肪便、体重减轻。

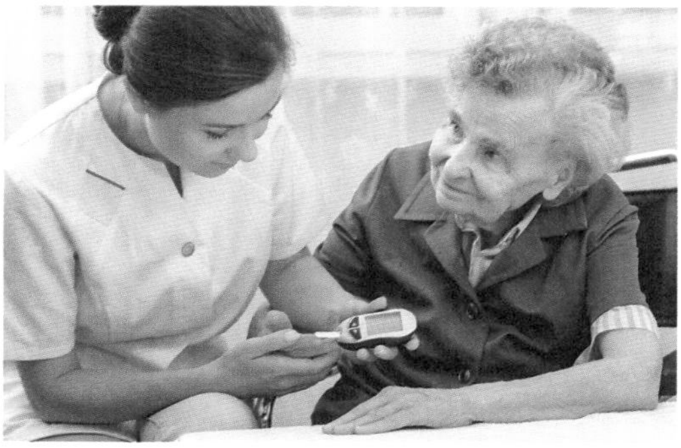

图10-6　测量血糖

（二）放射治疗

当肿瘤侵犯到胰腺附近重要脏器或血管而无法手术，或患者本身不适合手术时，会考虑以放射治疗作为主要的治疗方式之一。

依治疗组合的种类可概分为以下。

1. 手术后辅助性放射治疗

患者经过外科手术之后，肿瘤切除边缘有残存的癌细胞，或者是摘除的淋巴腺中有淋巴转移时，可在手术后施以辅助性的放射治疗，以对肿瘤区域及附近淋巴区域加强控制，必要时可以搭配化学治疗增加控制效果。

2. 全程放射治疗

较晚期的患者因肿瘤较大无法用外科手术切除，或因其他因素无法接受手术治疗，则以放射治疗作为主要之治疗方式，照射范围是针对胰腺肿瘤及其附近可能转移的淋巴区域，进行体外的放射治疗，通常会搭配化学治疗以提升治疗效果。

3. 手术前前导性放射治疗

在外科手术前利用放射治疗将肿瘤缩小，希望凭借此提高有效切除率及局部控制率。

4. 缓和症状的放射治疗

胰腺癌造成相当严重的疼痛时，放射治疗的目的主要为暂时控制肿瘤，减轻患者的疼痛。当胰腺癌合并远端转移时，化学治疗便成为主要的治疗方式，放射治疗仅用于缓和癌症所造成的症状。例如，骨转移的疼痛、肿瘤压迫引起的阻塞性黄疸等。

5. 放射治疗的不良反应

放射治疗时无可避免会照射到邻近器官如胃或小肠、大肠，因此会产生不良反应。随着每次照射剂量的累积，在第三四周后会逐渐出现疲劳、恶心、食欲缺乏、上腹部疼痛和腹泻等症状，要等到疗程结束后的1～2周逐渐缓解。

（三）化学治疗

1. 化学治疗的目的

依患者的病况，可分为前导性治疗、术后辅助性治疗及缓解性治疗。

（1）前导性治疗：主要是针对局部晚期患者，利用化学治疗处方，缩减肿瘤的大小，以增加患者未来接受手术的机会。为了增加化学治疗的效果，有时会联合放射治疗。

（2）术后化学治疗：增加手术后根治肿瘤的机会，及延长患者存活期。

（3）缓解性治疗：利用化学药物，缓解肿瘤的进展，减少因肿瘤造成的不适，以增进患者生活品质及延长存活期。

2. 化学治疗的不良反应

吉西他滨（Gemcitabine）为胰腺癌常用的治疗药物之一，常见不良反应为倦怠、食欲缺乏、白细胞计数下降、血小板计数下降、皮肤红疹等，部分患者会有轻微发热等不适。此药物可作为前导性治疗、术后化学治疗，或缓解性治疗使用。

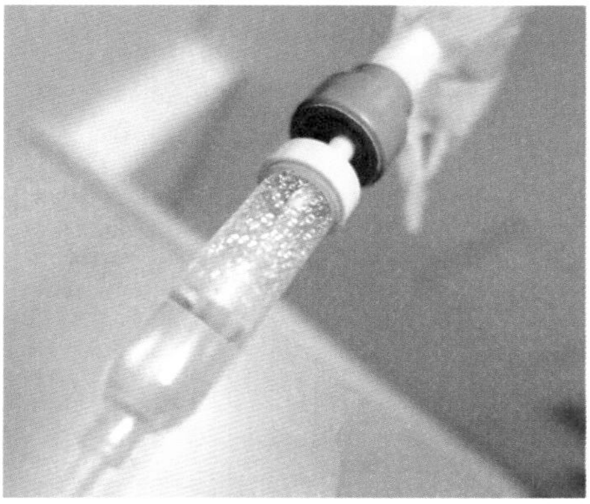

图10-7　药物治疗

（四）靶向治疗

许多药物正在进行研究中，截至目前在胰腺癌的治疗成效却未尽理想。目前临床试验证实的靶向药物厄洛替尼（erlotinib）合并吉西他滨，可增加近2周的生存时间，然而因为临床的效益较低，因此并未被广泛使用。

第二节　胰腺癌的营养治疗

一、治疗前饮食原则

大部分胰腺癌的患者，多在出现明显症状时才会就医，因此在确诊的同时，都有程度不一体重下降的情形。因此，患者在确诊后的当务之急，是要尽力摄取足够的饮食，于接受治疗前维持良好的营养状态，以避免患者因疾病进展造成体重的持续下降，减少在疗程中可能产生的并发症及相关的不良反应。

（一）均衡饮食

均衡摄取六大类食物，避免体重持续下降。

1. 全谷根茎类

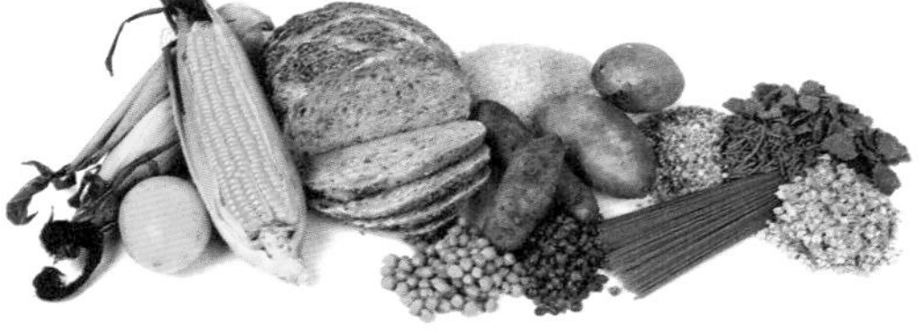

图10-8　全谷根茎类

每餐以全谷根茎类作为主食，可获得充足的热量，阻止体重持续减轻。

（1）全谷类：糙米、胚芽米、全麦、全荞麦、小米、薏苡仁、高粱、大麦等杂粮及其制品。

（2）根茎类：红薯、土豆、芋头、南瓜、

怀山药、莲藕。

（3）淀粉含量丰富的豆类：红豆、绿豆、花豆、蚕豆、皇帝豆。

（4）果实类：玉米、栗子、莲子、菱角、芡实。

（5）制品类：面条、面包、馒头、饼干、年糕、蛋糕等。

（6）当患者有腹胀、腹痛，食欲缺乏时，可优先采用好消化的白米、面线、面条等精致淀粉类，待症状缓解时，可依患者喜好选择营养价值较高的全谷类食物。

2. 豆鱼肉蛋类

可摄取足够蛋白质，说明身体组织修护，维持足够的肌肉组织，提升免疫力。包括：

（1）黄豆类及其制品：豆腐、豆干、豆浆。

（2）海鲜：鱼、花枝、虾、蟹、牡蛎、贝类等。

（3）家禽：鸡、鸭、鹅。

（4）肉类：猪、牛、羊。

（5）蛋。

（6）当患者胰腺功能不良时，宜选择低脂去皮肉类、鱼类、鸡胸肉、蛋白。

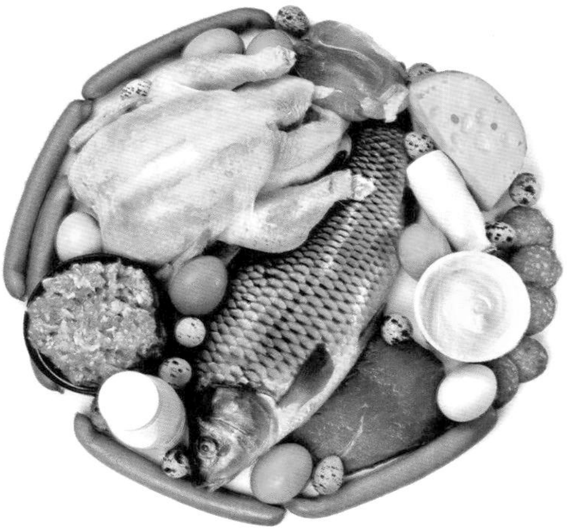

图10-9　豆鱼肉蛋类及乳品类

3. 低脂乳品类

提供蛋白质，维生素B_2、维生素D，钙等营养成分。包括：

（1）牛奶、奶粉、乳酪。

（2）胰腺功能不良时，宜选择低脂乳品。

4. 蔬菜类

提供维生素A、维生素C，叶酸；镁、钾、钙、碘，以及膳食纤维。包括：叶菜类、瓜果类、根茎、球茎及块茎类（萝卜、芦笋、洋葱、筊白笋、竹笋）、花、芽及茎类（西兰花、黄花菜）、种子及豆荚类（四季豆、甜豆策、长豆、豌豆荚），菌藻类（菇类、海菜）等。

5. 水果类

提供维生素A、维生素C；矿物质：钾；膳食纤维。

新鲜水果、现磨果泥和新鲜果汁，根据患者症状做出选择。

6. 油脂与坚果种子类

提供必需脂肪酸,维生素E,锌。

(1) 植物油:橄榄油、葵花油、芥花油、大豆油。

(2) 胰腺功能不良时,以低油饮食为原则。

(二) 饮食指导

(1) 容易腹胀,进食量少者,应采少量多餐,一天进食6~8餐,并优先进食高营养浓度的食物。

① 可视患者接受情况于正餐时间吃固体食物如米饭、馒头、面包等水分较少的食物,搭配鱼、肉、蛋等高蛋白食物,待点心时间再补充液体食物如商业营养配方、奶类,可避免过度饱胀感。

② 制订进食的时刻表,每1~2 h可吃少量正餐或点心,三餐勿过饱。

③ 若感觉饥饿时,可随时进食。

④ 在疼痛较缓解,身体较舒适的时刻多摄食。

⑤ 可于用餐之前使用控制症状的药物(例如,止痛药或止吐药物)。

⑥ 随时预备可取得之点心、饮料,以方便补充营养。

(2) 定时定量,以维持血糖稳定:同时有糖尿病,或有高血糖问题的患者,无须担心血糖升高而减少碳水化合物食物摄取,造成体重快速减轻,导致营养状态恶化。

① 饮食摄取应依所需分量。

② 优先摄取未精制全谷类食物、多摄取蔬菜类食物,增加膳食纤维摄取,以延迟餐后血糖上升的速度。

③ 避免精制碳水化合物,含糖食物:糖果、炼乳、蜂蜜、汽水、果汁、蜜饯等。

摄取不足而体重快速下降者,则糖类食物饮料不宜限制太多,可依患者喜好少量多次摄取。

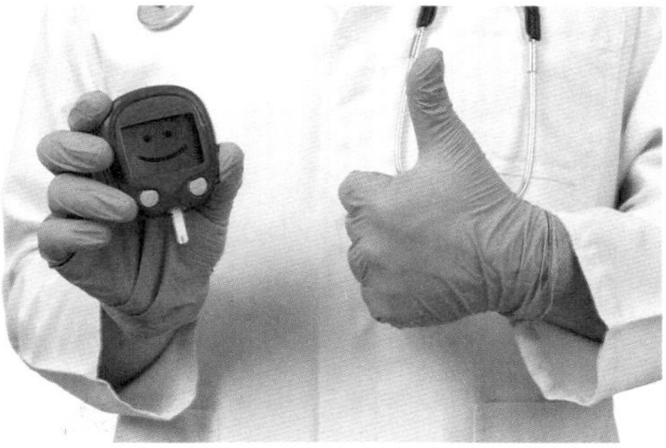

图10-10 维持血糖稳定

二、治疗中饮食原则与不良反应应对方法

手术是胰腺癌的主要治疗手段,术后的饮食一般由流质或管灌饮食,剁碎饮食,软质食物,再进展到一般饮食,饮食进展应依患者本身的适应状况循序渐进,大约需要至

少2周到3个月的时间来慢慢适应。手术常见的并发症，如胃排空差、脂肪泻、恶心、呕吐等影响营养成分的消化吸收。

另外，化学治疗或放射治疗也容易有食欲缺乏、恶心的症状影响患者饮食摄取。

治疗中饮食建议如下：

（1）少量多餐，采高热量及高蛋白饮食，优先采用高营养浓度的食物，或商业营养补充品。

① 术后刚开始进食，由于胃排空较差，只要吃一些食物就有饱足感了，且此时多以清淡的流质食物进食，再慢慢增加浓度与分量，必要时可使用商业营养补充品。

② 一天安排6～8餐，计划1～2 h进食一次。

③ 胃排空差，必须避免高脂、不易消化的食物，如牛肉汤、蛋糕。

（2）选择柔软易消化食物，避免具有强烈气味的食物或烹调方式，以缓解恶心、呕吐的症状。

① 选择较清淡、易消化的食物如：白米饭、白面包、苏打饼干、烤或煮的去皮鸡肉、叶菜的嫩叶或瓜果类蔬菜、新鲜水果。

② 避免太油腻的肥肉、油炸食物。

③ 勿提供含浓烈气味的食物。

④ 避免太甜的食物。

⑤ 选择吃较接近室温或较冰凉的食物，刚煮好的食物先放置一段时间，待降温至室温时再提供给患者，因为热食易引起恶心感。

⑥ 有的患者有味觉改变的情形，会抱怨食物有金属味，使用非金属餐具用餐，以非金属锅具烹调。

（3）手术治疗后，有些胰腺癌患者因胃底切除，做胃肠吻合术，会在进食后约10～15 min，出现腹胀、腹痛、心悸、腹泻、晕眩、虚弱、心跳加快、冒冷汗等症状产生释出，称之为“倾倒综合征”。

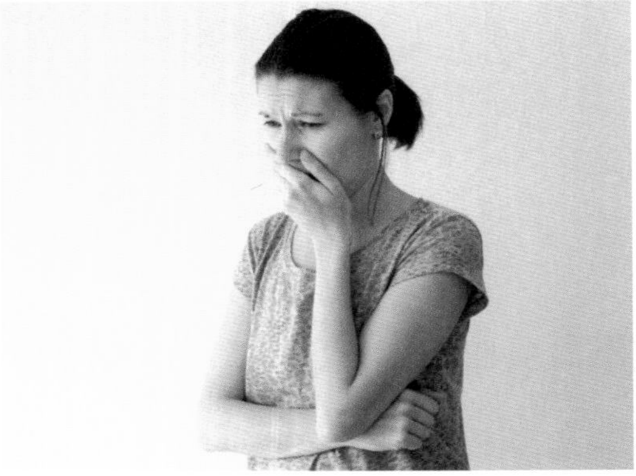

图10-11　术后进食不适

① 应采用少量多餐、细嚼慢咽，减缓进食速度。

② 避免食用糖、甜食、含糖饮料及酒精。

③ 进食时宜采半坐卧姿势，餐后平躺20～30 min。

④ 进餐时避免喝汤或饮料，液体食物可在餐后1～2 h或两餐之间饮用。

（4）胰腺术后，影响胰液的分泌，以至于食物中脂肪的消化吸收不良；若饮食少量脂肪即腹泻，应使用低油饮食，烹调采用清蒸、水煮、凉拌、烤、烧、炖、卤等方式，高蛋白质的食物也应注意以去皮去油的瘦肉、鸡胸肉、乌贼、贝类等低脂的蛋白质。以中链三酸甘油酯取代一般烹调用油，增加热量摄取。可请医师处方用协助脂肪消化酶，帮助脂肪消化吸收，减少腹泻发生。

（5）避免不必要的饮食禁忌，提供多变化的新鲜食材，及不同的烹调方式改变饮食的色、香、味来提高食欲。尽量选择天然非加工食材来源，不需要无谓的限制食物选择，只要患者吃得下，进食后无肠胃不适的状况，都是患者重要的营养来源。

三、治疗结束后饮食原则

（1）均衡摄取各类食物，不偏食，避免无谓的饮食禁忌。

（2）采高热量、高蛋白食物。

（3）以彩虹饮食原则摄取各色蔬菜水果，除了可以增加膳食纤维的摄取，同时可以增加维生素（维生素A、维生素C）、胡萝卜素、类黄酮等抗氧化营养成分。

（4）补充维生素及矿物质。

（5）避免烟熏、烧烤、腌制或油炸的食物。

四、实证——胰腺癌患者接受营养支持成效

一个2015年发表的研究，针对304位胰腺癌患者进行回顾性分析实验，探讨由专业的营养师，对于正在接受治疗且需要肠道或静脉营养的胰腺癌患者，给予营养治疗后的营养状况及存活情形。患者的营养状况以主观性整体评估（subjective global assessment, SGA）分数呈现。结果发现于营养介入之后：

87位患者（28.6%）SGA分数改善，125位患者（41.1%）SGA分数未改变，表示这些患者的营养状况维持没有变差；另有92位患者（30.3%）SGA分数退步。

胰腺癌患者的存活情形：

SGA分数改善的患者，存活率12.6个月；SGA分数未改变的患者，存活率11.2个月；SGA分数退步的患者，存活率7.8个月。

总结来说，在这个研究中大部分（70%）的胰腺癌患者，在营养介入之后，其在治疗期间的营养状况可以得到改善或者维持。且SGA分数改善的患者，病死率明显降低。胰腺癌患者在治疗期间，若可以维持或者改善其营养状况，就会有较佳的预后。

资料来源

Vashi P, Popiel B, Lammersfeld C, Gupta D. Outcomes of systematic nutritional assessment and medical nutrition therapy in pancreatic cancer[J]. Pancreas, 2015 Jul; 44(5): 750-755.

【胰腺癌的营养治疗案例】

陈先生，66岁，抽烟35年，1个月前胰腺癌第3期，身高175 cm，体重1个月内由68 kg下降至62 kg，感觉疲累没力气，医师建议咨询临床营养师进行营养指导。

1. 目前治疗方案

3周前已接受胰头十二指肠切除术（Whipple operation）切除肿瘤，等待1～2周后接受化学治疗。

2. 发生的不良反应

手术后管灌饮食1周后，改由口进食，近2周因伤口疼痛，进食后容易腹胀，导致进食量减少，体重下降。

3. 血液生化测值

项　目	数　值	正　常　值	单　位
ALB（白蛋白）	30（较低）	40.0～55.0	g/L
HGB（血红蛋白）	108（较低）	120～160	g/L
WBC（白细胞计数）	6.2	4.0～10.0	$\times 10^9$/L
Urea（尿素）	4	3.1～8.0	mmol/L
CRE（肌酐）	62	57.0～97.0	μ mol/L
PHOS（磷）	1.1	0.85～1.51	mmol/L
K^+（钾）	3.5	3.5～5.3	mmol/L
ALT（丙氨酸氨基转移酶）	44	9.0～50.0	U/L
AST（天冬氨酸氨基转移酶）	28	15.0～40.0	U/L

4. 近日饮食状况

伤口疼痛，易有饱胀感吃得较少；吃煎鱼会腹泻。有乳糖不耐症，所以没有喝牛奶的习惯。目前家中有许多友人送的鸡精及高蛋白补充品。

早　餐	早　点	午　餐	午　点	晚　餐
• 蛋粥1碗内有少许青菜或面线（拌少许麻油）1碗豆腐4格半块 • 炒青菜一汤匙	• 鸡精1罐 • 手工饼干1～2块或高蛋白补充品1匙（10 g）冲泡成300 ml	• 白粥1碗 • 鱼汤（鱼肉及鱼汤共2碗） • 炒青菜一些	• 蔬果汁300 ml	• 白饭1碗 • 蒸鱼肉半尾 • 炒青菜一些 • 牛肉汤1碗（只喝汤不吃肉）

5. 进食量评估

项　　目	摄　取　量
碳水化合物	约135 g/d
蛋白质	约72 g/d
脂肪	约40 g/d
总热量	约1 200 kcal/d

6. 营养评估

（1）身体质量指数（BMI）：20.2 kg/m^2（正常）。

（2）理想体重：67.4 kg ± 6.7 kg。

（3）体重下降百分比：一个月下降6 kg（8.8%）（严重体重减轻）。

（4）评估总热量需求：1 800～2 000 kcal/d。

（5）评估蛋白质需求：80～93 g/d。

（6）营养相关问题：热量摄取不足、食欲缺乏（因伤口疼痛）、易饱胀。

（7）主观整体营养评估（SGA）：B（中度营养不良）。

（8）患者整体营养状况评估（PG-SGA）：13分（急需营养介入）。

国际通用癌症患者营养评估表PG-SGA计分建议与处理：
0～1分：目前不需介入、但在治疗过程中需定期评估
2～3分：针对胃肠症状或检验值给予饮食宣教
4～8分：需医师、护理师或营养师介入来矫正疾病症状
≥9分：显示目前患者急需营养介入

7. 临床营养师指导

（1）癌症饮食原则指导给予高热量、高蛋白、低油饮食。

（2）虽然蛋白质摄取量接近营养师评估的需要量，但热量摄取不足，导致白蛋白、血红蛋白过低，故指导增加热量之高蛋白饮食以补充营养。

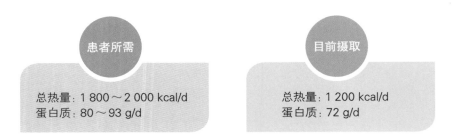

患者所需

总热量：1 800～2 000 kcal/d
蛋白质：80～93 g/d

目前摄取

总热量：1 200 kcal/d
蛋白质：72 g/d

（3）指导少量多餐：

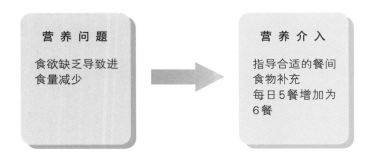

营养问题

食欲缺乏导致进食量减少

→

营养介入

指导合适的餐间食物补充
每日5餐增加为6餐

（4）增加热量方法指导：

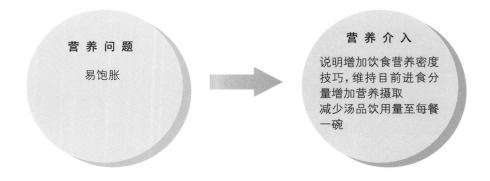

营养问题

易饱胀

→

营养介入

说明增加饮食营养密度技巧，维持目前进食分量增加营养摄取
减少汤品饮用量至每餐一碗

（5）因疼痛导致进食量减少：

请医师协助以药物控制疼痛，建议患者于疼痛感减轻时，摄取高营养密度食物。

（6）建议增加适当活动量，并指导个人每日活动计划。疼痛者食欲缺乏，运动不是重点且增加不适，可暂缓运动。建议于疼痛缓解时慢走 30 min。

增加活动量可以促进消化与增进食欲，以达到帮助食欲恢复的功能。

（7）设计个人化癌症高蛋白高热量 7 日营养处方：

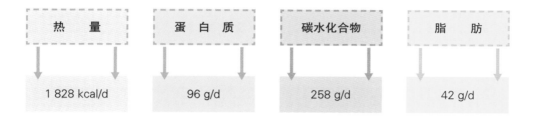

热　量	蛋 白 质	碳水化合物	脂　肪
1 828 kcal/d	96 g/d	258 g/d	42 g/d

8. 7日个体化营养菜单

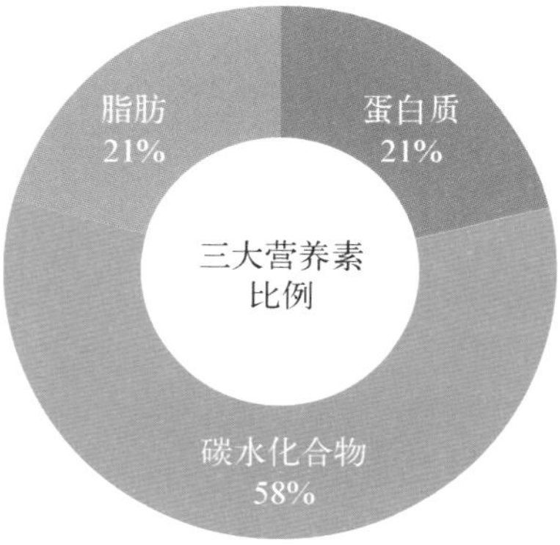

每餐热量及三大营养成分比例：

项　目	早　餐	早　点	午　餐	午　点	晚　餐	晚　点
热量/kcal	405	125	515	155	503	125
蛋白质/%	16	29	23	10	23	30
碳水化合物/%	66	49	53	90	52	50
脂肪/%	18	22	24	0	25	22

	第 1 天			第 2 天			第 3 天			第 4 天		
		食材	分量		食材	分量		食材	分量		食材	分量
早餐	白米饭	白米	80 g	馒头	馒头	1个（100 g）	白米饭	白米	80 g	白米饭	白米	80 g
	蒸豆腐	老豆腐	80 g	肉末蒸蛋	鸡蛋	1个（55 g）	水煮蛋	鸡蛋	1个（55 g）	姜丝蒸鱼	鱼片	30 g
	炒时蔬	时令蔬菜	100 g		猪肉末	10 g	烤坚果	核桃	2个（7 g）	炒时蔬	时令蔬菜	100 g
		植物油	5 g	炒时蔬	时令蔬菜	100 g	烫时蔬	时令蔬菜	100 g		植物油	5 g
					植物油	5 g						
早点	鸡精	市售鸡精	1罐	馄饨汤	鲜虾馄饨	3个（105 g）	鸡精	市售鸡精	1罐	小笼汤包	小笼汤包	3个（约120 g）
	小菜包	小菜包	1个				小蛋糕	天使蛋糕	1个			
午餐	小米饭	白米	60 g	小薏苡仁饭	白米	60 g	白饭	白米	80 g	小米饭	白米	60 g
		小米	20 g		小薏苡仁	20 g	葱烧牛肉	牛肉片	50 g		小米	20 g
	红烧鸡	鸡胸肉	50 g	香柠烤鲈鱼	鲈鱼	80 g		葱段	适量	蒜香猪肝	猪肝	50 g
	炒时蔬	时令蔬菜	50 g		柠檬	适量		植物油	5 g		蒜头	适量
		植物油	5 g	炒时蔬	时令蔬菜	50 g	烫时蔬	时令蔬菜	50 g		植物油	5 g
	西红柿牛肉汤	瘦牛肉	50 g		植物油	5 g	香菇鸡汤	鸡腿	120 g	烫时蔬	时令蔬菜	50 g
		蔬菜（西红柿、萝卜、洋葱）	50 g	莲子猪肚汤	猪肚	80 g		香菇	5朵	姜丝牛肉汤	牛肉	50 g
					莲子	8个					姜丝	适量
午点	蔬果汁	水果	1碗（100～150 g）	蔬果汁	水果	1碗（100～150 g）	蔬果汁	水果	1碗（100～150 g）	蔬果汁	水果	1碗（100～150 g）
		蔬菜	50 g		蔬菜	50 g		蔬菜	50 g		蔬菜	50 g
		怀山药	110 g		莲藕	100 g		燕麦片	25 g		薏苡仁	20 g
晚餐	白饭	白米	80 g	胚芽米饭	白米	60 g	紫山药饭	白米	70 g	小米饭	白米	60 g
	姜烧肉丁	瘦猪肉块	50 g		胚芽米	20 g		紫山药	50 g		小米	20 g
		杏鲍菇	酌量	蘑菇鸡片	鸡胸肉片（去骨）	50 g	梅汁烧肉	猪腱肉	50 g	枸杞蒸鲈鱼	鲈鱼	80 g
		植物油	5 g		蘑菇	酌量		梅子酱	20 g	炒时蔬	时令蔬菜	50 g
	枸杞鱼汤	鱼片	50 g		植物油	5 g	炒时蔬	时令蔬菜	50 g		植物油	5 g
		枸杞子	1 g	罗勒肉片汤	瘦猪肉片	50 g		植物油	5 g	酸菜肉片汤	瘦肉片	50 g
		姜片	酌量		罗勒叶	10 g	海鲜煲汤	鱼片	30 g		酸菜丝	20 g
								海参	50 g		姜丝	酌量
晚点	燕麦蛋白饮（成品150 ml）	高蛋白粉	10 g	薏苡仁高蛋白饮（成品150 ml）	高蛋白粉	10 g	麦粉高蛋白饮（成品150 ml）	高蛋白粉	10 g	芋头高蛋白饮（成品150 ml）	高蛋白粉	10 g
		燕麦片	25 g		薏苡仁	20 g		麦粉	20 g		芋头	55 g
		糖	酌量		糖	酌量		糖	酌量		糖	酌量

注：此患者希望营养师能将朋友送的鸡精加入饮食处方中，故临床营养师评估后使用于部分餐次中搭配饮食补充。若是癌症患者，营养原则上还是建议要摄取到食物实体才能获取较多营养成分！

第 5 天			第 6 天			第 7 天			
	食　材	分　量		食　材	分　量		食　材	分　量	
大肉包	肉包菜包	1个(80 g)	红薯饭	米	60 g	胚芽米饭	白米	60 g	早餐
土豆肉丝	土豆丝	100 g		红薯	55 g		胚芽米	20 g	
	肉丝	20 g	水煮蛋	鸡蛋	1个(55 g)	咸蛋蒸豆腐	咸蛋黄	半个(30 g)	
	植物油	5 g							
烫时蔬	时令蔬菜	100 g	烤坚果	松子仁	7 g		水豆腐	60 g	
			烫时蔬	时令蔬菜	100 g	炒时蔬	时令蔬菜	100 g	
							植物油	5 g	
鸡精手工饼干	市售鸡精	1罐	水饺	鲜肉水饺	4个(50 g)	鸡精白面包	市售鸡精	1罐	早点
	饼干	2片					白面包	50 g	
红豆饭	白米	70 g	栗子饭	白米	70 g	紫山药饭	白米	70 g	午餐
	红豆	10 g		栗子	25 g		紫山药	50 g	
虾仁煎蛋	虾仁	30 g	豆豉牡蛎	牡蛎	100 g	炒海瓜子	海瓜子	80 g	
	鸡蛋	1个(55 g)		豆豉	适量		罗勒叶	10 g	
	植物油	5 g		植物油	5 g		植物油	5 g	
烫时蔬	时令蔬菜	50 g	烫时蔬	时令蔬菜	50 g	烫时蔬	时令蔬菜	50 g	
黄芪鸡汤	鸡腿	120 g	银萝牛肉汤	牛肉	50 g	黑枣鸡汤	鸡腿	120 g	
	黄芪	5 g		白萝卜	20 g		黑枣	15 g	
	红枣	酌量							
蔬果汁	水果	1碗(100～150 g)	蔬果汁	水果	1碗(100～150 g)	蔬果汁	水果	1碗(100～150 g)	午点
	蔬菜	50 g		蔬菜	50 g		蔬菜	50 g	
	怀山药	110 g		莲藕	100 g		燕麦片	25 g	
紫米饭	白米	60 g	白饭	白米	80 g	白饭	白米	80 g	晚餐
	紫米	20 g	梅酱鱼	鲜鱼	100 g	菠萝牛肉	牛肉片	50 g	
陈皮卤牛肉	牛肉	50 g					菠萝(切片)	40 g	
	陈皮	5 g		梅子酱	20 g		植物油	5 g	
	洋葱	20 g	炒时蔬	时令蔬菜	50 g	烫时蔬	时令蔬菜	50 g	
炒时蔬	时令蔬菜	50 g		植物油	5 g	山药鱼汤	鲈鱼	80 g	
	植物油	5 g	鲍菇肉片汤	猪瘦肉片	30 g		怀山药	50 g	
味噌鱼汤	鱼片	50 g		鲍鱼菇	50 g				
	味噌	适量		姜丝	酌量				
燕麦蛋白饮(成品150 ml)	高蛋白粉	10 g	薏仁高蛋白饮(成品150 ml)	高蛋白粉	10 g	麦粉高蛋白饮(成品150 ml)	高蛋白粉	10 g	晚点
	燕麦片	25 g		薏苡仁	20 g		麦粉	20 g	
	糖	酌量		糖	酌量		糖	酌量	

9. 营养指导结果

陈先生4周后再次找临床营养师进行营养指导追踪：体重为64 kg（增加2 kg），术后疼痛问题于药物处置后已解决，且伤口愈合良好；经饮食调整后，进食后饱胀感较为改善，可以将营养师设计的处方吃完，有时可进食超过设计量。陈先生表示上周开始接受第1次化学治疗，目前无明显不良反应，仅治疗后3天食欲较差，其他时间皆可正常饮食。目前感觉体力明显增加，每日餐后可以固定散步30 min，自觉有信心面对接下来的治疗计划。

（1）3周后回医院抽血检测报告结果：

项　　目	营养介入前	营养介入后	正 常 值	单　　位
ALB（白蛋白）	30（较低）	39（较低）	40.0～55.0	g/L
HGB（血红蛋白）	108（较低）	118（较低）	120～160	g/L
WBC（白细胞计数）	6.2	5.6	4.0～10.0	$\times 10^9$/L
Urea（尿素）	4	4.3	3.1～8.0	mmol/L
CRE（肌酐）	62	67	57.0～97.0	μmol/L
K^+（钾）	3.5	3.3	3.5～5.3	mmol/L
ALT（丙氨酸氨基转移酶）	44	42	9.0～50.0	IU/L
AST（天冬氨酸氨基转移酶）	28	32	15.0～40.0	IU/L

（2）营养介入。由于陈先生食欲与活动力状态改变，且开始接受化学治疗，再次进行评估，调整营养需求，并修正营养处方以符合目前个人整体状况。

提醒：本篇文章营养治疗案例提及之内容（包含营养师评估、指导、菜单），并非适合所有癌症患者，请勿自行参照执行。因每位患者状况不同，建议咨询临床营养师为您制定专属营养处方。

【撰文营养师介绍】

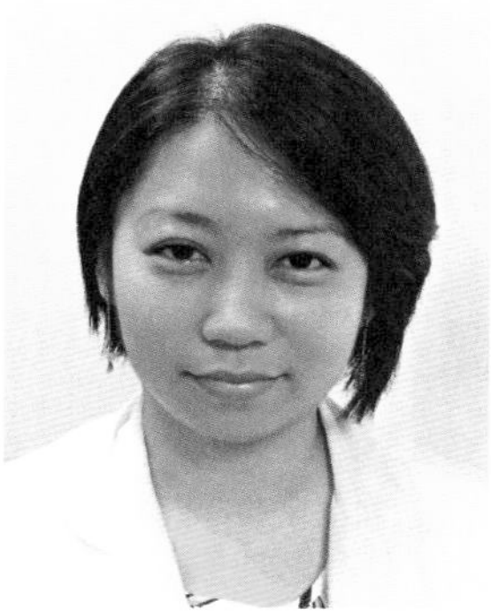

张伟胤

经历：

中国台湾台北亚东医院　临床营养师

中国台湾台北马偕医院　临床营养师

中国台湾台北双和医院　临床营养师

学历：

中国台湾台北医学大学　保健营养学系研究所

证照：

中国台湾注册营养师

参考文献

[1] 于康,石汉平.肿瘤患者必备营养手册——国内外肿瘤营养专家权威解读[M].北京：人民卫生出版社,2014.

[2] 贾鉴慧.常见消化系肿瘤诊治学[M].沈阳：辽宁科学技术出版社,2014.

[3] American Joint Committee on Cancer：AJCC. Colon and Rectum Cancer Staging 7th EDITION.（美国联合癌症委员会（AJCC）第七版大肠癌分期）.

[4] Koh W J, Greer B E, Abu-Rustum N R, et al. NCCN Clinical Practice Guidelines in Oncology (NCCN Guidelines®)[J]. Cervical Cancer. October 10, 2016.

[5] 美国国家癌症研究中心. https：//www.cancer.gov/[EB/OL]

[6] 美国癌症协会. https：//cancerstaging.org/Pages/default.aspx[EB/OL]

[7] Chen et al., 2016. Cancer Statistics in China[J]. CA CANCER J CLIN, 2015,（66）：115−132.